新生物学丛书

植物分子药田：现状与展望

Molecular Farming in Plants: Recent Advances and Future Prospects

〔加〕Aiming Wang　Shengwu Ma　主编

安胜军　王志军　付君秋　曲继广　殷殿书　译

科 学 出 版 社

北 京

图字：01-2016-2807 号

内 容 简 介

本书简明扼要地评述了植物分子药田这门生命科学新兴学科的学科原理、最新研究方法、学科发展瓶颈及学科发展前景等。具体来讲，本书分别讨论了植物分子药田目前的总体研究状况和未来展望，利用稳定的转基因植物进行治疗方面的相关问题，包括细胞悬浮培养、叶绿体、瞬时表达和病毒载体等，用来生产蛋白质的植物叶片及其富有潜力的叶片替代品—植物种子和藻类等，植物提取药用蛋白和工业蛋白，作为分子药田基本环节的下游处理和公众安全顾虑的消除等。

本书集权威性、时代性、前瞻性、系统性为一体。特别适合相关学科的学生、教师和研究者作为教学、科研材料来使用。对植物分子药田和植物生物技术感兴趣的广大读者而言，这也是极具价值的阅读材料。

Translation from English language edition:
Molecular Farming in Plants: Recent Advances and Future Prospects
edited by Aiming Wang and Shengwu Ma
Copyright © Springer Science+Business Media Dordrecht 2012
All Rights Reserved

图书在版编目（CIP）数据

植物分子药田：现状与展望/（加）王爱明、（加）马生武主编；安胜军等译. —北京：科学出版社，2016

（新生物学丛书）

书名原书：Molecular Farming in Plants: Recent Advances and Future Prospects
ISBN 978-7-03-049075-9

Ⅰ.①植… Ⅱ.①王… ②马… ③安… Ⅲ.①转基因植物–应用–生物工程–医学工程 Ⅳ.①R319

中国版本图书馆 CIP 数据核字(2016)第 142890 号

责任编辑：王 静 岳漫宇 / 责任校对：刘亚琦
责任印制：张 伟 / 封面设计：刘新新

斜 学 出 版 社 出版
北京东黄城根北街 16 号
邮政编码：100717
http://www.sciencep.com

北京京华虎彩印刷有限公司 印刷
科学出版社发行 各地新华书店经销
*
2016 年 6 月第 一 版 开本：787×1092 1/16
2016 年 6 月第一次印刷 印张：17
字数：397 000
定价：98.00 元
(如有印装质量问题，我社负责调换)

《新生物学丛书》专家委员会

主　　任：蒲慕明

副 主 任：吴家睿

专家委员会成员 (按姓氏汉语拼音排序)

作 者 简 介

Aiming Wang（王爱明）博士（国籍：加拿大）

王爱明博士于 1999 年获得英属哥伦比亚大学植物分子生物学和病毒学博士学位。随后的四年中，在加拿大国家研究院植物生物技术研究所从事植物基因组学和生物技术的研究，专注于小麦基因组学方面的研究。2003 年，在位于加拿大安大略省伦敦市的加拿大农业部南方作物保护和食品研究中心做高级研究员。同年，被任命为西安大略大学生物系兼职教授。王爱明博士的研究方向为植物生物技术、分子病毒-植物互作关系、开发新型抗病毒策略，以及分子药田领域中植物病毒的潜在应用。

Shengwu Ma（马生武）博士（国籍：加拿大）

马生武博士在天津南开大学获得微生物学和免疫学硕士学位之后，于 1988 年在加拿大卡尔顿大学获得细菌遗传学和植物分子生物学博士学位。之后，作为博士后在加拿大农业部伦敦中心接受植物-微生物互作关系方面的研究训练。目前，马生武博士不仅是罗森健康研究所的高级研究员及西安大略大学生物系和医学系的兼职教授，而且是专门从事医用转基因植物培育的 Plantigen 公司的创始人之一。在植物分子药田方面，马博士怀有浓厚的研究兴趣。一直以来，在利用转基因植物表达和传递重组自身抗原，从而通过口服免疫耐受诱导来治疗自身免疫性 1 型糖尿病的研究方面，他都是领军人物。在重要科学杂志发表多篇论文，目前任多家国际科技杂志编辑委员会委员。

编著者名单

Adil Ahmad Southern Crop Protection and Food Research Centre, Agriculture and Agri-Food Canada, 1391 Sandford St., London, ON N5V 4T3, Canada

Didier Breyer Biosafety and Biotechnology Unit, Scientifi c Institute of Public Health, Rue J. Wytsmanstraat 14, B-1050 Brussels, Belgium

Henry Daniell Department of Molecular Biology and Microbiology, College of Medicine, University of Central Florida, 336 Biomolecular Science Building, Orlando, FL 32816, USA

Adinda De Schrijver Biosafety and Biotechnology Unit, Scientifi c Institute of Public Health, Rue J. Wytsmanstraat 14, B-1050 Brussels, Belgium

Rainer Fischer Fraunhofer Institute for Molecular Biology and Applied Ecology, Forckenbeckstrasse 6, 52074 Aachen, Germany RWTH, Worringerweg 1, 52074 Aachen, Germany

Martine Goossens Biosafety and Biotechnology Unit, Scientifi c Institute of Public Health, Rue J. Wytsmanstraat 14, B-1050 Brussels, Belgium

Christoph Griesbeck Department of Engineering, Environmental and Biotechnology, MCI-Management Center Innsbruck-University of Applied Sciences, Egger-Lienz-Str. 120, 6020 Innsbruck, Austria

Philippe Herman Biosafety and Biotechnology Unit, Scientifi c Institute of Public Health, Rue J. Wytsmanstraat 14, B-1050 Brussels, Belgium

Elizabeth E. Hood Arkansas Biosciences Institute, Arkansas State University, P.O. Box 639, State University, Jonesboro, AR 72467, USA

Ting-Kuo Huang Department of Chemical Engineering and Materials Science, University of California-Davis, 1031B Kemper Hall, 1 Shields Avenue, Davis, CA 95616, USA

Anthony M. Jevnikar Transplantation Immunology Group, Lawson Health Research Institute, London, ON N6A 4G5, Canada

Jussi Joensuu VTT Technical Research Centre of Finland, Espoo, Finland

Allison R. Kermode Department of Biological Sciences, Simon Fraser University, 8888 University Drive, Burnaby, BC V5A 1S6, Canada

Anna Kirchmayr Department of Engineering, Environmental and Biotechnology, MCI-Management Center Innsbruck-University of Applied Sciences, Egger-Lienz-Str. 120, 6020 Innsbruck, Austria

Shengwu Ma Transplantation Immunology Group, Lawson Health Research Institute, London, ON N6A 4G5, Canada Department of Biology, University of Western Ontario, London, ON N6A 5B7, Canada

Karen A. McDonald Department of Chemical Engineering and Materials Science, University of California – Davis, 1031B Kemper Hall, 1 Shields Avenue, Davis, CA 95616, USA

Rima Menassa Southern Crop Protection and Food Research Centre, Agriculture and Agri-Food Canada, 1391 Sandford St., London, ON N5V 4T3, Canada

James S. New Department of Molecular Biology and Microbiology, College of Medicine, University of Central Florida, 336 Biomolecular Science Building, Orlando, FL 32816, USA

Zivko L. Nikolov Biological & Agricultural Engineering, Texas A&M University, College Station, TX 77843, USA

Katia Pauwels Biosafety and Biotechnology Unit, Scientifi c Institute of Public Health, Rue J. Wytsmanstraat 14, B-1050 Brussels, Belgium

Deborah Vicuna Requesens Arkansas Biosciences Institute, Arkansas State University, P.O. Box 639, State University, Jonesboro, AR 72467, USA

Stefan Schillberg Fraunhofer Institute for Molecular Biology and Applied Ecology, Forcken-beckstrasse 6, 52074 Aachen Germany

Richard M. Twyman Department of Biological Sciences, University of Warwick, Coventry CV4 7AL, UK

Aiming Wang Southern Crop Protection and Food Research Centre, Agriculture and Agri-Food Canada, 1391 Sandford St., London, ON N5V 4T3, Canada

Donevan Westerveld Department of Molecular Biology and Microbiology, College of Medicine, University of Central Florida, 336 Biomolecular Science Building, Orlando, FL 32816, USA

Lisa R. Wilken Biological & Agricultural Engineering, Texas A&M University, College Station, TX 77843, USA

丛 书 序

当前，一场新的生物学革命正在展开。为此，美国国家科学院研究理事会于 2009 年发布了一份战略研究报告，提出一个"新生物学"（New Biology）时代即将来临。这个"新生物学"，一方面是生物学内部各种分支学科的重组与融合，另一方面是化学、物理、信息科学、材料科学等众多非生命学科与生物学的紧密交叉与整合。

在这样一个全球生命科学发展变革的时代，我国的生命科学研究也正在高速发展，并进入了一个充满机遇和挑战的黄金期。在这个时期，将会产生许多具有影响力、推动力的科研成果。因此，有必要通过系统性集成和出版相关主题的国内外优秀图书，为后人留下一笔宝贵的"新生物学"时代精神财富。

科学出版社联合国内一批有志于推进生命科学发展的专家与学者，联合打造了一个21 世纪中国生命科学的传播平台——《新生物学丛书》。希望通过这套丛书的出版，记录生命科学的进步，传递对生物技术发展的梦想。

《新生物学丛书》下设三个子系列：科学风向标，着重收集科学发展战略和态势分析报告，为科学管理者和科研人员展示科学的最新动向；科学百家园，重点收录国内外专家与学者的科研专著，为专业工作者提供新思想和新方法；科学新视窗，主要发表高级科普著作，为不同领域的研究人员和科学爱好者普及生命科学的前沿知识。

如果说科学出版社是一个"支点"，这套丛书就像一根"杠杆"，那么读者就能够借助这根"杠杆"成为撬动"地球"的人。编委会相信，不同类型的读者都能够从这套丛书中得到新的知识信息，获得思考与启迪。

《新生物学丛书》专家委员会

主 任：蒲慕明

副主任：吴家睿

2012 年 3 月

译 者 的 话

植物分子药田是生物制药和生物农业及基因工程技术结合形成的新兴交叉学科。它以植物体和植物细胞作为生物制药的宿主，替代目前生物制药所用的细菌、病毒、酵母和动物细胞生产药用蛋白、疫苗亚单位、工业酶和其他的目标化合物。由于它成本低、产出高、易于规模化生产、安全性高等独有优势，愈来愈受到业内人士的重视。该书由加拿大植物研究科学家 Aiming Wang 博士和植物分子生物学研究科学家 Shengwu Ma 博士，以及其他 20 余位该领域的专家共同编写。翻译该书的目的是为了扩大本书的阅读范围，让更多的人了解该领域的发展状况和前景，以期有更多感兴趣的人士涉入该领域的研究和开发，为植物分子药田的研究和应用做出贡献。

此书的翻译工作持续了近一年的时间。我们不敢奢求尽善尽美，但我们努力做到尽心尽力。因为这是一门新兴学科，一些英文表达找不到准确的汉语对应词，特别是一些专业词语，所以我们在查阅大量资料的同时，也拜访和请教了一些业内专家，讨论之后最终明确其含义。尽管如此也可能有不尽如人意之处，敬请读者批评、指正。

感谢石家庄四药有限公司及河北省大容量注射剂工程技术研究中心为本书的出版给予的大力支持。

感谢河北化工医药职业技术学院，河北省高校生物反应器与蛋白类药物开发应用技术研发中心的邵铁梅、温昕、焦展、刘培和李雪，河北化工医药职业技术学院的李银娟、董雷老师，石家庄经济学院马媛媛博士。他们对书中的技术内容发表了自己的意见，为本书的翻译贡献了力量。

科学出版社的岳漫宇编辑，在此书出版过程中提供了帮助，她的热心、耐心和细心令我们十分感动，同她合作，令人非常愉快！

安胜军 王志军 付君秋 曲继广 殷殿书
2015 年 10 月 6 日

译者综述

植物生物反应器中提高重组蛋白
表达和纯化水平的策略

安胜军

转基因植物作为生物反应器（也称植物分子药田），利用植物的遗传转化能力在植物中表达药用蛋白、工业酶和其他次生代谢产物等已经成为生命科学领域中的一门新兴学科。该学科涵盖外源基因的插入、表达及对宿主植物的遗传修饰，也包括植物的生长、收获、运输、贮藏及下游的提取和纯化等（Xu et al.，2012；Horn，2012；Paul and Ma，2011；Lau and Sun，2009）。1983 年，Bevan 首次证实了该技术的可行性。随后，研究者分别于 1986 年和 1989 年在植物中生产了重组人生长激素和重组抗体——免疫球蛋白 β 和 γ 链（Barta et al.，1986；Hiatt et al.，1989）。但是直到 1997 年，Elizabeth 等才以商业化为目的在玉米中表达重组抗生物素蛋白（avidin）。她的实验证实了植物不仅具有作为生物工厂生产重组蛋白的巨大潜力，而且能够生产具有复杂功能和医疗作用的哺乳动物蛋白（Boothe et al.，2010）。

转基因植物生物反应器与其他生物反应器相比具有成本低、产率高、易扩大生产和安全性好等优势。特别是植物具有完成蛋白质翻译后修饰的功能。这能够使重组蛋白准确折叠，从而维持其结构和功能的完整性和稳定性。目前，全球有近 120 家公司、大学和科研机构在对该领域进行研究和开发（Basaran and Rodríguez-Cerezo，2008；Fuchs et al.，2013）。如今，它作为一门独特的技术，已经克服现有生物制药生产技术的局限，取得了其学术研究和产业发展的重要地位，并快速发展，发挥出了强大的经济驱动力和社会影响力（Rybicki，2009）。目前，大多数转基因植物生产的产品还处于开发和临床试验阶段，仅部分产品实现了商业化（Stoger，2012）。Prodi Gene 曾是首家利用转基因植物反应器生产重组蛋白并使产品商业化的公司，但由于美国环境保护人士认为其影响生态环境而被迫停产。β-葡萄糖醛酸酶（β-glucuronidase，Gus）是第一个商业化的产品，其他商业化的产品还有：人治疗蛋白抑肽酶（aprotinin）、治疗脂类异常吸收的哺乳动物脂酶（lipase）、抗生物素蛋白、重组人乳铁蛋白（human lactoferrin，hLF）和重组人溶菌酶（lysozyme）等。值得一提的是，我国也已经成功研发出植物生物反应器产品，如重组人血清白蛋白（OsrHSA）、重组人抗胰蛋白酶（OsrAAT）、重组人酸性成纤维细胞生长因子（OsraFGF）、单克隆抗体等（He et al.，2011；An et al.，2013；Zhang et al.，2012；Yang et al.，2003；Xie et al.，2008）。实验证明，植物生产重组蛋白的成本是微生物生产系统的 2%～10%，而与哺乳动物生产系统相比，其成本则可降低 1000 倍。这充分显示了植物生产系统与现有其他生产系统比较的绝对优势。因此，该产业正在吸引更多资金的投入，同时其生产的蛋白类药物也逐渐被人们接受（Rybicki，2010）。转基因植物生物反应器生产重组蛋白虽然有其巨大的优势，但也存在着一些问题和技术难关，包括：如何提高转录水平，如何提高重组蛋白的积累和稳定性，如何解决蛋白质在动物、植物中糖基化修饰的不同，如何选择适宜的宿主植物，以及下游分离和纯化的相关问题等。

安胜军课题组主要是在植物双元表达载体 pBI121 的限制性内切酶酶切位点 *Hin*d Ⅲ 和 *Sac* Ⅰ 之间，插入以油菜油体蛋白（oleosin）基因启动子驱动的花生油体蛋白基因-人胰岛素基因组成的融合蛋白表达盒，并将植物表达载体 pBINOI 转化油葵和芝麻构建植物生物反应器，目前该工作已取得了一定进展。本综述根据最新的研究进展和成果，着重从优化启动子的转录过程、翻译过程、重组蛋白的翻译后修饰、蛋白质的靶向定位、外源基因插入的位点和拷贝数、下游的纯化策略、宿主植物的选择和重组分子产品等几个方面进行阐述和归纳，进而提出提高外源基因表达水平，提高重组蛋白积累水平、稳定性及活性的策略，并对目前面临的问题和挑战进行分析。

1　优化转录过程

启动子对优化转录过程起着关键的作用。因此，如何使启动子发挥高水平的有效转录活性受到了人们的广泛关注。对不同功能启动子的结构片段及其相关调节因子的分析、设计和研究为提高转录水平提供了切实可行的理论和方法。依据功能和作用的不同，本综述从以下几个方面对启动子及其相关作用因子进行论述：组成型启动子、组织特异性启动子、诱导型启动子、人工启动子和启动子相关作用因子。

1.1　组成型启动子

组成型启动子驱动外源基因的表达不受植物体内生理环境和发育特征的影响，在植物体内各部位的组织器官和细胞内都可以启动外源基因的表达和外源蛋白的合成，无选择性。花椰菜花叶病毒 35S 启动子（CaMV35S）和泛素启动子（ubiquitin，Ubi）是两个作用强而有效的组成型启动子，被广泛应用于不同植物中表达多种外源重组蛋白。在调控的质量和数量方面，花椰菜花叶病毒 35S 启动子对双子叶植物比单子叶植物更能发挥其优势作用。目前，使用花椰菜花叶病毒 35S 启动子表达和生产的重组蛋白有三类。①抗原蛋白类：霍乱毒素 B 亚单位（CTB）、大肠杆菌不耐热肠毒素 B 亚单位（LTB）、乙肝表面抗原蛋白（HBsAg）、保护性抗原（protective antigen）、狂犬病毒糖蛋白 G（rabies virus glycoprotein G）、SARS 冠状病毒糖蛋白 S（SARS virus glycoprotein S）。②治疗和诊断蛋白类：单克隆抗体、SMAP-29 肽（SMAP-29 peptide）、抗生蛋白链菌素（streptavidin）、抗生物素蛋白和脂联素（adiponectin）。③工业用蜘蛛丝（spider silk）（Li et al.，2006）等。泛素启动子 Ubi-1 已经在玉米、拟南芥、马铃薯、向日葵、烟草和水稻中被克隆并被广泛应用。其在植物中表达的重组蛋白包括：霍乱毒素 B 亚单位、大肠杆菌不耐热肠毒素 B 亚单位、乙肝表面抗原蛋白、人干扰素（human interferon，hIFN）、抗生物素蛋白和抑肽酶等。

在转基因水稻中分别用增强型启动子花椰菜花叶病毒 35S 启动子和泛素 Ubi 启动子表达单链抗体可变区基因片段（single-chain antibody variable fragment，scFv）T84.66 重组抗体时，发现两个启动子的功能和启动强度基本相同。但是在花椰菜花叶病毒 35S 启动子作用下水稻种子中没有发现该抗体的表达（Stöger et al.，2000）。Hernandez-Garcia 等（2009）从大豆中克隆并鉴定了一种多泛素（polyubiquitin）启动子，并验证了该启动

子的高效启动功能和通用性。其他一些常用的组成型启动子还有：甘露碱合成酶
（mannopine synthase，MAS）基因启动子、烟草潜在组成型启动子（tobacco cryptic
constitutive promoter）、水稻肌动蛋白启动子（rice actin promoter）、香蕉肌动蛋白启动子
（banana actin promoter）、木尔坦棉花曲叶病毒 C1 启动子（C1 promoter of cotton leaf curl
Multan virus）、木薯脉花叶病毒启动子（cassava vein mosaic virus promoter）和由甘露碱
合成酶基因启动子与花椰菜花叶病毒 35S 启动子增强区杂合而成的 Mac 启动子。

1.2　组织特异性启动子

该类启动子控制基因只在植物体内特异的组织或器官（如种子、果实、叶片等）中
表达，或者在组织或器官的特定发育阶段中表达，而且可以避免由于重组蛋白的积累而
对植物生长发育产生的负面影响，对提高重组蛋白的生产效率具有重要意义。组织特异
性启动子已经成功地应用于外源蛋白分子在转基因植物特定组织或器官中的靶向表达。
目前，已经被克隆的植物种子特异性启动子有：阿尔瑟兰启动子（Arcelin promoter）、玉
米醇溶蛋白基因启动子（maize zein promoter）、7S 球蛋白启动子（7S globulin promoter）、
水稻谷蛋白启动子（GluB-1）和大豆 β-伴球蛋白α亚基启动子（soybean β-conglycinin
α-subunit promoter）。这些启动子已经被用于表达重组蛋白，如霍乱毒素 B 亚单位、胰岛
素原（pro-insulin）、漆酶（laccase）、人 T-细胞抗原决定簇（human T-cell epitopes）、人
胎盘酸性β-葡萄糖苷酶（human placental acid beta-glucosidase）、前维生素 A（provitamin
A）、乳铁蛋白和植酸酶（phytase）等（Lau and Sun，2009）。其中，阿尔瑟兰启动子是
一个能高水平转录外源 DNA 的强启动子。在菜豆阿尔瑟兰启动子（Arcelin 5-1）驱动下，
单链抗体可变区基因片段的表达量可达种子总蛋白的 36%（De Jaeger et al.，2002）。Ventria
Bioscience 公司利用种子特异性表达系统作为技术平台，在玉米和水稻的种子中生产了
乳铁蛋白和溶菌酶，并成功地投入了市场。近年来培育成功的"黄金稻米"（Ye et al.，
2000）、"高铁米"（Goto et al.，1999）和"芝麻营养米"（Lee et al.，2005）等都使用了
水稻自身来源的谷蛋白 GluB-1 等胚乳特异性高效表达启动子。

研究者利用特异性马铃薯块茎贮藏蛋白（patatin）基因启动子在马铃薯块茎中靶向
表达大肠杆菌不耐热肠毒素 B 亚单位、霍乱毒素 B 亚单位、乙肝表面抗原蛋白、葡聚糖
（dextran）和交替蔗糖酶（alternansucrase）等重组蛋白（He et al.，2007；Kok-Jacon et al.，
2007）。同时，他们还利用植物果实可直接食用而无需后处理的特点在植物的果实中靶向
表达可食用疫苗。Jiang 等（2007）研究组已经从西红柿中获得果实特异性 E8 启动子
（fruit-specific E8 promoter），并在植物果实中成功地表达了疫苗。

油体蛋白是种子中的一种高度疏水的碱性小分子质量蛋白质，镶嵌在油体（oil body）
表面。外源基因插入油体蛋白的 N 端和 C 端，所构成的融合蛋白并未改变油体蛋白的特
性。利用油体亲脂疏水的特性可将融合蛋白与细胞内的其他组分分开，这为下游外源蛋
白的分离和纯化提供了极大的便利（Moloney et al.，2010）。因此，油体蛋白启动子的作
用不容忽视。其中一些具有代表性的启动子已经被克隆和鉴定，例如，菜豆蛋白基因启
动子（phaseolin promoter）、拟南芥油体蛋白基因启动子（Arabidopsis oleosin promoter）、
醇溶性蛋白启动子和油菜种子特异性贮藏蛋白基因启动子（cruciferin）等（Slightom et al.，

1983）。值得一提的是，菜豆蛋白基因启动子是第一个被报道的种子特异性启动子。到目前为止，它也是转基因植物中驱动油体蛋白表达的最强启动子之一。SemBiosys 公司利用油体表达技术成功地表达了胰岛素、阿朴脂蛋白 AI、水蛭素、γ-亚麻酸、动物疫苗和保健食用油等（Nykiforuk et al.，2006，2011，2012），并且该公司已在英国完成了胰岛素的临床试验。

Ruhlman 等已经利用两种叶绿体特异性启动子：16S 核糖体 RNA 启动子（the 16S ribosomal RNA promoter，Prrn）和 psbA 基因启动子（psbA gene promoter），成功靶向表达了外源基因，如大肠杆菌不耐热肠毒素 B 亚单位、霍乱毒素 B 亚单位、保护抗原和胰岛素等（Ruhlman et al.，2007）。Chlorohgen 公司开发了叶绿体转化技术（chloroplast transformation technology，CTT）™，最早在烟草叶绿体中表达外源重组蛋白。现在该公司已经生产出一系列的产品，如霍乱疫苗、干扰素、胰岛素等。之后，陶氏益农公司获得了该技术的绝对使用权。此外，一种新型叶片特异性 rbcS 基因启动子（rbcS gene promoter）也被应用于在植物叶片中靶向表达天花亚单位疫苗（smallpox subunit vaccine）、E1 内切葡聚糖酶（E1 endoglucanase）和木聚糖酶（xylanase）（Golovkin et al.，2007）。另一种水稻愈伤特异性启动子（callus-specific promoter，CSP）可在水稻种子中驱动外源基因表达，并使重组蛋白高水平积累（Wakasa et al.，2009）。

1.3 诱导型启动子

植物诱导型启动子包括化学诱导型、物理诱导型和生物诱导型 3 种。本部分主要介绍化学诱导型启动子。该类启动子的转录活性会受到某些化学因素的影响。这些化学因素主要有乙醇、水杨酸和四环素，其次是类固醇、蜕化素、雌性激素和糖皮质激素等。

外源蛋白在植物中的表达会干扰宿主植物的生长和发育，甚至可以阻断其再生。组织器官特异性启动子仅在一定程度上能够消除因外源分子表达而导致的宿主植物生长发育过程中的一些致死问题（Corrado and Karali，2009）。化学诱导型启动子在对宿主植物的保护和促进目的基因表达方面则具有较大的优势：①诱导子对启动子具有高特异性，诱导时快速响应，去除时快速关闭，对植物无毒性作用，使用方便；②能够进一步限定目的基因在特异器官或组织中的表达位置，甚至是在特定的细胞类型中；③能够在转基因植物特殊的发育阶段和特殊的时间范围内调节基因的表达。诱导系统包括两个转录单位：第一个转录单位使用一个启动子表达一个化学应答的转录因子，第二个转录单位由多拷贝转录因子结合位点组成，并连接到表达靶基因的启动子上。第一个转录单位所使用的启动子可以是组成型启动子，也可以是特异性启动子（Corrado and Karali，2009）。

现在，水稻 α 淀粉酶 3 基因（αAmy3）蔗糖饥饿诱导型启动子（sucrose starvation-inducible promoter）已经被用于转基因水稻细胞的悬浮培养表达人干扰素 γ、人 α-抗胰蛋白酶、人生长激素和人粒细胞巨噬细胞集落刺激因子（hGM-CSF）。在转基因烟草中表达人生长激素和人粒细胞巨噬细胞集落刺激因子时，与使用组成型启动子表达该产品相比，前者的产率显著高于后者（Chen et al.，2004；Kim et al.，2008）。

1.4　人工启动子

真核细胞的启动子基本结构由 DNA 片段（包括 TATA 盒）、转录起始位点和 CCAAT 序列构成。此外，还有一组在序列上相反的片段用于上调或者下调启动子的活性。在核心启动子的上游加入顺式作用元件，包括增强子、激活子和抑制子等，构建了人工启动子（artificial promoter）。

Gurr 等已经证实启动子的驱动力量依赖于 motif 拷贝数和空间位置（Gurr and Rushton，2005）。Sharma 等（2008）为了增强花椰菜花叶病毒 35S 启动子的强度，在原有序列的基础上将增强子片段的拷贝数增加了两倍，从而使其驱动力量明显增强，并使重组蛋白分子的表达水平有所提高。通过将 MAC 启动子的部分序列和花椰菜花叶病毒 35S 启动子的增强子区域结合而成的杂交 MAC 启动子与增加了两倍增强子序列的花椰菜花叶病毒 35S 启动子相比，前者能够将 β-葡萄糖醛酸酶在叶片中的表达水平提高 3～5 倍，在下胚轴和根部的表达水平提高 10～15 倍。该启动子也被用于转基因紫花苜蓿（alfalfa）、马铃薯和烟草，并成功表达了褐色高温单孢菌（*Thermomonospora fusca*）来源的热稳定纤维素酶 E2 和 E3。Pogrebnyak 研究发现，通过将章鱼碱合成酶（octopine synthase，OCS）和甘露碱合成酶（MAS）基因启动子的调节序列相结合，3 倍重复章鱼碱合成酶、甘露碱合成酶激活子片段和甘露碱合成酶启动子序列，可以构建 3AmasPmas（Aocs）超启动子。3AmasPmas 超启动子已经成功地在转基因西红柿和烟草中表达了 SARS 冠状病毒 S 蛋白（Pogrebnyak et al.，2005）。

双向启动子（bidirectional promoter）是一种重要的人工启动子。1984 年，Velten 首次从根癌农杆菌（*Agrobacterium tumefaciens*）的 Ti 质粒中分离出植物双向启动子片段，并证明能在两个方向上启动编码新霉素磷酸转移酶（neomycinphosphotransferase，nptII）基因的表达。之后，双向启动子的结构首次被人工合成，并能够在上游和下游两个方向同时转录基因。Xie 等（2001）利用合成双向启动子的策略在植物科学领域成功地构建了重组拟南芥双向启动子，并用于表达报道基因 β-葡萄糖醛酸酶和新霉素磷酸转移酶基因。Sammarco 等成功构建了四环素诱导的双向启动子系统，并证明双向启动子系统能够同时快速共诱导两个分离的报道基因（Sammarco and Grabczyk，2005）。研究证明，花椰菜花叶病毒 35S 启动子被修饰后也可以具有相同强度的双向表达能力，同时被成功用于在烟草中表达报道蛋白（Zhang et al.，2008）。以上由多顺式调节 DNA 片段组成的人工双向启动子具有转录起始的功能和同时在两个方向上激活转录的功能。最近，通过融合花椰菜花叶病毒 35S 启动子到 grp1.8 或者 4Cl1 启动子的 5′端而构建的双向启动子的研究，为研究人工启动子顺式、反式调节机制开辟了新途径（Lv et al.，2009）。

1.5　启动子相关作用因子——反式作用因子

在植物中优化和提高外源基因的表达水平，反式作用因子也是关键因素之一。反式作用因子既可以直接与启动子结合，也可以与其他因子相互作用共同促进基因的表达。研究者将人溶菌酶基因和转录因子（rice endosperm bZIP，REB）同时转入水稻。在水稻球蛋白启动子（rice globulin promoter）的作用下，由于转录因子 REB 的存在，显著增加了人溶菌酶基因的表达水平（Venter，2007）。在原核环境下，转录因子被转化到植物细胞的胞质体中，能够靶向增加胞质体内外源基因的表达水平。植物细胞核基因组表达的 T7 RNA 聚合酶已经被发现能够提高外源基因在胞质体内的表达水平。对于外源基因在植物中的表达，转录激活系统越来越受到重视。使用病毒载体提供诱导子，将病毒介导的转录激活系统应用于糖尿病相关自身免疫抗原 IA-2ic 和 anti-tetanus 抗体 9F12 表达的研究表明，它紧紧地控制着转录过程（Hull et al.，2005）。

2　优化翻译过程

2.1　起始密码子的位置及其相关的结构序列

大多数真核细胞 mRNA 的翻译起始依赖于 5′帽子结构（5′-cap），并涉及 5′非翻译区（5′-URT）核糖体扫描（ribosomal scanning）。研究表明，上游可读框（ORF）的数量增加具有关键的翻译调节特性。在最佳的优化序列中，第一个 ATG 起始密码子是绝对的翻译起始位点，尽管第二个起始密码子序列在其下游仅有几个密码子之隔，并与其具有相同的结构序列。起始密码子周围的序列对翻译起始也具有重要作用，其中已被证明的 AACAAUGGC、UAAACAAUGGCU、GCCAUGGCG 在植物基因中是常用的序列。植物基因 mRNA 的–3 和+4 位置是高度保守的。嘌呤在–3 位置，GC 在+4、+5 位置是最保守的碱基位置。多数高表达的植物基因丙氨酸直接与 N 端的甲硫氨酸相连接。公认的高表达植物基因序列 GCT、TCC、TCC 被用于报道基因起始密码子之后，在烟草中它以指数方式极大地提高了报道基因及每个连续编码的插入序列的表达，同时把报道蛋白的稳定性提高了近 2 倍。包含有 Met-Ala-Ser-Ser-Gus 的序列结构，β-葡萄糖醛酸酶的活性可增加 30～40 倍（Sawant et al.，2001）。植物偏爱的翻译起始及其相关结构序列已经用于烟草中表达霍乱毒素 B 亚单位。作为天然植物蛋白泛素片段的 C 端融合蛋白显著提高了霍乱毒素 B 亚单位基因的表达水平（Ashraf et al.，2005）。植物偏爱的翻译起始及其相关的核酸结构序列 ACC、ACA，在 ATG 之前，也已经被证明能够提高和优化基因的表达水平（Sharma et al.，2008）。

2.2　5′非翻译区对基因表达的调控

5′非翻译区对翻译起始和翻译的有效性起着关键的作用。在大多数真核细胞中，5′非翻译区和其前导序列联合调控翻译起始，而且在此过程中其他一些调控因子也已经被广泛证实。帽子结构的前导序列能够提高外源基因的翻译水平。在水稻中多泛素基因 *RUBI3* 启动子中使用其 5′非翻译区序列大大提高了 β-葡萄糖醛酸酶基因 mRNA 及翻译水平（Samadder et al.，2008），进一步表明了 5′非翻译区在基因表达上的重要性。Wang 等于 2008 年证实，苜蓿花叶病毒 mRNA 4（alfalfa mosaic virus mRNA 4）、烟草蚀纹病毒（tobacco etch virus）和烟草花叶病毒的翻译前导序列均能提高转录翻译的有效性，成倍地增加外源基因的表达水平（Wang et al.，2008）。

2.3　3′非翻译区对基因表达的调控

3′非翻译区（3′-UTR）对基因的表达调控起着重要作用。它不仅直接影响真核生物中多腺苷酸化过程，而且控制着 mRNA 的稳定性和降解速度。从植物中获得的异源 3′非翻译区已经被用于维持重组蛋白的转录和稳定性（Huang et al.，2005）。3′非翻译区中存在一些导致 mRNA 快速降解的 A/U 富集序列片段。Haffani 等（2000）研究发现，cry3Ca1 基因编码区 AAUAAA 序列可导致 poly（A）早熟，从而使基因表达量降低。因此，在表达结构设计上，应避免 3′非翻译区的 A/U 富集序列片段及 AT 分子的连续延伸，或者将 3′非翻译区的 A/U 富集序列作为一个插入位点移去或修饰，以保证转录的稳定性。修饰后的 poly（A）序列片段已经在植物中用于优化表达重组蛋白，并且可以显著提高 mRNA 的表达和蛋白质的积累（Mishra et al.，2006）。

2.4　编码区内序列的影响

在编码区中任何一个二级结构的存在都会增加 40S 核糖体起始复合物（40S ribosome-initiation complex）的识别时间，从而使其识别过程减慢。识别时间延长的关键在于编码区域中二级结构的位置。此外，靠近编码序列起始的发卡结构也因位置不同而显示出识别时间不同程度地延长。当在 AUG 和茎环结构（stem-loop）之间有 14 个核苷酸的间隙时，识别时间增加最长。在植物转基因工程应用过程中，这一点必须加以注意。鉴于在进化过程中遗传密码在第 3 位置上的替换，以及因进化而发生的种属特异性密码子的不均衡性，根据宿主植物的不同优化外源基因编码序列对提高重组蛋白表达水平的作用是不容忽视的。

稀有密码子（rare codon）的存在可以形成二级结构，能够减慢或终止核糖体在结构区中的移动。密码子的使用频率和与之匹配的 tRNA 存在着密切的联系。如果所有的 tRNA 被捕获，那么，在蛋白复合物上，一串稀有密码子可以完全阻断翻译过程。通过删除这些负面信号，可以显著增加外源基因在植物中的表达（Kang et al.，2004）。在烟草中用频繁使用的密码子代替稀有密码子，使 GC 含量从 35%增加到 45%。之后，使用优化后的密码子序列合成霍乱毒素 B 亚单位基因，经优化后的基因在花椰菜花叶病毒 35S 启动子的作用下，其表达效率比修饰前增加了 15 倍（Kang et al.，2006）。通过优化密码子的结构，其他一些重组蛋白在植物中的表达和合成也得以实现（Oszvald et al.，2007）。

另外，一些涉及后转录过程和直接影响基因表达水平的序列也在编码区中被发现和鉴定。编码免疫球蛋白 A 基因在烟草中表达时，大部分重组杂合的免疫球蛋白 A/G 分泌到质外体（apoplast）中，部分运输到液泡（vacuole）内，但后者由于液泡细胞溶素的作用而降解。Vitale 等通过转基因删除，分析、识别和鉴定了一个 motif 植物细胞液泡分选信号，并证明在植物中该信号可以存在于 N 端、C 端或者前肽（prepeptide）的中间区域。虽然类似的序列已被鉴定，但目前还没有能够代表液泡分选信号的通用序列（Vitale and Hinz，2005）。因此，为了避免重组蛋白被运输到液泡而降解，必须通过基因删除、突变对其进行识别和鉴定。

有报道指出，内含子序列的存在对基因的表达有促进作用。内含子位置的不同会导致作用的不均衡。随着内含子与启动子之间距离的增加，其刺激作用逐渐减小（Fiume et al.，2004）。当其存在于 5′非翻译区时可以完全失去刺激能力。玉米 *shrunken-1* 基因的内含子-1 插入报道基因 5′端可使报道蛋白的活性增加 100 倍（Rose，2002）。内含子在 5′非翻译区的分布不是随机的，它的定位似乎更接近于 ATG。Chung 等（2006）使用拟南芥 *EF12A3* 基因 5′非翻译区发现报道基因表达增加了 10 倍。内含子删除分析显示，至少有 3 个内含子片段分布在 5′非翻译区时才能增加对基因表达的调控作用。一般认为，内含子插入到接近启动子的位置能增加 mRNA 的聚集和翻译水平，但 Rose（2004）的研究结果表明，5′非翻译区的存在增加了 mRNA 的聚集，但不能提高报道酶的活性，所以人们认为内含子增加转录和翻译可能是两种不同的机制。

2.5　基因表达的一致性

一般来讲，表达特定重组蛋白的同一基因，在相同的环境中，外源基因的表达水平有时也是不一致的。影响因素可能有：插入位置的不同，外源基因的拷贝数和基因沉默等（Rybicki，2009；Fischer et al.，2008）。可是，在表达载体设计上插入一些功能片段，可以获得相同的表达水平。研究认为，核的基质附着区（matrix attachment region，MAR）能够调节基因表达。通过募集转录因子到启动子从而达到提高转录活性的目的。另外，AT 富集的片段可以通过形成染色质环而降低位置不同带来的负面影响，并能维持外源基因表达到下一代。基于核基质附着区的天然序列特征，研究者已经合成了人工构建的核基质附着区，同时在不同种属植物中分析和测试了它对启动子的作用特性。一些目的基因，如聚羟基脂肪酸酯（polyhydroxyalkanoate，PHA）、真氧产碱杆菌（*Ralstonia eutropha*）来源的 *bKtB*、*phbB*、*phbC* 基因和 *E.coli* 来源的 *tdcB* 基因的两侧被连接了烟草 RB7 核基质附着区（RB7 matrix attachment region），并被转入油棕（oil palm）中（Dennis et al.，2005），同时编码植酸酶基因的两侧连接 RB7 核基质附着区，并被转入烟草和蒺藜苜蓿（*Medicago truncatula*）中。结果显示，外源基因的表达水平获得显著提高（Abranches et al.，2005）。另外，通过同源重组，将外源基因靶向导入质体，插入叶绿体功能区的研究也获得了成功，同时也消除了位置影响，并且在质体中没有表现出基因沉默现象（Cardi et al.，2010）。

为提高单拷贝外源基因的表达水平，可以使用特殊的遗传片段。在过去 20 年的研究中，研究者已经发现了一些直接影响外源基因表达的遗传片段。它们分布在 5′或 3′端的调控区、编码区及其周围区域。对拟南芥的研究证明，为得到高频率单拷贝数 T-DNA 转化系，使用表达 cAMP 应答片段（cAMP response element，CRE）可实现 70%的单拷贝序列，且表达水平稳定（De Paepe et al.，2009）。此外，植物人工染色体作为一个独立的平台为外源基因稳定表达提供了优化的环境。人工染色体介导转化基因不干扰宿主植物的基因，并消除了外源基因进入宿主植物基因组的非活性区。克隆拟南芥的着丝点对稳定可遗传的植物人工染色体的构建意义重大。使用端粒介导的染色体替换技术（telomere-mediated chromosomal truncation）构建的微型染色体（mini chromosomal）携带特异性重组位点并可以加入新的位点（Yu et al.，2007）。微型染色体与愈伤组织共培养一年后可以在再生植物的根尖部位检测到微型染色体的存在。这表明在器官形成过程中通过有丝分裂人工微型染色体可以进行正常的遗传。目前，Agrisoma Biosciences 公司正致力于植物人工染色体技术的开发。

3　重组蛋白的翻译后修饰

蛋白质在合成过程中要经过一系列的修饰，最后被运输到靶向位置。这些修饰过程包括：糖基化、磷酸化、甲基化、ADP-核糖基化、氧化、酰化及非酶修饰和蛋白质构象上的自发性修饰。现有的基因重组表达系统有：细菌、酵母、昆虫细胞、哺乳动物细胞和植物细胞。这些系统都已经用于重组蛋白的生产和开发。每一种系统都各有优缺点。糖基化是使各种不同生物多肽产生活性的重要修饰步骤。原核生物不发生糖基化反应，是因为它不具有糖苷转移酶的编码基因和从事加工的细胞器。糖基化发生于内质网和高尔基体。在大多数动、植物种属中，内质网糖基化是高度保守的。该过程是将相似的、属于低聚甘露糖（oligomannose）类聚糖添加到重组蛋白上。在酵母、昆虫、哺乳动物和植物内质网中，都是将高寡糖成分的聚糖黏附在相同的 *Asn* 基因上。但在植物中，它们的进一步剪切和在高尔基体内的聚糖修饰作用是与其他生物不同的。植物能够使植物特异性 α(1,3)岩藻糖（fucose）和 β(1,2)木糖（xylose）连接到糖蛋白 *N*-聚糖上；而动物是将半乳糖（galactose）和末端唾液酸（sialic acid）连接到 *N*-聚糖上。这是在植物基因工程中不期望出现的。为避免因为这些不同而可能引起的、潜在的免疫原性和过敏反应，很多修饰植物中糖基化过程的策略被开发和使用（Gomord et al.，2010）。特别是 RNA 干扰（RNAi）技术的使用，以及人 β(1,4)半乳糖基转移酶 I CST（β-1,4-galactosyltransferase I CST）结构域与拟南芥 β(1,2)木糖基转移酶(β-1,2-xylosyltransferase)融合表达，表明植物表达蛋白含有高水平的木糖和岩藻糖的 *N*-聚糖（Vézina et al.，2009）及完整的唾液酸化过程（Castilho et al.，2010）。同时，这说明在适合的植物中糖基化过程修饰生产外源蛋白成为可能，并为优化糖基化蛋白、增加其生物活性、用于人体治疗提供了可行途径（Loos et al.，2011；Strasser，2013）。为了避免重组蛋白在高尔基体中出现一些植物特异性的糖苷结构，可采取如下策略。①人和植物内质网中具有相似类型的聚糖结构，因此，将重组糖蛋白保留在内质网，以避免进入高尔基体进一步修饰。SEKDEL（Ser-Glu-Lys-Asp-Glu-Leu）、KDEL（Lys-Asp-Glu-Leu）和 HDEL（His-Asp-Glu-Leu）结构常用于将重组蛋白保留在内质网中（Fujiyama et al.，2009）。②编码 N 端结构域的木糖基转移酶和编码人 β(1,4)半乳糖基转移酶 I 的催化结构域基因融合并转入烟草中，*N*-聚糖表达显著增加，而植物特异性的木糖和岩藻糖显著降低（Bakker et al.，2006）。③修饰高尔基体的酶机制。通过敲除 β(1,2)木糖基化基因和 α(1,3)岩藻糖基化基因（Strasser et al.，2004）或转入新的糖基化转移酶基因（Frey et al.，2009）调节高尔基体内的酶机制；在拟南芥中，敲除 β(1,2)木糖基转移酶和 α(1,3)岩藻糖基转移酶基因，使其表达带有 2 个 β-*N*-乙酰氨基葡萄糖基因的 *N*-聚糖。在浮萍（*Lemna minor*）中表达 MDX-60 单克隆抗体（monoclonal antibody，mAb）的研究表明，利用 RNAi 技术使内源性 β(1,2)木糖基转移酶（XylT）和 α(1,3)岩藻糖基转移酶（FucT）基因沉默，生产出的 MDX-60 单克隆抗体（mAb）有单一的 *N*-聚糖，是无植物特异性 *N*-聚糖。实验证明，该单克隆抗体具有较好的抗体依赖细胞介导的细胞毒性，与中国仓鼠卵巢细胞中生产出的该单克隆抗体在功能上没有差别（Cox et al.，2006）。RNAi 技术也被用于烟草（*Nicotiana benthamiana*）抑制内源性 *XylT* 和 *FucT* 基因的活性，表达抗 HIV 单克隆抗体 2G12（Strasser et al.，2008）。此外，β(1,4) 半乳糖基转移酶也很重要。它能使典型的植物 *N*-聚糖转化成哺乳动物样 *N*-聚糖，并与 *XylT* 和 *FucT* 竞争相同的受体。在植物中超表达 β(1,4)半乳糖基转移酶（GalT）可以抵消部分 β(1,2)木糖和 α(1,3)岩藻糖的功能（Bakker et al.，2001）。在植物生产抗体的过程中，研究者发现，为了连接末端半乳糖到抗体蛋白，将人 β(1,4)半乳糖基转移酶基因转入烟草 BY2 细胞之后，半乳糖化 *N*-聚糖增加到转基因植物总糖主链的 47.3%（Palacpac et al.，1999）。④末端唾液酸是人糖蛋白的主要成分，而植物糖蛋白能够缩短人糖蛋白的寿命或者使其失活。植物中内源性唾液酸乙二醇结合物的发现，证明唾液酸化作用在植物中是存在的。可是，*N*-乙酰神经氨酸合成酶（Neu5Ac）是人体唾液酸的主要存在形式，在植物中无法合成（Paccalet et al.，2007）。许多唾液酸合成路径中的成分在植物中已经被表达，并产生了具有生物活性的重组蛋白。其中包括哺乳动物 α(2,6)唾液酸转移酶（一个哺乳动物反式高尔基体的顺面膜囊羰基转移酶）在拟南芥中成功表达，人 CMP-*N*-乙酰神经氨酸合成酶（CMP-NeuAc）和 CMP-唾液酸转运蛋白在烟草的悬浮培养细胞中成功表达（Misaki et al.，2006），大肠杆菌（*E. coli*）来源的编码 *N*-乙酰神经氨酸裂解酶基因和空肠弯曲菌（*Campylobacter jejuni*）来源的 Neu5AC 合成酶基因在 BY2 细胞及紫花苜蓿中表达（Paccalet et al.，2007）。随着编码差向异构酶基因和唾液酸合成路径其他成分的成功表达，已经证实可以在植物中完成全部唾液酸化作用过程中成分的表达和蛋白质的合成（Saint-Jore-Dupas et al.，2007）。

4　蛋白质的靶向定位

　　多数蛋白质在细胞质中合成，也有一些在线粒体和质体中合成。分泌型蛋白有 N 端转运信号肽和跨膜结构域，既可以被运输到内质网、高尔基体和细胞的亲水区，也可以被分泌到细胞外。该种蛋白质常常要经历翻译后修饰，如二硫键形成、N 糖基化和蛋白水解成熟等。一般认为，内质网、油体、质体和蛋白贮藏囊泡（protein storage vacuole，PSV）是在转基因植物中表达重组蛋白的理想靶点。

4.1　内质网

　　植物细胞内质网能使蛋白质高水平积累而不受植物生长和发育的影响。正是由于内质网的这种特性，它被作为许多外源蛋白表达和积累的靶点。内质网蛋白含有 C 端四肽，通常为 KDEL 或者 HDEL，被高尔基体的膜结合受体所识别。该末端含有四肽的蛋白质被结合到高尔基体膜结合受体上，并被送回内质网，增强在内质网的滞留信号。随之，外源重组蛋白在内质网的积累逐渐增加，使这个区域具有低亲水性和高可塑性。植物细胞内质网也富集许多不含 C 端滞留信号肽的蛋白质，如醇溶谷蛋白类（prolamin），它们在内质网的管腔内形成一个簇状蛋白体结构（Vitale and Ceriotti，2004）。

　　Vitale 等使用玉米 γ 醇溶性蛋白（γ-zeni）N 端的 89 个氨基酸和 KDEL C 端保守信号

肽分别与菜豆球蛋白（zeolin）基因融合，并转入烟草中，以检测它们在内质网中蛋白质的积累水平，从而比较二者的活性。研究发现，与 γ 醇溶性蛋白融合后，菜豆球蛋白表达量占总提取蛋白量的 3.5%；而与 KDEL 融合后，菜豆球蛋白表达量仅占总提取蛋白量的 0.5%。因此，与 KDEL 相比，γ 醇溶性蛋白 N 端 89 个氨基酸显著提高了外源蛋白的积累而没有影响内质网的功能，且具有更强的重组蛋白靶向表达能力。原因可能是 γ 醇溶性蛋白介导时形成了蛋白体而 KDEL 未形成蛋白体。但是，γ 醇溶性蛋白 N 端结构域或全长菜豆球蛋白与人类免疫缺陷病毒负性因子（Nef）融合并靶向表达的研究结果显示，N 端结构域对 Nef 的蛋白质积累没有显著影响，而全长序列的菜豆球蛋白使 Nef 蛋白积累显著增加，大于 1%（Vitale and Pedrazzini，2005）。最近，禽流感病毒 M 蛋白与 β-葡萄糖醛酸酶融合表达的研究证明，内质网的特殊机制使融合蛋白的 β-葡萄糖醛酸酶结构区寡聚化（oligomerization），从而导致重组蛋白的积累增加（Noizet et al.，2008），其已作为一种内质网固有机制被加以利用。此外，在植物中，番茄组织蛋白酶 D 抑制剂作为一种蛋白稳定剂具有潜在的、保护以胞质为靶点的重组蛋白的作用（Goulet et al.，2010）。

4.2　油体

油体是生物体内最小的细胞器，起源于内质网，其主要功能是贮藏植物种子的油脂。油体内部是油脂，外部是由磷脂单分子层及镶嵌其内的油体蛋白所组成。植物基因工程将油体及其蛋白质作为亲和基质，以非共价键的方式选择性地将目的蛋白与之结合。目的蛋白以翻译融合的形式与油体蛋白融合表达，并携带目的蛋白到细胞质中。同时，细胞降解过程中油体能够保护外源蛋白不被降解。此外，融合蛋白不会被带到内质网管腔环境中，因而避免了翻译后的修饰过程。

利用油体表达重组外源蛋白的纯化步骤通常包括：首先利用油体低密度的特性，将油体和与之相结合的融合蛋白从种子的其他成分中分离出来，然后通过酶切的方式将融合蛋白中的目的蛋白和油体蛋白切开，最后把二者分离，将目的蛋白纯化（Moloney et al.，2010）。该方法已经被成功应用于从油菜（*Brassica napus*）种子中生产凝血酶抑制剂和水蛭素。油体蛋白和外源蛋白融合体通过 C 端疏水区尾部锚定在油体表面，并实现融合蛋白的靶向定位，而不需要通过内质网管腔在细胞质核糖体上锚定蛋白。该疏水区不与信号识别部分相互作用，只与信号肽或者信号锚定子结合，作为多肽合成起始的一部分（Maggio et al.，2007）。Vitale 等将哺乳动物细胞色素 65 的锚定结构域用于表达重组抗原时发现，与在细胞中应答区域相比，重组抗原在该区域的表达更稳定。这为阻止重组蛋白的降解提供了一个新的策略（Vitale and Pedrazzini，2005）。

4.3　质体

植物细胞中含有大量的质体。质体是绿色植物细胞特有的细胞器，一般具有半自身调节的功能。质体包括叶绿体、有色体和白色体。一个植物细胞大约含有 100 个叶绿体，一个叶绿体大约含有 100 个基因组（genome）。因此，理论上讲，基因转染到每个植物细胞中之后，将有上千个基因拷贝插入基因组，从而显著提高外源基因的表达。一些蛋白质已经在质体中得到表达，并被证明其表达水平得到显著提高（Chebolu and Daniell，2007）。Lössl 等在叶绿体定向表达的基因转化结构研究中，将两个靶向序列放置在外源蛋白基因的两侧，通过同源重组的方式插到指定基因组的位置。这样可消除位置效应的影响，保证外源基因表达的一致性和稳定性（Lössl and Waheed，2011）。

研究证明，人干扰素 γ 基因与带组氨酸蛋白标签的 β-葡萄糖醛酸酶融合，转入烟草的叶绿体中表达，NF-γ-β-葡萄糖醛酸酶融合蛋白积累水平占总可溶性蛋白的 6%（Leelavathi and Reddy，2003），而 Cry1I a5 在烟草叶片中积累水平占叶片总可溶性蛋白的 3%，并且 T1 和 T2 代的表达水平稳定一致（Reddy et al.，2002）。将 Btcry2Aa2 转入烟草的叶绿体，可实现 Btcry2Aa2 高水平的积累，使表达量高达叶片总可溶性蛋白的 46%（Vidi et al.，2007）。此外，Ytterberg 等（2006）发现在叶绿体和有色体中的质体小球（plastoglobule）也能够作为外源重组蛋白代谢酶表达的靶点。这些与类囊体膜相关的低密度脂肪颗粒，重量像油体一样轻，并包含有少量的蛋白质成分，为下游的纯化提供了极大的便利。Chlorogen 公司利用叶绿体转化作为技术平台生产重组蛋白。该公司开发了靶向外源基因转入到叶绿体的基因序列和调控信号序列等专利技术，并正在应用该技术广泛筛选重组蛋白分子，包括疫苗和治疗蛋白（Lössl and Clarke，2013）。陶氏益农公司（Dow AgroSciences）也拥有 Chlorogen 公司授予的使用权。

4.4　蛋白贮藏囊泡

种子中的蛋白贮藏囊泡（protein storage vacuole，PSV）具有贮藏蛋白和进行及维持二级代谢的作用。因此，其作为表达和积累外源蛋白的靶点吸引了研究者的兴趣。一些应答或驻留液泡的靶向蛋白的信号序列已被鉴定，但成功优化的通用蛋白分类信号还未见报道。科研工作者已经从水稻中获得内质网贮藏蛋白和液泡贮藏蛋白。这些蛋白质的高水平表达对外源蛋白的分泌路径起着决定性作用（Vitale and Pedrazzini，2005）。另外，在转基因小麦内质网后室高水平表达贮藏蛋白和在水稻的胚乳内质网衍生蛋白体和液泡中表达重组溶菌酶的研究中也已经被证实（Arcalis et al.，2004）。在小麦的胚乳中表达重组人血清白蛋白和黑曲霉植酸酶时，目的蛋白与贮藏蛋白一起被运输到蛋白贮藏器液泡（Arcalis et al.，2004）。需要指出的是：与种子中液泡不同，其他部位的液泡（如具有较高亲水性的叶片液泡）靶定的重组蛋白易降解。因此，在液泡中贮藏蛋白的机制和信号有待进一步探索。

5　外源基因插入的位点和拷贝数

研究证明，外源基因的插入位点直接影响其表达水平。外源基因可能插入到高转录区、低转录区或非转录区。插入到高转录区就意味着该基因将有高水平的转录，以至于高水平的表达。可是，如果大量的外源 DNA 同时插入一个特定的区域，也会限制其表达水平的提高。在植物基因组中，在染色质区域插入异源染色质和重复的 DNA 序列与转录基因沉默密切相关。在高等真核细胞中，基因的插入通常是以非同源重组进行的，是在基因组中一个非特异性的位点上随机重组。对于这个问题，目前已经可以利用多种技术手段来实现基因的定向遗传修饰。

同源重组可以将外源基因插入到指定的高转录区。但是，在植物中同源重组介导的外源蛋白基因插入的优化研究还未见报道。在植物中，同源重组的频率非常低。为增加同源重组的频率，Puchta（2005）等将同源重组基因转化到宿主植物中。结果发现，染色体损伤（chromosome break）能够增加同源重组的频率。将含有 DNA 识别结构域的锌指核酸酶（zinc finger nuclease）用于创建位点特异的染色体损伤，能够在植物中提高被区域化的同源重组频率达 10^4 倍（Wright et al.，2005）。基因打靶技术（gene target）能够有效解决植物细胞中同源重组频率较低的问题。该技术是指将外源 DNA 分子与受体生物基因组发生同源重组，并整合到预定位点，进而改变生物体遗传特性的技术手段。这项技术具有定位性强、精确度高，且不需要考虑基因的大小及转录活性的特点。它有希望解决位置效应对多拷贝表达量的负面影响，以及其他相关基因沉默和重排等问题，已经成为基因组学研究中强有力的工具。Terada 等（2002）将编码水稻直链淀粉合成酶基因（*Waxy*）作为靶基因，采用水稻成熟胚诱导愈伤组织进行打靶研究。他的研究为基因打靶在植物中的应用提供了很好的依据。2007 年，他用同样的方法对水稻的乙醇脱氢酶基因（*Adh2*）进行打靶研究，成功地将打靶效率提升至 2%。

此外，Talen（transcription activator-like effector nuclease）靶向基因敲除技术是另一种基因定向遗传修饰的有效手段。这是一种崭新的分子生物学工具。其技术原理是，表达一个重组核酸酶，在靶点识别结构域的作用下识别靶点核酸序列。核酸酶发挥内切酶活性，打断目标基因，从而完成基因敲除过程。Talen 技术使对植物基因组特定基因（或区域）进行"基因组定向修饰"（genome target，GT）逐渐成为可能，开启了反向遗传学研究的新天地。该技术一方面可以针对目标序列进行定向敲除（knock-out），获得突变材料，对目标基因功能进行明确鉴定，另一方面可以进行目标序列的定向置换（replacement）或定向整合（targeted insertion），将外源基因随机导入造成的表达及遗传的不确定性降至最低（Shen et al.，2013）。

理论上讲，转基因植物中外源基因插入的拷贝数越多，重组蛋白表达水平越高。但事实上，多拷贝数基因的插入并不一定能够提高表达水平。多拷贝数外源基因的整合插入常常导致基因沉默和重排。高水平表达的单拷贝数的转基因植物系与多拷贝数的转基因植物系杂交，可以降低由于多拷贝数导致的基因沉默。

Borisjuk 等（2000）在烟草核糖体 DNA 的基因间隔区研究了扩增促进序列（amplifiation promoting sequence，APS）（一个顺式作用控制元件），并通过 DNA 扩增，增加了 rDNA 的拷贝数。扩增促进序列片段含有一个 11bp 的 A/T 富集区。该富集区位于 DNA 复制区内。研究发现，烟草中扩增促进序列被用于抗除草剂乙酰乳酸合成酶（herbicide resistance acetolactate sequence，hr-ALS）基因的表达时，能够增加其连接的异源基因的拷贝数和转录活性，并能够增加烟草对除草剂的抗性。在扩增促进序列存在的情况下，将编码大豆蛋白酶抑制剂和包曼-毕尔克抑制剂（Bowman-Birk inhibitor）基因转入番茄，结果证明扩增促进序列片段可使外源基因在 mRNA 和蛋白质水平上增加 3 倍（Yakoby et al.，2006）。利用 GAT^{TM} 基因扩增技术的试验表明，扩增促进序列片段能够在植物基因组中增加外源插入基因的拷贝数。Phytomedics 公司则利用 GAT^{TM} 技术开发了以烟草为平台的蛋白质表达系统，高效地生产出了大量的重组蛋白产品。

6　下游的纯化策略

植物生物反应器表达重组蛋白与传统方法相比可以大幅度地提高产率。下游的分离纯化过程在提高产率方面的作用尤为重要。据报道，下游处理过程的费用占总生产费用的 80%。因此，降低下游生产成本已经引起了人们广泛的重视（Wilken and Nikolov，2012）。

植物的果实和蔬菜具有不需要经过处理就可以直接食用的特点。在早期人源性植物疫苗开发阶段，将果实和蔬菜应用于表达疫苗大幅度地节省了下游处理的费用。香蕉由于易消化、口感好、易接受，是生产口服疫苗的最佳宿主植物，被用于婴幼儿疫苗的接种。类似地，以马铃薯为宿主植物，利用植物生物反应器生产的疫苗已经取得了临床试验的成功。对于一些用于口服疫苗生产的农作物，食用之前为去掉内毒素，需经过一定程度的热加工处理。这可能会导致一些热不稳定的疫苗产物被降解。针对该问题，目前人们已经开发了热稳定性口服疫苗（Rybicki，2009），并且统一标准加以监管（Stoger，2012）。此外，作为植物生物反应器，含水量大的植物组织（如番茄）比干燥的植物组织（如谷类）在降低下游处理费用方面具有更大的优势（Obembe et al.，2011）。

除直接食用的方式外，绝大部分植物生物反应器生产的重组蛋白均需要经过下游的分离、纯化等过程。植物体内包含一些固有的分子，如多糖、蛋白质、油脂和酚类等。重组分子的分离纯化过程，首先需要处理植物组织，包括粉碎、离心、去掉多糖、蛋白质、油脂和植物多酚等，再从液相中提取、纯化重组蛋白。Drake 等（2009）将植物细胞合成的重组蛋白直接分泌到培养基中，不需要对细胞粉碎，避免了多糖、蛋白质、油脂和植物多酚的污染。

使用植物细胞的悬浮培养方式表达重组蛋白（Huang et al.，2010），可降低转基因植物的生产成本、生产周期，并简化蛋白质纯化步骤，避免基因漂移。值得一提的是，苔藓和绿藻均是新型植物生物反应器（Decker and Reski，2012；Gong et al.，2011；Rosales-Mendoza et al.，2012）。该类表达系统具有培养条件容易控制，重组蛋白可分泌到培养基中，转化步骤简单、方便和生长周期短等天然优势。Koprivova 等（2004）将外源基因转入小立碗藓（*Physcomitrella patens*），获得的重组蛋白中不含有免疫原性 β(1,2)木糖和岩藻糖。这消除了人们对非人糖基化的担忧。该技术已经被 Greenovation 公司作为生产平台，并申请 Bryotechnology 作为商标。该苔藓生物反应器是基于苔藓原丝体的发酵作用，而且苔藓的糖基化能够被人源化。该生产过程所需要的时间与传统的生产系统相当。在 4～12 周可以完成瞬时表达；稳定的生产过程需要 4～6 个月。藻类植物，如衣藻属（*Chlamydomonas*）、无根萍属（*Wolffia*）、紫萍属（*Spirodela*）、小球藻属（*Chorella*）等，如果被用于重组蛋白生产，由于其具有生长率高、生长周期短、能够在限定可控制的区域和条件下生长等特点，将是开放土地生长植物的替代品。

其他的策略还有：①将重组蛋白靶向表达在蛋白体、油体或者质体小球上。蛋白体、不溶性的油体和质体小球在重量上较轻，能够通过简单的离心而分离（Jiang et al.，2007；Leelavathi and Reddy，2003）。②对目的蛋白添加亲和标签。例如，Terpe 等（2003）用 N 端六聚组氨酸亲和标签标记的蓖麻毒素 B 链（*N*-terminal hexahistidine-tagged ricin B，His-RTB）转入烟草中表达。而 Reed 等（2005）利用乳糖亲和柱从烟草叶片中纯化重组蛋白 His-RTB。组氨酸蛋白作为 amarantin 蛋白的标签在烟草中表达，其蛋白质可通过固定化金属阳离子亲和层析的方法将重组蛋白纯化（Valdez-Ortiz et al.，2005）。3 个亲和标签肽——8 个氨基酸的 StrepⅡ、HIS6 和串联亲和纯化（TAP）标签（181 氨基酸）——被用于重组膜锚定蛋白激酶（激酶锚定蛋白）的纯化。StrepⅡ 和串联亲和纯化标签得到的重组蛋白的纯度高于 HIS6。StrepⅡ 比串联亲和纯化更容易使用，并且速度快。弹性蛋白样多肽作为标签不仅可以简化从转基因植物中纯化重组蛋白的过程，同时能提高目的蛋白的表达水平（Conley et al.，2009）。色胺、苯胺及酪胺作为亲和标签也已经被研究证实（Platis and Labrou，2008），能够催化自身酶切的内含肽剪切片段也被用于纯化哺乳动物抗微生物肽（SMAP29）。哺乳动物抗微生物肽与内含肽（intein）标签融合在烟草中表达，成功用几丁质柱（chitin column）得到纯化。用 β-伴球蛋白转移肽作为标签，能够在质外体中靶向表达重组蛋白。以番茄斑萎病毒核蛋白（tomato spotted wilt virus）作为亲和标签，从植物细胞中纯化重组蛋白。该核蛋白在植物细胞中具有较高的稳定性，而且容易通过超级离心的方法纯化（Lacorte et al.，2007）。

7 宿主植物的选择

宿主植物的选择是利用植物生物反应器生产重组蛋白的重要环节之一。早期，模式植物烟草由于其容易转化且易于操作的特点，成为多数重组蛋白生产的表达系统。现在，大量植物种类（如香蕉、水稻、玉米、小麦、胡萝卜、大豆、豌豆、马铃薯、莴苣和紫花苜蓿等）被用来生产重组蛋白，但是所有产品都还没有统一的生产标准。宿主种属的选择不仅与重组蛋白的类型、表达、积累和质量有密切联系，而且与重组蛋白的使用形式和宿主植物生长发育所依赖的生物、地域等因素相关。

选择宿主植物的原则：①一般来讲，农作物优于野生植物，因为农作物更能适应宽泛的环境条件；②在转基因环境安全方面，自花授粉植物优于异花授粉植物，自花授粉植物会降低花粉传播基因的机会；③表达疫苗抗原时，应该利用果实可以生食或者仅仅需要较少处理即可食用的植物，可优先选择西红柿、胡萝卜、香蕉等；④因为下游蛋白纯化的费用是全部生产费用中比例最大的部分，所以选择宿主植物时要考虑能够简化重组蛋白纯化步骤的各种因素。

选择宿主植物时还应考虑转基因植物的生产成本、生产周期、操作步骤是否简单，能否避免基因传播等因素。若采用细胞悬浮培养，苔藓类和绿藻类植物则是首要选择。

此外，莴苣（lettuce）、紫花苜蓿（alfalfa）和三叶草（clover）等也可以用作生物反应器。它们的优势是四季都可以生长，主要的劣势是成熟之后必须立即收获处理，以避免蛋白质降解。而在谷类种子中（如水稻、小麦、大麦和玉米）表达蛋白的优势是能够避免由于长时间贮藏所产生的降解，而且几乎不造成活性流失（Faye and Gomord，2010）。Ventria Bioscience 公司和 ORF genetics 公司正在以谷类作物种子进行植物生物反应器的研究与开发。后者生产了以 ISOkine 和 DERMOkine 为商标的人生长激素。植物表达系统正在替代以细菌和动物细胞为基础的表达系统（Ricea et al.，2005）。

8　植物中生产的生物分子

8.1　疫苗抗原

　　疫苗抗原用于帮助机体获得对疾病的免疫能力，彻底消除感染性疾病。研究初期，在植物中表达疫苗抗原蛋白只是局限于用可食用植物生产可食用疫苗。伴随着技术的进步和医疗卫生部门对食用剂量的明确，植物生产的可食用疫苗越来越受到人们的欢迎。口服蛋白与注射蛋白的剂量不同。一般情况下，口服剂量是注射剂量的 10 倍（Peters and Stoger，2011）。为了精确口服抗原的剂量，通常利用工业粉碎处理技术，将种子冰冻干燥后的果实和叶片进行加工，制成粉剂，然后确定粉剂的疫苗成分含量，并有效地控制疫苗质量。这些粉剂可以作为佐剂，也可以用作维生素或其他疫苗的配料和添加剂，使它们联合使用发挥更大作用。另外，在一些反对开发遗传修饰农作物的国家，这样处理还能够提高粉状疫苗的接受能力。最近几年，大批量的抗原经植物生物反应器生产，并在动物模型上被证明具有激活免疫应答的能力。2006 年 1 月陶氏益农公司成为第一个被美国农业部（U S Department of Agriculture，USDA）兽医生物制品中心（Center for Veterinary Biologics，CVB）授权在植物中生产疫苗的公司。同时，该公司在植物中生产的抗鸡新城疫（Newcastle disease）疫苗已经被美国官方审查并通过。

　　一系列导致诸如细胞和病毒性痢疾、炭疽、狂犬病、非典型性肺炎、麻疹、艾滋病（acquired immune deficiency syndrome，AIDS）、白喉、破伤风、肺结核、阿尔茨海默病、疟疾、手足口病的抗原决定簇，已经在植物中生产（Lacorte et al.，2007；Faye and Gomord，2010；Ricea et al.，2005；Peters and Stoger，2011；Virdia et al.，2013；Giorgi et al.，2010；D'Aoust et al.，2010；Lentz et al.，2010；Ohadi et al.，2013）。这些抗原的特性已经通过 Western 和 ELISA 方法得到鉴定。将亚单位疫苗通过口服和消化道外给药途径用于动物和人时，发现具有不同水平的免疫应答反应（Nochi et al.，2007；Spitsin et al.，2009）。为了更好地发挥抗原的保护能力，多成分混合疫苗产品引起人们的重视。大肠杆菌不耐热肠毒素 B 亚单位与其他抗原联合使用能够激发可接受的外周和黏膜应答反应；而这些抗原单独使用则不能表现出应答反应。因此，一些抗原（如霍乱毒素 B 亚单位和大肠杆菌不耐热肠毒素 B 亚单位）作为混合抗原之一被靶定在黏膜上，起辅助添加作用。

　　此外，一些抗原，包括胰岛素、轮状病毒和肠毒素、炭疽杆菌致死因子、艾滋病毒抗原、猪流行性痢疾病毒抗原和手足口病毒抗原等已经与大肠杆菌不耐热肠毒素 B 亚单位或者霍乱毒素 B 亚单位在植物中融合表达，并显示了活性单体的组装功能。这些嵌合蛋白与生物活性单体组装并在植物中表达，证明了大肠杆菌不耐热肠毒素 B 亚单位或霍乱毒素 B 亚单位融合不同抗原决定簇在植物中合成表达的可行性（He et al.，2007；Oszvald et al.，2007）。

8.2　治疗产品

　　一些治疗蛋白能够在转基因植物中生产，包括诊断蛋白（抗体和酶）、替代蛋白（凝血因子Ⅷ和胰岛素)、免疫激动剂/抑制剂(白介素、干扰素和集落细胞刺激因子)、生物多聚体、黏附蛋白和生长因子(Cunha et al.,2011;Redkiewicz et al.,2012;De Muynck et al.,2010)。重组抗体工程不仅对医学科学,而且对基础和应用农业科学也提供了新的机遇。1989 年,免疫球蛋白片段在烟草中成功地表达和生产。之后,植物生物反应器生产蛋白的技术迅速发展(Hiatt et al.,1989)。大批治疗抗体和抗体片段在植物中生产,经纯化后用于医学治疗和诊断,被称为"植物抗体"。虽然单链抗体可变片段的结合亲和能力与全序列抗体是相似的,然而单链抗体可变片段则更容易在植物中生产。这是由于全序列抗体表达需要经过高度复杂的组装和折叠才能完成。此外,植物也可以生产许多不同形式的重组抗体,包括全长序列重组抗体、嵌合抗体、分泌型抗体、单链可变片段融合体(scFv-fusion)、双特异性单链抗体、抗体片段和重链可变控制区等。重组抗体的亚细胞定位对于其达到高水平的表达具有重要作用。一般情况下,在细胞基质中表达全长序列抗体是不稳定的,因为其高水平的表达需要通过靶向抗体序列到一个分泌路径才能实现(Kirsten et al.,2013)。当全长序列抗体最终的功能是对工程抗原产生抗性或对其代谢路径进行调节时,抗体在细胞质中的表达才会有效。蛋白糖基化的问题因表达系统的不同而有差异,并直接影响其效能(Sethuraman and Stadheim,2006)。植物源和鼠源 Guy's13 抗体相比,植物源 Guy's13 具有结构不同的 N-聚糖。在功能评价上,它具有独特的血清半衰期及结合活性。但是在免疫原性和安全性上,在临床使用时非人源的糖蛋白可能会诱发不良反应,所以目前研究者正努力寻求植物生产的人源性 N-聚糖,并取得了显著的成绩。

8.3 工业产品

植物分子药田正在形成一个新型产业,其生产的工业产品正在逐步商业化。在细菌、酵母等微生物生产系统中,大多数蛋白质不能完成翻译和修饰。与之相比,植物表达系统表达哺乳动物蛋白则能完成蛋白质的翻译和修饰。因此,植物正在作为一个新型的生产系统生产人源性蛋白产品。自 1986 年人生长激素首次成功通过植物生物反应器表达后,哺乳动物蛋白和其他一些具有重要工业价值的产品相继在不同种属的植物中表达和生产。现在,已经生产出的哺乳动物源药用蛋白有:血液制品、酶、结构蛋白、细胞因子及一些信号分子。对于蛋白质的大量需求,传统生产系统需要巨大的投资。因此,转基因植物表达系统具有很大的竞争优势。

人糖脂酶(human glucocorebrosidase, hGC)是目前最昂贵的药物之一。在临床上,需要大剂量用于酶替代治疗。目前,人们把转基因烟草和胡萝卜作为植物生物反应器生产人糖脂酶。其中在烟草鲜叶中的产率大于 1mg/g,并已验证人糖脂酶具有较强的酶活性(Kaiser,2008)。治疗儿童侏儒症和慢性肾衰竭的人生长激素(human somatotropin,hST)已经在烟草叶绿体中成功表达,其活性蛋白占总可溶性蛋白的 7%(Staub et al.,2000)。由生物活性蛋白组成的婴儿营养粉是母乳的代用品,其中的人乳铁蛋白是其主要成分。重组人乳铁蛋白的功能是与铁结合具有抗菌抗蛋白酶消化的作用。合成的重组人乳铁蛋白基因与水稻谷蛋白 1(glutepin 1)启动子和信号序列融合转入水稻中,成功表达并生产了重组人乳铁蛋白,其产率达脱皮水稻重量的 0.5%,而且其活性分析和功能评价与天然的人乳铁蛋白一致(Nandi et al.,2002)。与之相似,在水稻谷蛋白和球蛋白启动子驱动下，人溶菌酶成功地在水稻胚乳Ⅱ型蛋白体中积累（Yang et al.，2003）。抗生物素蛋白作为在动物卵白中发现的糖蛋白，最初作为诊断试剂使用，而后植物优化的抗生物素蛋白编码序列在玉米中成功表达，并被鉴定与鸡蛋来源的抗生物素蛋白功能一致，它们的等电点（PI）、电离平衡常数（K_i）和抗原特性是相等的。胰蛋白酶（trypsin）是一种蛋白水解酶，广泛应用于不同的工业领域，特别是生物制药领域。尽管胰蛋白酶已经在不同的生产系统生产，但以往生产系统的产量均无法满足市场的需求。以无活性酶原形式在玉米中表达胰蛋白酶是目前唯一可规模化生产的方式（Horn et al.，2004）。蜘蛛分泌的拖丝（dragline silk）与人工合成的超级纤维凯芙拉（Kevlar）具有相当的张力，且前者还具有较高的弹性性能。重组拖丝蛋白在烟草和马铃薯中表达时，表达量可占植物叶片和块茎内质网总可溶性蛋白量的2%（Sethuraman and Stadheim，2006）。其他一些工业化产品也可在转基因植物中生产，如乙酰胆碱酯酶、水蛭素蛋白 C、人β-酪蛋白、胶原蛋白、β-葡萄糖醛酸酶、γ-氨基丁酸、植物油和多羟基脂肪酸等。

9　机遇与挑战

转基因植物生物反应器具有安全、可靠、经济实用，以及独特的翻译后修饰能力和易于扩大生产规模的优势。这表明它已经明显优于目前的其他生产技术。

一些新型的制药企业已经把分子药田技术作为他们研发、生产和商业运营的技术平台。这些新兴的产业和已经商业化的产品充分显示了其快速增长的空间（Faye and Gomord，2010）。MALTAgen 公司利用转基因大麦生产蛋白质产品，每生产 1kg 大麦种子可获得 3g 人血清白蛋白（HSA），或 2g 乳铁蛋白，或 1.5g 溶菌酶。Farmacule Bioindustries 公司在烟草中生产具有极高价值的蛋白质——人玻璃连接蛋白（vitronectin）。目前，该蛋白质在动物血清中生产的成本是每克 5 百万美元。Sembiosys 公司利用转基因红花生产阿朴脂蛋白和胰岛素，1kg 种子可生产 7g 阿朴脂蛋白；生产 1kg 胰岛素仅需 4.048×10^3 m² 土地。与使用传统生产方法相比，成本降低了 40%。一些临床用量较大的蛋白质，如帕利珠单抗和因福利美抗体，用量是按体重计算的，为 10～15mg/kg。Guy's13 一个疗程需要药用蛋白 22.5mg；根据预测，平均 0.5km² 转基因马铃薯每年可生产 10kg 以上该类产品。目前，以转基因植物为基础的研发公司主要有：Biolex Theraputics、Cobento Biotech、Dow AgroSciences、Greenovation、Protalix Biotherapeutics、Medicago、Sembiosys、Meristem Theraputics&SBH Science、Ventria Bioscience。其中 β-葡萄糖醛酸酶、抑肽酶、抗生物素蛋白、溶菌酶、乳铁蛋白、胰蛋白酶等均由 Sigma-Aldrich 公司经销。

尽管转基因植物作为生物反应器已经取得显著进步和可喜成绩，但仍旧存在着一些问题，面临着一些困难。问题主要是：蛋白表达量低、提取纯化成本高、免疫学相关的伦理问题、是否会被公众接受、抗原蛋白临床标准化，还有由于不同遗传背景的植物或者相同植物生长在不同的环境中会影响产率和产品稳定性，以及花粉漂移（Rice et al.，2013）和重组蛋白分子进入食物链等生物安全问题（Jamal et al.，2009）。尽管如此，我们坚信随着生物医药技术和植物基因工程的有机结合和深入发展，利用转基因植物生物反应器一定会成为重组蛋白生产的主要方式之一，对人类的健康和世界经济的发展产生深远影响。

参 考 文 献

Abranches R, Marcel S, Arcalis E, Altmann F, Fevereiro P, Stoger E (2005) Plants as bioreactors: a comparative study suggests that *Medicago truncatula* is a promising production system. Journal of Biotechnology 120(1):121-134

An N, Ou JQ, Jiang DM, Zhang LP, Liu JR, Fu K, Dai Y, Yang DC (2013) Expression of a functional recombinant human basic fibroblast growth factor from transgenic rice seeds. International Journal of Molecular Sciences 14(2):3556-3567

Arcalis E, Marcel S, Altmann F, Kolarich D, Drakakaki G, Fischer R, Christou P, Stoger E (2004) Unexpected deposition patterns of recombinant proteins in post-endoplasmic reticulumcompartments of wheat endosperm. Plant Physiology 136(3):3457-3456

Ashraf S, Singh PK, Yadav DK, Shahnawaz M, Mishra S, Sawant SV, Tuli R (2005) High level expression of surface glycoprotein of rabies virus in tobacco leaves and its immunoprotective activity in mice. Journal of Biotechnology 119(1):1-14

Bakker H, Bardor M, Molthoff JW, Gomord V, Elbers I, Stevens LH, Jordi W, Lommen A, Faye L, Lerouge P, Bosch D (2001) Galactose-extended glycans of antibodies produced by transgenic plants. Proceedings of the National Academy of Sciences of the United States of America 98(5):2899-2904

Bakker H, Rouwendal GJ, Karnoup AS, Florack DE, Stoopen GM, Helsper JP, Van Ree R, Van Die I, Bosch D (2006) An antibody produced in tobacco expressing a hybrid beta-1, 4-galactosyltransferase is essentially devoid of plant carbohydrate epitopes. Proceedings of the National Academy of Sciences of the United States of America 103(20):7577-7582

Barta A, Sommergruber K, Thompson D, Hartmuth K, Matzke MA, and Matzke AJM (1986) The expression of a nopaline synthase-human growth hormone chimaeric gene in transformed tobacco and sunflower callus tissue. Plant Molecular Biology 6(5):347-357

Basaran P, Rodríguez-Cerezo E (2008) Plant molecular farming: opportunities and challenges. Critical Reviews in Biotechnology 28(3):153-172

Bevan MW, Flavell RB, Chilton MD (1983) A chimeric antibiotic resistance gene as a selectable marker for plant cell transformation. Nature 304:184-187

Boothe J, Nykiforuk C, Shen Y, Zaplachinski S, Szarka S, Kuhlman P, Murray E, Morck D, Moloney MM (2010) Seed-based expression systems for plant molecular farming. Plant Biotechnology Journa 8(5):588-606

Borisjuk N, Borisjuk L, Komarnytsky S, Timeva S, Hemleben V, Gleba Y, Raskin I (2000) Tobacco ribosomal DNA spacer element stimulates amplification and expression of heterologous genes. Nature Biotechnology 18(12):1303-1306

Cardi T, Lenzi P, Maliga P (2010) Chloroplasts as expression platforms for plant-produced vaccines. Expert Review of Vaccines 9(8):893-911

Castilho A, Strasser R, Stadlmann J, Grass J, Jez J, Gattinger P, Kunert R, Quendler H, Pabst M, Leonard R, Altmann F, Steinkellner H (2010) In planta protein sialylation through overexpression of the respective mammalian pathway. The Journal of Biological Chemistry 285(21):15923-15930

Chebolu S, Daniell H (2007) Stable expression of Gal/GalNAc lectin of Entamoeba histolytica in transgenic chloroplasts and immunogenicity in mice towards vaccine development for amoebiasis. Plant Biotechnology Journal 5(2):230-239

Chen TL, Lin YL, Lee YL, Yang NS, Chan MT (2004) Expression of bioactive human interferon-gamma in transgenic rice cell suspension cultures. Transgenic Research 13(5):499-510

Chung BY, Simons C, Firth AE, Brown CM, Hellens RP (2006) Effect of 5'UTR introns on gene expression in *Arabidopsis thaliana*. BMC Genomics 7:120

Conley AJ, Joensuu JJ, Jevnikar AM, Menassa R, Brandle JE (2009) Optimization of elastin-like polypeptide fusions for expression and purification of recombinant proteins in plants. Biotechnology and Bioengineering 103(3):562-573

Corrado G, Karali M (2009) Inducible gene expression systems and plant biotechnology. Biotechnology Advances 27(6):733-743

Cox KM, Sterling JD, Regan JT, Gasdaska JR, Frantz KK, Peele CG, Black A, Passmore D, Moldovan-Loomis C, Srinivasan M, Cuison S, Cardarelli PM, Dickey LF (2006) Glycan optimization of a human monoclonal antibody in the aquatic plant *Lemna minor*. Nature Biotechnology 24(12):1591-1597

Cunha NB, Murad AM, Cipriano TM, Araújo AC, Aragão FJ, Leite A, Vianna GR, McPhee TR, Souza GH, Waters MJ, Rech EL (2011) Expression of functional recombinant human growth hormone in transgenic soybean seeds. Transgenic Research 20(4):811-826

D'Aoust MA, Couture MM, Charland N, Trépanier S, Landry N, Ors F, Vézina LP (2010) The production of hemagglutinin-based virus-like particles in plants: a rapid, efficient and safe response to pandemic influenza. Plant Biotechnology Journal 8(5):607-619

De Jaeger G, Scheffer S, Jacobs A, Zambre M, Zobell O, Goossens A, Depicker A, Angenon G (2002) Boosting heterologous protein production in transgenic dicotyledonous seeds using *Phaseolus vulgaris* regulatory sequences. Nature Biotechnology 20(12):1265-1268

De Muynck B, Navarre C, Boutry M (2010) Production of antibodies in plants: status after twenty years. Plant

Biotechnology Journal 8(5):529-563

Dennis DE, Poirier Y, Somerville CR (2005) Transgenic plants producing polyhydroxyalkanoates: Europe, EP0595896 B1

De Paepe A, De Buck S, Hoorelbeke K, Nolf J, Peck I, Depicker A (2009) High frequency of single-copy T-DNA transformants produced by floral dip in CRE-expressing *Arabidopsis* plants. The Plant Journal: for Cell and Molecular Biology 59(4):517-527

Decker EL, Reski R (2012) Glycoprotein production in moss bioreactors. Plant Cell Reports 31(3):453-460

Drake PM, Barbi T, Sexton A, McGowan E, Stadlmann J, Navarre C, Paul MJ, Ma JK (2009) Development of rhizosecretion as a production system for recombinant proteins from hydroponic cultivated tobacco. FASEB Journal: Official Publication of the Federation of American Societies for Experimental Biology 23(10):3581-3589

Faye L, Gomord V (2010) Success stories in molecular farming-a brief overview. Plant Biotechnology Journal 8(5):525-528

Fischer U, Kuhlmann M, Pecinka A, Schmidt R, Mette MF (2008) Local DNA features affect RNA-directed transcriptional gene silencing and DNA methylation. The Plant Journal: for Cell and Molecular Biology 53(1):1-10

Fiume E, Christou P, Giani S, Breviario D (2004) Introns are key regulatory elements of rice tubulin expression. Planta 218(5):693-703

Frey AD, Karg SR, Kallio PT (2009) Expression of rat beta(1,4)-*N*-acetylglucosaminyltransferase III in *Nicotiana tabacum* remodels the plant-specific *N*-glycosylation. Plant Biotechnology Journal 7(1):33-48

Fuchs J, Neuberger T, Rolletschek H (2013) A noninvasive platform for imaging and quantifying oil storage in submillimeter tobacco seed. Plant Physiology 161(2):583-593

Fujiyama K, Misaki R, Sakai Y, Omasa T, Seki T (2009) Change in glycosylation pattern with extension of endoplasmic reticulum retention signal sequence of mouse antibody produced by suspension-cultured tobacco BY2 cells. Journal of Bioscience and Bioengineering 107(2):165-172

Giorgi C, Franconi R, Rybicki EP (2010) Human papillomavirus vaccines in plants. Expert Review of Vaccines 9(8):913-924

Golovkin M, Spitsin S, Andrianov V, Smirnov Y, Xiao Y, Pogrebnyak N, Markley K, Brodzik R, Gleba Y, Isaacs SN, Koprowski H (2007) Smallpox subunit vaccine produced in Planta confers protection in mice. Proceedings of the National Academy of Sciences of the United States of America 104(16):6864-6869

Gomord V, Fitchette AC, Menu-Bouaouiche L, Saint-Jore-Dupas C, Plasson C, Michaud D, Faye L (2010) Plant-specific glycosylation patterns in the context of therapeutic protein production. Plant Biotechnology Journal 8(5):564-587

Gong Y, Hu H, Gao Y, Xu X, Gao H (2011) Microalgae as platforms for production of recombinant proteins and valuable compounds: progress and prospects. Journal of Industrial Microbiology & Biotechnology 38(12):1879-1890

Goto F, Yoshihara T, Shigemoto N, Toki S, Takaiwa F (1999) Iron fortification of rice seed by the soybean ferritin gene. Nature Biotechnology 17(3):282-286

Goulet C, Benchabane M, Anguenot R, Brunelle F, Khalf M, Michaud D (2010) A companion protease inhibitor for the protection of cytosol-targeted recombinant proteins in plants. Plant Biotechnology Journal 8(2):142-154

Gurr SJ, Rushton PJ (2005) Engineering plants with increased disease resistance: how are we going to express it? Trends in Biotechnology 23(6):283-290

Haffani YZ, Overney S, Yelle S, Bellemare G, Belzile FJ (2000) Premature polyadenylation contributes to the poor expression of the *Bacillus thuringiensis* cry3Ca1 gene in transgenic potato plants. Molecular & General Genetics 264(1-2):82-88

He DM, Qian KX, Shen GF, Li YN, Zhang ZF, Su ZL, Shao HB (2007) Stable expression of foot-and-mouth disease virus protein VP1 fused with cholera toxin B subunit in the potato(*Solanum tuberosum*). Colloids and Surfaces B: Biointerfaces 55(2):159-163

He Y, Ning T, Xie T, Qiu Q, Zhang L, Sun Y, Jiang D, Fu K, Yin F, Zhang W, Shen L, Wang H, Li J, Lin Q, Sun Y, Li H, Zhu Y, Yang D (2011) Large-scale production of functional human serum albumin from transgenic rice seeds. Proceedings of the National Academy of Sciences of the United States of America 108(47):19078-19083

Hernandez-Garcia CM, Martinelli AP, Bouchard RA, Finer JJ (2009) A soybean (*Glycine max*) polyubiquitin promoter gives strong constitutive expression in transgenic soybean. Plant Cell Report 28(5):837-849

Hiatt A, Cafferkey R, Bowdish K (1989) Production of antibodies in transgenic plants. Nature 342(6245):76-78

Horn ME (2012) Plant molecular pharming 2012 and beyond. Plant Cell Reports 31(3):437-438

Horn ME, Woodard SL, Howard JA (2004) Plant molecular farming: systems and products. Plant Cell Reports 22(10):711-720

Huang LF, Liu YK, Lu CA, Hsieh SL, Yu SM (2005) Production of human serum albumin by sugar starvation induced promoter and rice cell culture. Transgenic Research 14(5):569-581

Huang TK, Plesha MA, McDonald KA (2010) Semicontinuous bioreactor production of a recombinant human therapeutic protein using a chemically inducible viral amplicon expression system in transgenic plant cell suspension cultures. Biotechnology and Bioengineering 106(3):408-421

Hull AK, Yusibov V, Mett V (2005) Inducible expression in plants by virus-mediated transgene activation. Transgenic Research 14(4): 407-416

Jamal A, Ko K, Kim HS, Choo YK, Joung H, Ko K (2009) Role of genetic factors and environmental conditions in recombinant protein production for molecular farming. Biotechnology Advance 27(6):914-923

Jiang XL, He ZM, Peng ZQ, Qi Y, Chen Q, Yu SY (2007) Cholera toxin B protein in transgenic tomato fruit induces systemic immune response in mice. Transgenic Research 16(2):169-175

Kaiser J (2008) Is the drought over for pharming? Science 320(5875):473-475

Kang T, Loc N, Jang M, Yang M (2004) Modification of the cholera toxin B subunit coding sequence to enhance expression in plants. Molecular Breeding 13(2):143-153

Kang TJ, Kim BG, Yang JY, Yang MS (2006) Expression of a synthetic cholera toxin B subunit in tobacco using ubiquitin promoter and bar gene as a selectable marker. Molecular Biotechnology 32(2):93-100

Kim TG, Baek MY, Lee EK, Kwon TH, Yang MS (2008) Expression of human growth hormone in transgenic rice cell suspension culture. Plant Cell Reports 27(5):885-891

Kirsten DW, Sylvie DB, Kevin V, Ann D(2013)Recombinant antibody production in arabidopsis seeds triggers an unfolded protein response1. Plant Physiology 161(2):1021-1033

Kok-Jacon GA, Vincken JP, Suurs LC, Wang D, Liu S, Visser RG (2007) Expression of alternansucrase in potato plants. Biotechnology Letters 29(7):1135-1142

Koprivova A, Stemmer C, Altmann F, Hoffmann A, Kopriva S, Gorr G, Reski R, Decker EL (2004) Targeted knockouts of *Physcomitrella* lacking plant-specific immunogenic *N*-glycans. Plant Biotechnology Journal 2(6):517-523

Lacorte C, Ribeiro SG, Lohuis D, Goldbach R, Prins M (2007) The nucleoprotein of tomato spotted wilt virus as protein tag for easy purification and enhanced production of recombinant proteins in plants. Protein Expression and Purification 55(1):17-22

Lau OS, Sun SS (2009) Plant seeds as bioreactors for recombinant protein production. Biotechnology Advances 27(6):1015-1022

Leelavathi S, Reddy VS (2003) Chloroplast expression of His-tagged GUS-fusions: a general strategy to overproduce and purify foreign proteins using transplastomic plants as bioreactors. Molecular Breeding 11(1):49-58

Lee TTT, Chung MC, Kao YW, Wang CS, Chen LJ, Tzen JTC (2005) Specific expression of a sesame storage protein in transgenic rice bran. Journal of Cereal Science 41:23-29

Lentz EM, Segretin ME, Morgenfeld MM, Wirth SA, Dus Santos MJ, Mozgovoj MV, Wigdorovitz A, Bravo-Almonacid FF (2010) High expression level of a foot and mouth disease virus epitope in tobacco transplastomic plants. Planta 231(2):387-395

Li HY, Ramalingam S, Chye ML (2006) Accumulation of recombinant SARS-CoV spike protein in plant cytosol and chloroplasts indicate potential for development of plant-derived oral vaccines. Experimental Biology and Medicine (Maywood, N. J.) 231(8):1346-1352

Loos A, Van Droogenbroeck B, Hillmer S, Grass J, Kunert R, Cao J, Robinson DG, Depicker A, Steinkellner H (2011) Production of monoclonal antibodies with a controlled *N*-glycosylation pattern in seeds of *Arabidopsis thaliana*. Plant Biotechnology Journal 9(2):179-192

Lössl AG, Clarke JL (2013) Molecular pharming: manufacturing medicines in plants. Immunotherapy 5(1):9-12

Lössl AG, Waheed MT (2011) Chloroplast-derived vaccines against human diseases: achievements, challenges and scopes. Plant Biotechnology Journal 9(5):527-539

Lv X, Song X, Rao G, Pan X, Guan L, Jiang X, Lu H (2009) Construction vascular-specific expression bi-directional promoters in plants. Journal of Biotechnology 141(3-4):104-108

Maggio C, Barbante A, Ferro F, Frigerio L, Pedrazzini E (2007) Intracellular sorting of the tail-anchored protein cytochrome b5 in plants a comparative study using different isoforms from rabbit and *Arabidopsis*. Journal of Experimental Botany 58(6):1365-1379

Misaki R, Fujiyama K, Seki T (2006) Expression of human CMP-*N*-acetylneuraminic acid synthetase and CMP-sialic acid transporter in tobacco suspension-cultured cell. Biochemical and Biophysical Research Communications 339(4):1184-1189

Mishra S, Yadav DK, Tuli R (2006) Ubiquitin fusion enhances cholera toxin B subunit expression in transgenic plants and the plant-expressed protein binds GM1 receptors more efficiently. Journal of Biotechnology 127(1):95-108

Moloney MM, Reid A, Nykiforuk CL, Boothe JG (2010) Methods for the production of apolipoproteins in transgenic plants: USA, US7786352 B2[P]

Nandi S, Suzuki Y, Huang J, Yalda D, Pham P, Wu L, Bartley G, Huang N, Lönnerdal B (2002) Expression of human lactoferrin in transgenic rice grains for the application in infant formula. Plant Science 163(4):713-722

Nochi T, Takagi H, Yuki Y, Yang L, Masumura T, Mejima M, Nakanishi U, Matsumura A, Uozumi A, Hiroi T, Morita S, Tanaka K, Takaiwa F, Kiyono H (2007) Rice-based mucosal vaccine as a global strategy for cold-chain- and needle-free vaccination. Proceedings of the National Academy of Sciences of the United States of America 104(26):10986-10991

Noizet M, Harrabi F, Vijayalakshmi M, Galbraith D, Thomas D, Thomasset B (2008) Targeted protein accumulation promoted by autoassembly and its recovery from plant cells. Biotechnology Journal 3(3):392-402

Nykiforuk CL, Boothe JG, Murray EW, Keon RG, Goren HJ, Markley NA, Moloney MM (2006) Transgenic expression and recovery of biologically active recombinant human insulin from *Arabidopsis thaliana* seeds. Plant Biotechnology Journal 4(1):77-85

Nykiforuk CL, Shen Y, Murray EW, Boothe JG, Busseuil D, Rhéaume E, Tardif JC, Reid A, Moloney MM (2011) Expression and recovery of biologically active recombinant Apolipoprotein AI(Milano)from transgenic safflower (*Carthamus tinctorius*) seeds. Plant Biotechnology Journal 9(2):250-263

Nykiforuk CL, Shewmaker C, Harry I, Yurchenko OP, Zhang M, Reed C, Oinam GS, Zaplachinski S, Fidantsef A, Boothe JG, Moloney MM (2012) High level accumulation of gamma linolenic acid (C18:3Δ6.9, 12 cis) in transgenic safflower (*Carthamus tinctorius*) seeds. Transgenic Research 21(2):367-381

Obembe OO, Popoola JO, Leelavathi S, Reddy SV (2011) Advances in plant molecular farming. Biotechnology Advances 29(2):210-222

Ohadi M, Rasouli R, Darzi-Eslam E (2013) Expression of *Shigella flexneri* ipaB gene in tobacco. Avicenna Journal of Medical Biotechnology 5(2):118-124

Oszvald M, Kang TJ, Tomoskozi S, Tamas C, Tamas L, Kim TG, Yang MS (2007) Expression of a synthetic neutralizing epitope of porcine epidemic diarrhea virus fused with synthetic B subunit of *Escherichia coli* heat labile enterotoxin in rice endosperm. Molecular Biotechnology 35(3):215-223

Paccalet T, Bardor M, Rihouey C, Delmas F, Chevalier C, D'Aoust MA, Faye L, Vézina L, Gomord V, Lerouge P (2007) Engineering of a sialic acid synthesis pathway in transgenic plants by expression of bacterial Neu5Ac-synthesizing enzymes. Plant Biotechnology Journal 5(1):16-25

Palacpac NQ, Yoshida S, Sakai H, Kimura Y, Fujiyama K, Yoshida T, Seki T (1999) Stable expression of human beta1, 4-galactosyltransferase in plant cells modifies *N*-linked glycosylation patterns. Proceedings of the National Academy of Sciences of the United States of America 96(8):4692-4697

Paul M, Ma JK (2011) Plant-made pharmaceuticals: leading products and production platforms. Biotechnology and Applied Biochemistory 58(1):58-67

Peters J, Stoger E (2011) Transgenic crops for the production of recombinant vaccines and anti-microbial antibodies. Human Vaccines 7(3):367-374

Platis D, Labrou NE (2008) Affinity chromatography for the purification of therapeutic proteins from transgenic maize using immobilized histamine. Journal of Separation Science 31(4):636-645

Pogrebnyak N, Golovkin M, Andrianov V, Spitsin S, Smirnov Y, Egolf R, Koprowski H (2005) Severe acute respiratory syndrome (SARS) S protein production in plants: development of recombinant vaccine. Proceedings of the National Academy of Sciences of the United States of America 102(25):9062-9067

Puchta H (2005) The repair of double-strand breaks in plants: mechanisms and consequences for genome evolution. Journal of Experimental Botany 56(409):1-14

Reddy VS, Leelavathi S, Selvapandiyan A, Raman R, Giovanni F, Shukla V, Bhatnagar RK (2002) Analysis of chloroplast transformed tobacco plants with cry1Ia5 under ricepsbA transcriptional elements reveal high level expression of Bt toxin without imposing yield penalty and stable inheritance of transplastome. Molecular Breeding 9(4):259-269

Redkiewicz P, Więsyk A, Góra-Sochacka A, Sirko A (2012) Transgenic tobacco plants as production platform for biologically active human interleukin 2 and its fusion with proteinase inhibitors. Plant Biotechnology Journal 10(7):806-814

Reed DG, Nopo-Olazabal LH, Funk V, Woffenden BJ, Reidy MJ, Dolan MC, Cramer CL, Medina-Bolivar F (2005) Expression of functional hexahistidine-tagged ricin B in tobacco. Plant Cell Reports 24(1):15-24

Ricea J, Ainleya WM, Shewena P (2005) Plant-made vaccines: biotechnology and immunology in animal health. Animal health research reviews / Conference of Research Workers in Animal Diseases 6(2):199-209

Rice JH, Mundell RE, Millwood RJ (2013) Assessing the bioconfinement potential of a nicotiana hybrid platform for use in plant molecular farming applications. BMC Biotechnology 13:63-73

Rosales-Mendoza S, Paz-Maldonado LM, Soria-Guerra RE (2012) *Chlamydomonas reinhardtii* as a viable platform for the production of recombinant proteins: current status and perspectives. Plant Cell Reports 31(3):479-494

Rose AB (2002) Requirements for intron-mediated enhancement of gene expression in *Arabidopsis*. RNA 8:1444-1453

Rose AB (2004) The effect of intron location on intron-mediated enhancement of gene expression in *Arabidopsis*. The Plant Journal: for Cell and Molecular Biology 40(5):744-751

Ruhlman T, Ahangari R, Devine A, Samsam M, Daniell H (2007) Expression of cholera toxin B-proinsulin fusion protein in lettuce and tobacco chloroplasts-oral administration protects against development of insulitis in non-obese diabetic mice. Plant Biotechnology Journal 5(4):495-510

Rybicki EP (2009) Plant-produced vaccines: promise and reality. Drug Discovery Today 14(1-2):16-24

Rybicki EP (2010) Plant-made vaccines for humans and animals. Plant Biotechnology Journal 8(5):620-637

Saint-Jore-Dupas C, Faye L, Gomord V(2007)From planta to pharma with glycosylation in the toolbox. Trends in Biotechnology 25(7):317-323

Samadder P, Sivamani E, Lu J, Li X, Qu R (2008) Transcriptional and post-transcriptional enhancement of gene expression by the 5' UTR intron of rice *rubi3* gene in transgenic rice cells. Molecular Genetics and Genomics 279(4):429-439

Sammarco MC, Grabczyk E (2005) A series of bidirectional tetracycline-inducible promoters provides coordinated protein expression. Analytical Biochemistry 346(2):210-216

Sawant SV, Kiran K, Singh PK, Tuli R (2001) Sequence architecture downstream of the initiator codon enhances gene expression and protein stability in plants. Plant Physiology 126(4):1630-1636

Sethuraman N, Stadheim TA (2006) Challenges in therapeutic glycoprotein production. Current Opinion in Biotechnology 17(4).341-346

Sharma MK, Jani D, Thungapathra M, Gautam JK, Meena LS, Singh Y, Ghosh A, Tyagi AK, Sharma AK (2008) Expression of accessory colonization factor subunit A(ACFA)of *Vibrio cholerae* and ACFA fused to cholera toxin B subunit in transgenic tomato (*Solanum lycopersicum*) . Journal of Biotechnology 135(1): 22-27

Shen Y, Xiao A, Huang P, Wang WY, Zhu ZY, Zhang B (2013) TALE nuclease engineering and targeted genome modification. Hereditas 35(4):395-409

Slightom JL, Sun SM, Hall TC (1983) Complete nucleotide sequence of a French bean storage protein gene: phaseolin. Proceedings of the National Academy of Sciences of the United States of America 80(7):1897-1901

Spitsin S, Andrianov V, Pogrebnyak N, Smirnov Y, Borisjuk N, Portocarrero C, Veguilla V, Koprowski H, Golovkin M (2009) Immunological assessment of plant-derived avian flu H5/HA1 variants. Vaccine 27(9):1289-1292

Staub JM, Garcia B, Graves J, Hajdukiewicz PT, Hunter P, Nehra N, Paradkar V, Schlittler M, Carroll JA, Spatola L, Ward D, Ye G, Russell DA (2000) High-yield production of a human therapeutic protein in tobacco chloroplasts. Nature Biotechnology 18(3):333-338

Stoger E (2012) Plant bioreactors- the taste of sweet success. Biotechnology Journal 7(4):475-476

Stöger E, Vaquero C, Torres E, Sack M, Nicholson L, Drossard J, Williams S, Keen D, Perrin Y, Christou P, Fischer R (2000) Cereal crops as viable production and storage systems for pharmaceutical scFv antibodies. Plant Molecular Biology 42(4):583-590

Strasser R (2013) Engineering of human-type *O*-glycosylation in *Nicotiana benthamiana* plants. Bioengineered 4(4):191-196

Strasser R, Altmann F, Mach L, Glössl J, Steinkellner H (2004) Generation of *Arabidopsis thaliana* plants with complex *N*-glycans lacking beta1, 2-linked xylose and core alpha1, 3-linked fucose. FEBS Letters 561(1-3):132-136

Strasser R, Stadlmann J, Schähs M, Stiegler G, Quendler H, Mach L, Glössl J, Weterings K, Pabst M, Steinkellner H (2008) Generation of glyco-engineered *Nicotiana benthamiana* for the production of monoclonal antibodies with a homogeneous human-like *N*-glycan structure. Plant Biotechnology Journal 6(4):392-402

Terada R, Johzuka-Hisatomi Y, Saitoh M, Asao H, Iida S (2007) Gene targeting by homologous recombination as a biotechnological tool for rice functional genomics. Plant physiology 144(2):846-856

Terada R, Urawa H, Inagaki Y, Tsugane K, Iida S (2002) Efficient gene targeting by homologous recombination in rice. Nature Biotechnology 20(10):1030-1034

Terpe K (2003) Overview of tag protein fusions: from molecular and biochemical fundamentals to commercial systems. Applied Microbiology and Biotechnology 60(5):523-533

Valdez-Ortiz A, Rascón-Cruz Q, Medina-Godoy S, Sinagawa-García SR, Valverde-González ME, Paredes-López O (2005) One-step purification and structural characterization of a recombinant His-tag 11S globulin expressed in transgenic tobacco. Journal of Biotechnology 115(4):413-423

Venter M (2007) Synthetic promoters: genetic control through cis engineering. Trends in Plant Science 12(3):118-124

Vézina LP, Faye L, Lerouge P, D'Aoust MA, Marquet-Blouin E, Burel C, Lavoie PO, Bardor M, Gomord V(2009)Transient co-expression for fast and high-yield production of antibodies with human-like *N*-glycans in plants. Plant Biotechnology Journal 7(5):442-455

Vidi PA, Kessler F, Bréhélin C (2007) Plastoglobules: a new address for targeting recombinant proteins in the chloroplast. BMC Biotechnology 7:4

Virdia V, Coddensc A, De Bucka S (2013) Orally fed seeds producing designer IgAs protect weaned piglets against enterotoxigenic *Escherichia coli* infection. Proceedings of the National Academy of Sciences of the United States of America 110(29):11809-11814

Vitale A, Ceriotti A (2004) Focus issue on Er-derived compartments in plants protein quality control mechanisms and protein storage in the endoplasmic reticulum. A conflict of interests? Plant Physiology 136(3):3420-3426

Vitale A, Hinz G (2005) Sorting of proteins to storage vacuoles: how many mechanisms? Trends in Plant Science 10(7):316-323

Vitale A, Pedrazzini E (2005) Recombinant pharmaceuticals from plants: the plant endomembrane system as bioreactor. Molecular Interventions 5(4):216-225

Wang DJ, Brandsma M, Yin Z, Wang A, Jevnikar AM, Ma S (2008) A novel platform for biologically active recombinant human interleukin-13 production. Plant Biotechnology Journal 6(5):504-515

Wakasa Y, Ozawa K, Takaiwa F (2009) Higher-level accumulation of foreign gene products in transgenic rice seeds by the callus-specific selection system. Journal of Bioscience and Bioengineering 107(1):78-83

Wilken LR, Nikolov ZL (2012) Recovery and purification of plant-made recombinant proteins. Biotechnology Advances 30(2):419-433

Wright DA, Townsend JA, Winfrey RJ Jr., Irwin PA, Rajagopal J, Lonosky PM, Hall BD, Jondle MD, Voytas DF (2005) High-frequency homologous recombination in plants mediated by zinc-finger nucleases. The Plant Journal: for Cell and Molecular Biology 44(4): 693-705

Xie M, He Y, Gan S (2001) Bidirectionalization of polar promoters in plants. Nature Biotechnology 19(7):677-679

Xie T, Qiu Q, Zhang W, Ning T, Yang W, Zheng C, Wang C, Zhu Y, Yang D (2008) A biologically active rhIGF-1 fusion accumulated in transgenic rice seeds can reduce blood glucose in diabetic mice via oral delivery. Peptides 29(11):1862-1870

Xu J, Dolan MC, Medrano G, Cramer L, Weathers PJ (2012) Green factory: plants as bioproduction platforms for recombinant proteins. Biotechnol Adv 30(5):1171-1184

Yakoby N, Garvey A, Raskin I (2006) Tobacco ribosomal DNA spacer element elevates Bowman-Birk inhibitor expression in tomatoplants. Plant Cell Reports 25(6):573-581

Yang D, Guo F, Liu B, Huang N, Watkins SC (2003) Expression and localization of human lysozyme in the endosperm of transgenic rice. Planta 216(4): 597-603

Ye X, Al-Babili S, Klöti A, Zhang J, Lucca P, Beyer P, Potrykus I (2000) Engineering the provitamin A (beta-carotene) biosynthetic pathway into (carotenoid-free) rice endosperm. Science 287(5451):303-305

Ytterberg AJ, Peltier JB, Van Wijk KJ (2006) Protein profiling of plastoglobules in chloroplasts and chromoplasts. A surprising site for differential accumulation of metabolic enzymes. Plant Physiology 140(3):984-997

Yu W, Han F, Gao Z, Vega JM, Birchler JA (2007) Construction and behavior of engineered minichromosomes in maize. Proceedings of the National Academy of the Sciences of the United States of America 104(21):8924-8929

Zhang CX, Gai Y, Wang WQ, Zhu YY, Chen XM, Jiang XN (2008) Construction and analysis of a plant transformation binary vector pBDGG harboring a bi-directional promoter fusing dual visible reporter genes. Journal of Genetics and Genomics 35(4):245-249

Zhang L, Shi J, Jiang D, Stupak J, Ou J, Qiu Q, An N, Li J, Yang D (2012) Expression and characterization of recombinant human alpha-antitrypsin in transgenic rice seed. Journal of Biotechnology 164(2):300-308

前　言

　　植物分子药田（molecular farming in plant）是生命科学领域一门新兴的学科，又被称为分子医药农业（molecular pharming）或生物制药（biopharming）。从根本上来讲，植物分子药田就是利用包括藻类在内的植物生产药用蛋白、治疗用肽、疫苗亚单位、工业酶和其他的目标化合物。与传统的生产系统相比，植物生产系统具有生物合成功能及实用、经济和安全等优势。一个成功的范例就是"黄金水稻"的研发。通过植物体内生化路径的基因工程方法，在水稻的可食用部位合成β-胡萝卜素，即维生素 A 原的前体。这种转基因水稻可以在日常饮食缺乏维生素 A 的地区推广，尤其是在发展中国家推广食用。

　　本书旨在综述植物分子药田的学科原理、先进的研究方法、学科发展瓶颈及学科发展前景，以期能为对植物分子药田和植物生物技术感兴趣的学生、教师和研究者提供一本教学、科研的参考材料。本书共计 12 章，由本领域的国际学术权威撰写。第 1 章讨论植物分子药田目前总体研究状况和未来展望。第 2 章讨论利用稳定的转基因植物进行治疗的策略。在第 3 章、第 4 章、第 9 章和第 10 章分别对细胞悬浮培养、叶绿体、瞬时表达和病毒载体进行了全面的论述。除了通常被用于生产蛋白质的植物叶片外，植物种子和藻类等富有潜力的生产蛋白质的方法也分别在第 5 章和第 6 章予以论述。第 7 章和第 8 章专门从产品的角度分别讨论了植物生产的疫苗或药用蛋白和工业蛋白。第 11 章讨论了分子药田的一个基本环节——下游处理。在消除公众的安全顾虑方面，第 12 章给出了最新的相关论述。为使本书简明扼要，诸如分子遗传学、普通植物生物技术等基础科学不加涉猎。感兴趣的读者可以通过阅读相关的教材或参考书目获取这些方面的基本知识。

　　两位编者希望向所有接受他们的邀请并承担艰巨任务从而为本书做出宝贵贡献的作者表达诚挚的谢意。特别要感谢 Springer 公司的 Jacco Flipsen、Ineke Ravesloot 和其他工作人员，正是他们的大力支持和高超的专业技巧才使本书得以出版、面世。两位编者同时也要感谢他们的家人、朋友和同事。从本书的酝酿到出版，他们一直给予了大力的支持和鼓励。

Aiming　Wang

Shengwu　Ma

目　　录

第1章 植物分子药田：概述

Shengwu Ma，Aiming Wang

摘要 由于蛋白类生物药物兼具生物活性、特异性、安全性及它们令人满意的治疗效果，这类药物的重要性变得越来越突出。一直以来，大肠杆菌、酵母和动物细胞都是传统的生产药用蛋白的异源性表达系统。然而，这些传统表达系统往往为高额的生产成本、产品的污染隐患，以及在扩大规模进行工业生产时所面临的复杂情况和重重困难所限。所以，在药用蛋白生产中，植物作为一种有前途的替代表达方式就凸现出来，因为它们具有一些潜在的优势，其中就包括生产成本低，易于扩大生产规模，并且可以降低哺乳动物病毒和毒素引起的产品安全风险。如今，植物已经用于生产抗体、疫苗、生长因子及其他多种重要的药用蛋白。现在，人们更多地将利用植物作为工厂生产药用重组蛋白和工业酶的方法称为分子药田。本章将讨论植物分子药田的技术基础，重点关注宿主系统，以及为使蛋白质产量最大化，确保植物生产的重组产品的有效回收和纯化而研发的方法或策略。

1.1 引 言

自古以来，植物都是药用产品的主要原材料。目前，很多可用药物都是直接或间接地从植物中提取的。例如，二甲双胍，当今 2 型糖尿病的基础治疗用药，就是由山羊豆碱衍生而来的，而山羊豆碱则天然地存在于草本植物山羊豆（*Galega officinalis*）中（Witters，2001）。最近几十年，分子生物学和基因工程技术的进步为植物生产更多的重要医疗产品创造了机会。的确，利用基因工程植物的分子药田已经成为生产生物制药产品极具前景的新途径，如生产单克隆抗体、疫苗、生长因子、细胞因子和酶等。自从首例重组蛋白药物——人胰岛素于 29 年前获得美国食品和药物管理局（U S Food and Drug Administration，FDA）的批准，治疗性蛋白的使用数量和使用频率急剧增长。这主要是因为蛋白质和多肽药物，尤其是抗体，通常对疾病靶点显示出了卓越的效能和选择性，并且毒性发生率低。目前，美国食品和药物管理局批准的所有新药中有 1/4 为生物制药产品。截至 2009 年 1 月，由美国食品和药物管理局及欧洲药物管理局（European Medicines Agency，EMA）批准的生物制药产品的数量已经达到了 115 种（Ferrer-Miralles et al.，2009）。在接下来的几年里，由于新型蛋白疗法和肽疗法的持续、快速发展，这个数字预期会大幅度地增长。

迄今，临床上可用的蛋白质和多肽药物大多仍主要是在哺乳动物细胞、大肠杆菌中生产的，其次是在酵母和昆虫细胞中生产的。尽管使用这些宿主能够有效地生产蛋白质和多肽药物，但是这些传统的细胞培养表达系统往往受到高成本、低效率和低产出等因素的限制。此外，使用哺乳动物细胞作为生产平台也引发了人们对产品安全性的担心。这样，大批量生产经济、安全的治疗蛋白的需求，就激发起人们对于利用植物生物反应器生产重组蛋白越来越浓厚的兴趣。

就药用蛋白的工业化生产而言，相对于传统发酵表达系统，植物表达系统是一种有价值的替代和选择，具有多种优势。首先，植物具有真核生物翻译后修饰的功能。例如，对许多哺乳动物蛋白生物活性必不可少的糖基化和二硫键（Ma et al.，2003；Tremblay et al.，2010）。其次，植物对于人病原体几乎不产生或不存在安全风险，而使用哺乳动物细胞培养作为生物反应器一直存在这种担忧。再次，与传统细胞培养系统相比，植物生长要求的条件简单而且培养成本低。这便使得低成本、几乎可无限地扩大生产规模成为可能。与哺乳动物或昆虫细胞培养相比，植物细胞培养对生长条件的要求要低得多，而且能够利用光合作用为主要的能量来源，从而降低了成本。最后，很重要的一点就是，植物系统具有可塑性和稳定性，能够简化操作过程或纯化过程，能够使相关药用蛋白经最小程度加工后口服给药。本章讨论植物分子药田的技术基础，重点关注宿主系统，以及为使蛋白质产量最大化和确保植物中重组产品有效回收、提纯而研发的方法或策略。

1.2 植物表达系统概述

可用于生产外源蛋白的植物表达系统主要有 4 种。每种系统都各具特色，独具优势。正是这些不同植物表达系统的存在，使得研究人员在生产特定目的蛋白时可以方便、灵活地选择更有效的表达系统。又由于每种蛋白质都具有决定其自身固有结构的独特氨基酸序列，因此研究人员还可以选择使用不同的表达系统使蛋白质产量最大化。

1.2.1 转基因植物

转基因植物，传统意义上是指利用重组 DNA 技术，把外源基因导入宿主植物细胞核基因组而产生的遗传修饰植物。迄今，转基因植物一直是最常用的、生产重要药用蛋白的表达平台。使用整株核转化植物作为生物反应器的主要优势之一，在于它可以灵活、高效地扩大重组蛋白的生产规模，因为仅仅扩大含有目的基因作物的种植面积就可以做到这一点了。另外一个主要的优势是，使用整株的核转化植物作为生物反应器可以长期、持续地生产重组蛋白，而不涉及其他因素干扰的问题。因为外源基因已经稳定地融合到宿主植株核基因组中，并被稳定地遗传到下一代。正因为如此，稳定且可预见的转基因表达能够延续多代（Tremblay et al.，2010）。此外，在转基因植物中外源蛋白的合成能够被靶定到可食植物器官，如叶片、种子或者果实。从而，使它们可以直接口服，省去了对表达蛋白产品烦琐、昂贵的下游处理环节。转基因植物作为蛋白质生产平台的劣势在于，它需要相对较长的周期（6~9 个月）才能在植物中生产出可用水平的目的蛋白。使用整株植株也存在一些生物安全问题，因为所转的基因有可能通过种子混杂或交叉授粉从转基因农作物意外地逃逸，进入到野生种群中，引起一些环境和生态问题（Pilson and Prendeville，2004）。

目前，用来培育转基因植物的技术主要有两种：农杆菌（*Agrobacterium*）介导转化技术和基因枪转化技术。土壤中存在可引起多种植物患有根瘤病的根癌农杆菌（*Agrobacterium tumefacien*）。因其携带根瘤诱导（tumor-inducing，Ti）质粒并且具有感染植物的能力而著称。根瘤诱导质粒上的 T-DNA 能够插入到植物的染色体基因组上。将重组 DNA 添加到 T-DNA 上，然后通过含有重组质粒的根癌农杆菌对植物的侵染完成新基因向植物细胞的转移（Gelvin，2003）。 因为并不是所有的植物都适用于农杆菌转化技术，所以，基因枪转化技术便成了另外一种将外源基因导入植物细胞的方法，即使用基因枪把表面携带"裸 DNA"（"naked DNA"）的金或钨粒子直接发射到活的植物细胞中。此种方法，俗称粒子轰击（基因枪法），已经成功运用于很多农作物，尤其像小麦或玉米这类用农杆菌转化效率低的单子叶植物（Shrawat and Lörz，2006）。

1.2.2 叶绿体转化的植物

对于在植物中生产治疗性蛋白，叶绿体转化是一种稳定有效的表达方法，可以用来替代核转化。与植物细胞核转化相比，外源基因在叶绿体中表达的关键优势在于，蛋白质产品的高水平累积和外源基因漂移被高度限定，且质粒是高度多倍体基因组。一个典型的烟草叶片细胞含有多于 100 个叶绿体；每个叶绿体又包含多于 100 个基因组拷贝数。因此，任何一个插入基因都有可能以每个细胞多于 10 000 个拷贝的数量级扩增，从而使得外源蛋白产量显著增高（Chebolu and Daniell，2009）。的确，尽管蛋白质积累水平也会因为使用的表达盒和被表达的蛋白质类型的不同而出现差异，但是在植物叶绿体中外源基因的表达量通常还是能够达到总可溶性蛋白（TSP）的 5%～20%。这样的表达量是很难在核转化植物中实现的。核转化植物表达量一般为总可溶性蛋白的 0.001%～1%（Chebolu and Daniell，2009；Tremblay et al.，2010）。此外，因为叶绿体基因组在大多数植物物种中为母系遗传，所以通过交叉授粉，漂移到野生或相关物种的概率极低。这样，就不会对环境产生污染或者是仅仅产生较低的污染风险。叶绿体生物反应器的优势还有，通过同源重组准确地将外源基因融合、插入到叶绿体基因组。这与植物细胞核转化正好相反。在植物细胞核转化中，出现的情况是外源基因随机融合、插入到不可预测的位置上，这导致表达参差不齐。在一些情况下，还会发生基因沉默。在单一转化事件（转基因堆积）中，叶绿体具有表达多基因的能力。叶绿体还具备完成复杂的蛋白质翻译后修饰的能力，如二硫键形成、蛋白质脂质化、折叠和组装（Verma and Daniell，2007；Chebolu and Daniell，2009；Tremblay et al.，2010）。由于这些优势，转化叶绿体已经被越来越多地运用于生物反应器系统，从而实现药用蛋白的高水平表达。例如，Ruhlman 等（2007）报道，霍乱病毒与胰岛素融合蛋白（CTB-insulin fusion protein）在烟草叶绿体中表达的累积量比烟草核转化植株中的累积量增加了 160 倍。其他一些例子也证明了通过叶绿体转化在植物中获取外源蛋白的潜在高产能力。其中包括人免疫缺陷病毒（human immunodeficiency virus，HIV-1）Gag（Pr55gag）多聚蛋白的表达，它是人免疫缺陷病毒（HIV）主要候选疫苗，在烟草叶绿体中的表达水平高达总可溶性蛋白的 7%～8%（Scotti et al.，2009）；还有 p24 和 Nef 抗原的表达，也是人免疫缺陷病毒候选疫苗，作为一个融合蛋白在烟草和番茄叶绿体中表达，其表达量高达总可溶性蛋白的 40%（Zhou et al.，2008）；还有人乳头瘤病毒（human papillomavirus type 16，HPV16）L1 结构蛋白的表达，为宫颈癌的一种候选疫苗，在烟草叶绿体中表达量高达总可溶性蛋白（TSP）的 24%（Fernández-San Millán et al.，2008）。

　　然而，使用植物叶绿体作为表达平台的局限在于，如细菌一样，它们不能完成糖基化。而糖基化对于包括单克隆抗体在内的很多药用糖蛋白则是一个必需的过程（Tremblay et al.，2010）。此外，叶绿体转化主要是通过粒子轰击得以实现。尽管早在 20 年前就已经报道了在烟草中的质粒转化，但到目前为止，叶绿体转化也只是常规地在少数几个植物物种中进行（Svab et al.，1990），这也就限制了分子药田中通过叶绿体转化的宿主植物品系的选择。

1.2.3　瞬时表达

　　瞬时基因表达为在植物中生产重组药用蛋白提供了另外一个以植物为基础的生产平台。与稳定基因表达相比，该系统具备许多优势。其最重要的优势之一是它生产蛋白质的速度快。在大约几天或几周之内它就能够生产出大量有用的目的蛋白，而这是通过稳定基因表达所无法实现的。该表达系统的速度优势能够确保对某种突发传染病做出快速反应，这点是至关重要的。例如，对于 2009 年 A/H1N1 流感的暴发，这类流行病要求在极短的时间内生产出足够多的重组疫苗来满足治疗的需求（Tremblay et al.，2010）。该系统的其他优势有操作简易，不需要昂贵的物资和设备。此外，瞬时表达不需要外源基因插入到宿主染色体中，因此它的表达不受位置效应的影响，而位置效应的影响可经常在核转化转基因植物中被观察到（Sheludko，2008）。

　　人们已经研发出在植物中进行瞬时基因表达的一些方法，主要包括农杆菌侵染法（用重组农杆菌对完整植物组织进行侵染）和病毒感染法（利用修饰过的病毒载体进行感染）。农杆菌侵染，即携带含有目的基因的 T-DNA 的农杆菌受压力作用进入完整或成熟的植物叶片组织。目前，这种方法已经在临床级生物药品的快速生产中获得成功应用（Pogue et al.，2010）。病毒感染法则利用植物病毒作为载体将外源基因传递到植物中去。病毒介导瞬时表达系统的主要优势在于，它可以快速、高水平地生产重组蛋白。因为，在接种之后，植物病毒载体能够系统地感染植物的所有细胞，从而生成许多外源基因转录子（Fischer and Emans，2000）。在进行药用蛋白瞬时表达和生产时，烟草花叶病毒（tobacco mosaic virus，TMV）和马铃薯 X 病毒（potato virus X，PVX）是最常用的病毒载体系统。利用这些植物病毒瞬时表达系统，人们已经生产出多种药用蛋白，包括全长抗体和抗体片段（Canizares et al.，2005；Lico et al.，2008；Regnard et al.，2010）。然而，对于使用病毒载体进行蛋白质表达，人们有这样的忧虑，即它们可能会传播到环境中去；再者，对于能够插入到病毒基因组并且能够成功组装到病毒颗粒中的插入片段的大小有着严格的限定（Yusibov et al.，1997）。为了克服这些劣势，德国哈雷的 Icon Genetics 公司（Halle，Germany）开发了一种基于烟草花叶病毒的"解构"病毒载体系统，称为 MagnICON，用于超表达外源基因。MagnICON 系统结合了农杆菌介导的优势和病毒表达的速度、水平和产量优势（Gleba et al.，2005）。在该系统中，通过删除植物系统识别出的、能够影响病毒复制或者传播的隐形序列，从而优化烟草花叶病毒基因组，使其分割成 5′模块和 3′模块。5′模块包含病毒聚合酶和运动蛋白基因，3′模块则携带目的基因，该基因取代病毒外壳蛋白的位置。一旦这两个模块嵌入到双元载体，并通过农杆菌介导渗入法被传递到植物细胞核，二者就会在体内经由第三方农杆菌细胞系传递的一个位点特异性重组酶装配在一起（Marillonnet et al.，2004，2005）。病毒介导植物叶片细胞生产异源蛋白时，这种缺乏外壳蛋白基因的"解构"病毒系统不能传遍整株植物，也不能蔓延到环境当中，而且由于不存在包装流程，该系统也不受插入基因大小的影响。在目的蛋白的表达中，该系统被证明是非常有效的，其表达水平可获得高达100倍的增长。例如，2006年Giritch等报道，通过使用MagnICON系统，他们能够生成组装全长的单克隆抗体，生成水平高达1kg新鲜叶片中生物质含有0.5g的单克隆抗体（mAb）。

1.2.4　植物细胞悬浮培养

植物细胞悬浮培养是另外一种有吸引力的、用于生产药用蛋白的植物生产平台。该系统将整株植物系统的诸多优点同微生物和动物细胞培养的优点结合在一起（Xu et al.，2011）。作为生产系统，植物细胞悬浮培养保持了整株植物系统的优势。例如，产品安全、易于扩大规模、翻译后修饰，以及能够合成准确折叠和装配的多聚嵌合蛋白。另外，像细菌一样，植物细胞具有相对快速的倍增时间，而且能够在传统的生物反应容器中、在简单的合成培养基存在的情况下生长。

另外，植物细胞具有把表达的蛋白质分泌到培养基中的能力。这使得产品回收技术和纯化技术大幅度地简化，成本大幅度降低（Xu et al.，2011）。由于培养的植物细胞群体的均一性，从培养的植物细胞中生产的重组糖蛋白往往也已经降低了 N-糖基化的异质性（De Muynck et al.，2009）。烟草悬浮细胞，尤其是那些来自亲缘关系较近的栽培变种BY-2和NT-1的细胞，常常被选作宿主细胞系，因为它们显示出高速生长性和高度均匀性，并且在使用粒子（基因枪）轰击或者与根癌农杆菌共培养时易于转化（Hellwig et al.，2004）。利用烟草细胞悬浮培养生产药用蛋白的例子，包括抗体（Fischer et al.，1999）、人白细胞介素-2（interleukin-2，IL-2）和人白细胞介素-4（interleukin-4，IL-4）（Magnuson et al.，1998）、人粒细胞集落刺激因子（human granulocyte colony-stimulating factor，hG-CSF）（Hong et al.，2006）。烟草细胞悬浮培养生产的新城疫病毒（Newcastle disease virus，NDV）疫苗由美国印第安纳州印第安纳波利斯市的Dow AgroSciences公司生产。该疫苗已经获得美国农业部（US Department of Agriculture，USDA）的审批，这代表着世界上首例植物生产的疫苗在兽医学领域的应用获得批准。水稻、大豆和番茄等细胞悬浮培养也已经用于生产重组蛋白（Hellwig et al.，2004）。以色列Carmiel市的Protalix Biotherapeutics公司已经开始应用胡萝卜细胞悬浮培养生产治疗戈谢病（Gaucher disease）的重组人葡萄糖脑苷脂酶（Shaaltiel et al.，2007），而且，临床前期和一期临床试验表明植物细胞生产的蛋白质是安全的（Aviezer et al.，2009）。然而，植物细胞悬浮培养相对较低的蛋白质产量仍然是一个需要克服的大问题（Hellwig et al.，2004）。

1.3　增加植物中外源蛋白累积的策略

毫无疑问，同传统生产系统相比，植物生产系统有许多优势。然而，植物作为主流生产平台被广泛接受之前，仍然有大量的问题需要解决。相对低产就是植物通往主要蛋白质生产系统道路上需要解决的主要问题之一。在过去的几年里，人们已经开发了各种各样的分子生物学方法来解决低产这一难题，其中许多方法已经产生了颇具前景的效果。

1.3.1　提高转录水平

外源基因在植物中的表达受不同水平的调控。在转录水平上，启动子元件对转基因信使 RNA 水平有巨大的影响；随后，该结果又影响到蛋白质产物的累积水平。因此，使用强大的组成型启动子，通过提高转录起始效率来提高重组蛋白产量是值得期待的。在这方面，花椰菜花叶病毒（cauliflower mosaic virus，CaMV）35S 启动子常常在转基因植物和瞬时基因表达系统中被用于驱动外源基因的表达（除了病毒为基础的表达系统），因为在所有双子叶植物物种或大部分细胞内它是一种活性很强的启动子（Twyman et al.，2003；Tremblay et al.，2010）。使用花椰菜花叶病毒 35S 启动子已经在植物中生产出大量、表达水平相对较高的药用相关蛋白，包括抗体、疫苗抗原、自身抗原和生长因子（Tremblay et al.，2010）。但是，花椰菜花叶病毒 35S 启动子在单子叶植物中活性非常弱，所以当谷类作物作为表达宿主时，驱动转基因表达就只能选用其他启动子。因此，结构型表达的水稻（*Oryza sativa*）肌动蛋白 1 和玉米（*Zea mays*）泛素-1 基因往往成为优先选择（Twyman et al.，2003；Streatfield，2007）。如果表达的外源基因能够引起宿主细胞毒性，就必须采用器官特异型表达和诱导型表达。为了满足这一需要，人们开发了一些调控启动子，例如，器官/组织发育阶段特异型启动子和物理/化学诱导型启动子（Twyman et al.，2003；Streatfield，2007）。事实上，利用某种调控启动子系统，人们已经获得了几种药用蛋白的组织或器官特异表达，包括疫苗抗原 HBsAg M，小鼠单链抗体可变片段（murine single chain variable fragment，scFv）G4 及人干扰素-α（He et al.，2008；De Jaeger et al.，2002）。

为进一步提高植物或植物病毒启动子转录水平，研究者又研发了几种策略。其中的一种策略就是进一步优化启动子活性。例如，在花椰菜花叶病毒 35S 启动子中加入另外一个复制的增强子片段，所产生的活性要比天然花椰菜花叶病毒 35S 启动子的活性高 10 倍（Kay et al.，1987）。另一种策略是，通过把多个具有典型特征的天然启动子中最具活性的序列结合起来设计新型合成启动子。的确，由花椰菜花叶病毒 35S 和农杆菌根瘤诱导（Ti）质粒甘露碱合成酶两者的启动子片段合成的杂合启动子显示出比其两种亲本启动子中任何一种都高出 7 倍的活性（Comai et al.，1990）。因为多腺苷酸影响 mRNA 的稳定性和翻译效率，所以 poly（A）信号的选择对于在植物中转基因的最佳表达也很重要。研究已经证明农杆菌根瘤诱导质粒胭脂碱合成酶（nopaline synthase，nos）基因的 poly（A）信号，在提高瞬时表达和稳定表达的 mRNA 水平方面非常有效，并且往往被选择加入到表达结构中（Streatfield，2007）。Nagaya 等于 2010 年论证了，在提高转染拟南芥（*Arabidopsis thaliana*）原生质体的转基因表达水平方面，拟南芥中的热休克蛋白 18.2（heat shock protein 18.2，HSP 18.2）poly（A）信号比胭脂碱合成酶（nos）poly（A）信号更有效，转基因 mRNA 水平提高了 2 倍多。此外，与转基因烟草植物中胭脂碱合成酶（nos）poly（A）信号和烟草乙醇脱氢酶基因的一个翻译增强子 5′非翻译区基因（5′-UTR of the tobacco alcohol dehydrogenase gene，NtADH5′-UTR）的结合相比，热休克蛋白（HSP） poly（A）信号和烟草乙醇脱氢酶基因（NtADH）的 5′非翻译区基因（5′-UTR）的结合使得外源蛋白表达量增加了 60～100 倍。植物中，很多内含子通过增加 mRNA 的稳定性来提高基因表达水平，这被称为基因表达内含子增强效应（Rose，2002）。因此，在一个基因结构中包含一个或多个内含子能够作为一种策略，即提高缺乏内含子的外源基因在植物中的表达，如 cDNA 或者细菌基因（Koziel et al.，1996）。在 2009 年，Bartlett 等就证明，在转基因荧光素酶编码序列内的特定位置上增加一个内含子会大幅度提高转基因大麦植株内荧光素酶的活性。而且，获得增强的荧光素酶活性稳定地保留在 T1 和 T2 代转基因后代中。其他已被证实的提高转基因表达的策略还有：消除隐蔽型剪切位点和 mRNA 不稳定元件来提高 RNA 的稳定性；使用沉默的病毒抑制子来阻止和反转后转录基因沉默（Desai et al.，2010）。

1.3.2　提高翻译水平

除了提高转录水平，最大化单位 mRNA 的蛋白量翻译也很重要，因为 mRNA 的丰度并不是导致蛋白质高水平表达的必要条件。据估计，仅仅 20%～40%的蛋白质丰度是由其相应的 mRNA 丰度决定的（Tian et al.，2004；Nie et al.，2006）。蛋白质的丰度不仅取决于 mRNA 水平，也取决于翻译效率和降解率。在植物中，mRNA 的翻译效率是决定蛋白质丰度最重要的因素（Kuroda and Maliga，2001）。因此，人们采用不同的策略来进一步提高转基因 mRNA 的翻译效率。策略之一是在转基因结构中增加一种植物病毒 5′非翻译序列，从而增加起始翻译效率。例如，在花椰菜花叶病毒 35S 启动子和人呼吸道合胞病毒（human respiratory syncytial virus，RSV）融合蛋白（F）基因之间，插入紫花苜蓿花叶病毒（alfalfa mosaic virus，AMV）RNA 4 中的 5′非翻译区前导序列。与不插入紫花苜蓿花叶病毒 RNA 4 前导序列的该结构相比，其在苹果叶片原生质体中表达时，该病毒蛋白表达提高了 5 倍多（Sandhu et al.，1999）。烟草花叶病毒 RNA、马铃薯 X 病毒（PVX）RNA 或者水稻种子贮藏蛋白基因中的 5′非翻译区前导序列，也都被证实可以有效提高转基因蛋白表达（Liu et al.，2010）。在植物中提高外源基因表达水平的另外一种策略是外源基因的优化，使外源基因密码子与其宿主偏爱密码子相匹配。来自不同种属的外源基因与宿主植物基因往往有不同偏爱的密码子。由此可能导致密码子不匹配而出现暂停、中断、错配或者移码。但是这些影响是可以避免的。人们可以通过定点突变在转基因编码区使沉默基因发生突变，从而使转基因密码子与宿主密码子相一致（Ma et al.，2003）。2004 年，Kang 等的研究表明，与未被修饰的天然基因相比，根据烟草植物密码子优化了的霍乱病毒（CTB）基因产生的蛋白表达量提高了大约 15 倍。其他用来增加重组蛋白累积的策略还有：优化 AUG 翻译起始密码子的序列环境，把转基因同核基质附着区进行侧面连接，以及与蛋白酶抑制剂共表达（Desai et al.，2010）。

1.3.3　亚细胞定位

把异源蛋白定位到适当的亚细胞区室对于获得高水平的蛋白质累积是非常重要的，

因为外源基因的结构及其稳定性受其在细胞中的路径和最终目的地所影响（Streatfield，2007）。内质网（endoplasmic reticulum，ER）是蛋白质分泌路径的入口。被运输到细胞壁、液泡或者内膜系统其他区室的蛋白质，首先被插入内质网，之后才被运往高尔基复合体。在内质网这个区室里，新合成多肽进行折叠，许多多亚基蛋白进行组装，并且糖蛋白在这里获得天冬氨酸连接的聚糖。内质网还具有控制蛋白质质量的功能。蛋白质一般会保留在此区室里，直到它们获得正确的构象。此外，植物天然地利用内质网，以多聚体或低聚体的形式，在特定组织中累积大量的蛋白质。这也是种子成熟过程中的一个环节（Herman and Larkins，1999；Vitale and Ceriotti，2004）。所有这些特点使内质网成为外源基因超表达的潜在目标区室。为了在内质网中滞留某种分泌型外源蛋白，在目标蛋白的羧基端连接了一个四肽内质网滞留信号：KDEL 或 HDEL。这种策略已经被证明可以显著地增加转基因植物中抗体、疫苗、细胞因子和许多免疫调节蛋白的产量（Vaquero et al.，2002；Ko et al.，2003；Ma et al.，2005）。

在植物中靶向表达于其他细胞器也可以作为提高外源蛋白积累的有效策略。2004年，Wirth 等报道，在转基因烟草细胞质中表达人表皮细胞生长因子（human epidermal growth factor，hEGF）时，其表达水平不超过总可溶性蛋白的 0.001%；而以质外体为靶点，其表达水平则达到了总可溶性蛋白的 0.11%左右，产量大约增加了 100 倍。以质外体为表达靶点也有利于重组蛋白的纯化。2009 年，Cheung 等的研究表明，通过将人胰岛素样生长因子结合蛋白-3（insulin-like growth factor binding protein-3，IGFBP-3）靶向表达到烟草种子的蛋白贮藏液泡中，其表达水平得到了大幅度提高，1g 种子干重含 800μg 胰岛素样生长因子结合蛋白-3。靶向表达到植物叶绿体中也显示出具有提高外源蛋白累积的能力（Hyunjong et al.，2006；Van Molle et al.，2007）。然而，至少在研究初期，有必要把目的蛋白靶向表达到不同的细胞器，从而评估出特定蛋白表达的最佳位置。

1.3.4 融合蛋白表达策略

融合蛋白表达策略为提高植物中外源蛋白生产提供了另外一种有效途径。据观测，融合接头可以改善蛋白质产量，预防蛋白质水解，提高溶解度和稳定性，以及促进靶蛋白的分离和纯化（Hondred et al.，1999）。人们已经确定了几种融合接头或标签，并用它们来提高植物中外源蛋白的产量。其中 Zera 作为一种融合接头备受关注。Zera 是从玉米贮藏蛋白γ玉米醇溶蛋白衍生的一种富含脯氨酸的 N 端结构域，兼具自身装配和蛋白体形成两种特性。此外，Zera 形成蛋白体的能力并不局限于天然玉米种子，还可以沿用到植物非种子组织及非植物真核宿主，包括培养的真菌、哺乳动物细胞和昆虫细胞（Torrent et al.，2009）。事实证明，在目的蛋白中融合表达 Zera 可以诱导聚乙烯（PE）的形成，而正是聚乙烯促进了重组蛋白高水平地稳定积累。一个很好的例子是，在本氏烟草（N. benthamiana）、苜蓿（Medicago sativa）和烟草（N. tabacum）NT1 细胞中，同不与 Zera 融合表达的对照 F1-V 杂合疫苗抗原相比，与 Zera 融合表达的 F1-V 杂合疫苗抗原在所有被试宿主植物中的表达至少超过前者 3 倍（Alvarez et al.，2010）。导致肺鼠疫（pneumonic plague）和黑死病（bubonic plague）的鼠疫杆菌

（*Yersinia pestis*）中两种最具免疫原性的抗原即为 F1 和 V。另外一个例子是人生长激素在本氏烟草中的表达，与 Zera 融合表达后，获得重组蛋白的水平要高得多（Llompart et al.，2010）。

使用类弹性蛋白多肽（elastin-like polypeptide，ELP）作为融合表达接头来提高植物中重组蛋白累积水平，也已经引起越来越多的关注。类弹性蛋白多肽是人工生物多聚体，含有重复的五肽序列 Val-Pro-Gly-Xaa-Gly（VPGXG），序列中的 X 可以自然生成除脯氨酸以外的任何氨基酸（Urry，1992）。与类弹性蛋白多肽融合表达已经被证明可以极大地提高一系列不同药用蛋白在植物中的累积，其中包括：人白介素-10（IL-10）和重组小鼠白介素-4（IL-4）（Patel et al.，2007），全长抗人类免疫缺陷病毒 1 型抗体 2F5（Floss et al.，2008），以及抗手足口病病毒单链抗体片段（Joensuu et al.，2009）。总的来说，与类弹性蛋白多肽融合表达能够使重组蛋白的表达量提高 2～100 倍，而提高多少倍则取决于蛋白质本身。类弹性蛋白多肽标签增加重组蛋白积累的能力或许与它对蛋白水解酶的水解作用具有天然抵抗力有关，如此可以降低蛋白质降解的水平，或许还与可增强目的蛋白溶解度的能力有关，使目的蛋白在高蛋白浓度时免受不可逆聚集和变性的影响（Conley et al.，2011）。经过证明，类弹性蛋白多肽融合蛋白在烟草叶片和种子中以聚丁烯（PB）形式积累，从而使它们与常规细胞降解过程相隔离，并且增加蛋白质的整体产量（Conley et al.，2009）。最近，疏水蛋白作为一种可增强植物中重组蛋白表达的融合标签的潜力也已经开始研究。疏水蛋白是小型表面活性真菌蛋白，具有 8 个保守半胱氨酸（Cys）残基的特征。这种特征可形成 4 个分子内二硫键，并且负责稳定蛋白质结构（Hakanpaa et al.，2004）。2010 年，Joensuu 等的研究证明，与疏水蛋白融合表达可大幅度提高绿色荧光蛋白（GFP）在本氏烟草瞬时转化中的表达水平，占总可溶性蛋白（TSP）的 51%（相当于 1g 叶片鲜重中含有 5.0mg 的融合蛋白）。其他已经被证明可有利地影响植物中目标蛋白积累的融合接头包括泛素（Hondred et al.，1999；Mishra et al.，2006）、葡萄糖苷酸酶（Gil et al.，2001）、霍乱毒素 B 亚单位（Kim and Langridge，2003；Tremblay et al.，2008）、病毒外壳蛋白（Canizares et al.，2005）和人免疫球蛋白 A（human immunoglobulin A，IgA）（Obregon et al.，2006）。

1.4 从植物中回收重组蛋白的技术和策略

蛋白质的回收和纯化被看成影响植物重组蛋白（治疗蛋白和工业酶）成功商业化的另一个至关重要的因素，因为在重组蛋白的生产成本中，加工步骤占据了相当大的部分。例如，从转基因玉米中生产葡萄糖苷酸酶的成本分析显示，碾磨、蛋白质提取和纯化操作大约占到了生产成本的 94%（Evangelista et al.，1998）。这一分析结果说明了下游加工在确定植物蛋白生产的经济可行性问题上的重要性。与细菌和酵母系统相比，由于植物系统的复杂性，从叶类植物中分离和纯化蛋白质会更加困难，成本会更高。因此，这被看成植物分子药田的一个巨大挑战。因此，开发简单、可靠和低成本的方法从植物源中提纯目的蛋白是至关重要的。为此，人们研究出几种方法和策略用来对植物中重组蛋白进行回收和纯化。

1.4.1　亲和融合为基础的蛋白质纯化

在有益于蛋白质的纯化方面，应用最广泛的方法是在目的基因上添加亲和标签序列。经基因融合产生一种带有亲和标签的融合蛋白表达，而该蛋白质能够通过亲和基质柱被轻松纯化。理想的亲和标签应该小巧并且允许从复杂混合物中快速、灵活地纯化，从而获得高产量，实现高纯度（Terpe，2003）。通常，含有 6 个连续组氨酸（6 consecutive histidines，6xHis）的多组氨酸标签是使用最广泛的亲和标签。该标签可以用于各种表达系统中重组蛋白的纯化，因为它可以低成本、大批量实施，并且能够为被标记的蛋白质带来良好的收益率。带有组氨酸标签的（His-tagged）蛋白质纯化是基于把一种螯合金属离子作为亲和配体来使用。广泛使用的离子是固定化镍次氮基三乙酸（nickel-nitrilotriacetic acid，[Ni-NTA]）螯合。该离子结合到组氨酸咪唑侧链上。尽管组氨酸标签（His-tag）纯化可以在细菌系统里实现被标记蛋白的高纯度，但是，在植物中，用这种纯化方法只能获得低纯度被标记蛋白（Sharma and Sharma，2009）。链球菌Ⅱ是另外一种经常使用到的亲和纯化标签。它包含 8 个氨基酸（WSHPQFEK），并且绑定到一种名为链球菌内动蛋白（Strep Tactin）的链霉亲和素衍生物上。链球菌Ⅱ结构上模拟生物素，并且可以通过使用含有生物素或脱硫生物素的缓冲液将其从链球菌内动蛋白柱上洗脱下来。2004 年，Witte 等报道了使用链球菌Ⅱ作为亲和标签，从瞬时转化的本氏烟草叶片提取物中纯化锚定于细胞膜的重组蛋白激酶 NtCDPK2。他们还论证了，使用一个链球菌内动蛋白柱，一步之内就可以把使用链球菌Ⅱ作为亲和标签的重组蛋白激酶 NtCDPK2 纯化至几乎完全均一的状态。其他用于回收重组蛋白的亲和标签还有 FLAG、原癌基因（*c-myc*）、谷胱甘肽 S 转移酶（glutathione S-transferase）、钙调节素结合肽（calmodulin-binding peptide）、麦芽糖结合蛋白（maltose-binding protein）和纤维素结合域（cellulose-binding domain）（Terpe，2003）。在某些应用中，小型标签在蛋白质纯化后不需要移除，因为它们往往不会影响蛋白质的性能。尽管基于亲和融合的色谱分析法能够快速、简单、一步之内就可以完成重组产品的纯化，并且一直以来都是最有效的蛋白纯化法，但是这些方法一般只适用于相对小规模的纯化。对于大规模蛋白质纯化，使用这些方法的成本太高。再者，由于大部分亲和标签尺寸较小，因此，一般情况下，它们不会增加融合蛋白的表达或者增强它们的溶解度。

1.4.2　非亲和为基础的蛋白质纯化

人们也开发了几种以非亲和为基础的纯化方法来分离植物生产的蛋白质。类弹性蛋白多肽不仅为促进植物重组蛋白的生产提供了一种有效的融合蛋白标签，而且也为开发产品纯化的非亲和法提供了支持。类弹性蛋白多肽含有重复的五肽序列，并且要经历一个可逆的反相温度转换过程。当温度升高到反相转换温度（transition temperature，T_t）以上时，正常可溶的类弹性蛋白多肽融合多肽会形成可通过简单离心即可被分离的不溶性聚集体。随后，只要在反相转换温度以下，就可以轻松地使聚集体重新溶解。这种非色谱分析纯化法被命名为可逆转换循环法（inverse transition cycling，ITC）（Urry，1992）。

可逆转换循环法（ITC）已经被用于纯化转基因植物组织中的细胞因子（Lin et al.，2006）、抗体（Joensuu et al.，2009）及疫苗抗原（Floss et al.，2010）。通常，回收率会达到 30%～60%。然而，与细菌表达系统获得的 75%～95%回收率相比，这样的蛋白质回收率水平较低。使用可逆转换循环法回收植物重组蛋白的回收率较低，部分是由于这些蛋白质在稳定转基因植物中，相比于细菌（即 0.1～1.6g/L）而言，表达水平太低（即小于可溶性蛋白总量的 1%）（Conley et al.，2011）。

与类弹性蛋白多肽相似，疏水蛋白作为融合蛋白标签不仅可以增强植物中外源蛋白的生成，而且可以通过非亲和法协助它们纯化。一直以来，疏水蛋白被当作已知最强大的表面活性蛋白。它们能够改变其各自融合接头的疏水性，从而利用基于表面活性剂的双水相系统（aqueous two-phase system，ATPS）启动有效纯化（Linder et al.，2004）。2010年，Joensuu 等报道，使用双水相系统，他们能够从瞬时转化的本氏烟草叶片提取物中回收高达 91%的绿色荧光蛋白与疏水蛋白的融合蛋白。油体蛋白融合为回收植物表达的外源蛋白提供了另外一种非亲和法。油体蛋白是大量存在于植物种子油体中的疏水性蛋白。与油体融合表达的蛋白质能够融入转基因植物种子的天然油包体中。通过浮式离心，可以轻松地把转基因植物种子的油体与其他细胞提取物进行分离（Van Rooijen and Moloney，1995）。利用该系统，已经在油菜（*Brassica napus*）籽粒中成功表达并提纯水蛭素——一种广泛用于预防血栓的抗凝剂（Parmenter et al.，1995）。

1.4.3 高水平表达和纯化植物生产蛋白质的新方法——大豆凝集素融合系统

大豆凝集素（soybean agglutinin，SBA）是在大豆种子中发现的一种四聚体凝集素糖蛋白。大豆凝集素结合在 *N*-乙酰-D-半乳糖胺（*N*-acetyl-D-galactosamine）上，并且能够和聚糖诱发细胞在它们的表面进行聚集。在大豆种子中，大豆凝集素的累积将近占可溶性蛋白的 2%。而且，在携带 *N*-乙酰-D-半乳糖胺的磁珠中进行亲和纯化后，大豆凝集素能从大豆粉末里分离出来，产量超过 90%（Percin et al.，2009）。因此，大豆凝集素作为提高植物生产的蛋白表达和纯化的一种新型融合标签有着巨大的潜力。为了对大豆凝集素作为植物生产的蛋白表达、纯化的新型融合标签的功用进行概念验证，我们首先在瞬时转化本氏烟草中把大豆凝集素当作一种非融合蛋白进行表达，结果表达水平高于4%。正如所料，植物中衍生的 r 大豆凝集素（rSBA）形成了稳定的四聚体，特异性地结合在 *N*-乙酰-D-半乳糖胺上，并且仍然能够诱发红细胞的凝集。此外，植物生产的 r 大豆凝集素可以通过简单的一步 *N*-乙酰-D-半乳糖胺琼脂糖柱就可以从整株植物提取物中进行高度纯化（Tremblay et al.，2011a）。初次成功后，我们紧接着，在瞬时转化本氏烟草中，把绿色荧光蛋白和大豆凝集素作为融合蛋白进行表达，结果获得了超过总可溶性蛋白 2%的表达水平。植物生产的大豆凝集素绿色荧光蛋白（SBA-GFP）融合蛋白被发现聚集到对其稳定性至关重要的四聚体中，而且保留了大豆凝集素诱发红细胞凝集的能力和绿色荧光蛋白的荧光能力。更重要的是，通过简单的一步 *N*-乙酰-D-半乳糖胺琼脂糖柱，融合蛋白即可被快速地高度纯化（图 1-1，图 1-2）（Tremblay et al.，2011b）。总之，这些结论证实了大豆凝集素作为植物生产的重组蛋白表达和回收的一种新工具的潜在功用。

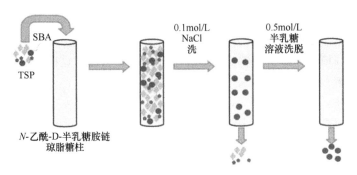

图 1-1　通过 *N*-乙酰-D-半乳糖胺链琼脂糖柱一步纯化植物生产的重组蛋白过程示意图
（彩图请扫封底二维码）

含有一个大豆凝集素（SBA）标签重组蛋白的总植物蛋白提取物被加到糖柱上，然后，用 0.1mol/L 的氯化钠溶液洗掉任何结合在柱子上的非特异性蛋白，再用 0.5mol/L 的半乳糖溶液洗脱带有大豆凝集素标签的重组蛋白。TSP：总可溶性蛋白

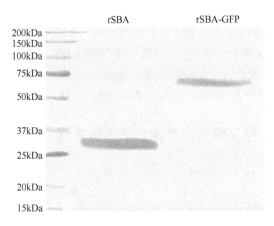

图 1-2　用考马斯亮蓝染色 12.5%（*m/V*）SDS-PAGE 胶，鉴定通过 *N*-乙酰-D-半乳糖胺链琼脂糖柱纯化的 rSBA-GFP 的纯度（彩图请扫封底二维码）

从本氏烟草中纯化的 rSBA 作为对照，在每一个泳道中的单一条带分别对应 rSBA 和 rSBA-GFP 的分子质量大小，纯化的 rSBA 和 rSBA-GFP 的上样量分别为 12mg 和 9mg（经准许，改编自 Tremblay et al. 2011b）

1.5　结　　论

　　植物为基础的分子药田有潜力成为一种主要的生物制药的新方法，生产出低成本、高产出和安全的生物药品。目前，人们正在对几种拟用作生产平台的植物表达系统进行开发。每一种都独具优势。此外，人们研发了大量的技术和策略来进一步提高植物系统中外源蛋白的产量。并且，为了从植物材料中分离重组蛋白，人们还开发出几种蛋白质纯化技术。分子药田中的种种技术优势已经使得植物生产的生物药物的数量快速增长。现在，人类已经可以利用植物生产出多种治疗性产品，包括如单克隆抗体这样的复杂分子。重要的是，很多植物生产的药物，通过注射或口服给药后，已经在一系列疾病模型中获得了临床前验证，而一些植物生产的疫苗则正处于 2 期和 3 期临床试验阶段（Daniel et al.，2009）。尽管植物特异性聚糖可能诱发人的过敏反应、产品商业化的监管障碍之类的问题仍然存在并且需要解决，但是植物生产的药物对人类健康的潜在益处不容低估。

参 考 文 献

Alvarez ML, Topal E, Martin F, Cardineau GA (2010) Higher accumulation of F1-V fusion recombinant protein in plants after induction of protein body formation. Plant Mol Biol 72:75–89

Aviezer D, Brill-Almon E, Shaaltiel Y, Hashmueli S, Bartfeld D, Mizrachi S, Liberman Y, Freeman A, Zimran A, Galun E (2009) A plant-derived recombinant human glucocerebrosidase enzyme– a preclinical and phase I investigation. PLoS One 4:e4792

Bartlett JG, Snape JW, Harwood WA (2009) Intron-mediated enhancement as a method for increasing transgene expression levels in barley. Plant Biotechnol J 7:856–866

Canizares MC, Nicholson L, Lomonossoff GP (2005) Use of viral vectors for vaccine production in plants. Immunol Cell Biol 83:263–270

Chebolu S, Daniell H (2009) Chloroplast-derived vaccine antigens and biopharmaceuticals: expression, folding, assembly and functionality. Curr Top Microbiol Immunol 332:33–54

Cheung SC, Sun SS, Chan JC, Tong PC (2009) Expression and subcellular targeting of human insulin-like growth factor binding protein-3 in transgenic tobacco plants. Transgenic Res 18:943–951

Comai L, Moran P, Maslyar D (1990) Novel and useful properties of a chimeric plant promoter combining CaMV 35S and MAS elements. Plant Mol Biol 15:373–381

Conley AJ, Joensuu JJ, Menassa R, Brandle JE (2009) Induction of protein body formation in plant leaves by elastin-like polypeptide fusions. BMC Biol 7:4

Conley AJ, Joensuu JJ, Richman A, Menassa R (2011) Protein body-inducing fusions for high-level production and purification of recombinant proteins in plants. Plant Biotechnol J 9:419–433

Daniell H, Singh ND, Mason H, Streatfield SJ (2009) Plant-made vaccine antigens and biopharmaceuticals. Trends Plant Sci 14:669–679

De Jaeger G, Scheffer S, Jacobs A, Zambre M, Zobell O, Goossens A, Depicker A, Angenon G (2002) Boosting heterologous protein production in transgenic dicotyledonous seeds using Phaseolus vulgaris regulatory sequences. Nat Biotechnol 20:1265–1268

De Muynck B, Navarre C, Nizet Y, Stadlmann J, Boutry M (2009) Different subcellular localization and glycosylation for a functional antibody expressed in Nicotiana tabacum plants and suspension cells. Transgenic Res 18:467–482

Desai PN, Shrivastava N, Padh H (2010) Production of heterologous proteins in plants: strategies for optimal expression. Biotechnol Adv 28:427–435

Evangelista RL, Kusnadi AR, Howard JA, Nikolov ZL (1998) Process and economic evaluation of the extraction and purification of recombinant β-glucuronidase from transgenic corn. Biotechnol Prog 14:607–614

Fernández-San Millán A, Ortigosa SM, Hervás-Stubbs S, Corral-Martínez P, Seguí-Simarro JM, Gaétan J, Coursaget P, Veramendi J (2008) Human papillomavirus L1 protein expressed in tobacco chloroplasts self-assembles into virus-like particles that are highly immunogenic. Plant Biotechnol J 6:427–441

Ferrer-Miralles N, Domingo-Espín J, Corchero JL, Vázquez E, Villaverde A (2009) Microbial factories for recombinant pharmaceuticals. Microb Cell Fact 8:17

Fischer R, Emans N (2000) Molecular farming of pharmaceutical proteins. Transgenic Res 9: 279–299

Fischer R, Liao YC, Drossard J (1999) Affinity-purification of a TMV specific recombinant full-size antibody from a transgenic tobacco suspension culture. J Immunol Methods 226:1–10

Floss DM, Sack M, Stadlmann J, Rademacher T, Scheller J, Stöger E, Fischer R, Conrad U (2008) Biochemical and functional characterization of anti-HIV antibody-ELP fusion proteins from transgenic plants. Plant Biotechnol J 6:379–391

Floss DM, Mockey M, Zanello G, Brosson D, Diogon M, Frutos R, Bruel T, Rodrigues V, Garzon E, Chevaleyre C, Berri M, Salmon H, Conrad U, Dedieu L (2010) Expression and immunogenicity of the mycobacterial Ag85B/ESAT-6 antigens produced in transgenic plants by elastin-like peptide fusion strategy. J Biomed Biotechnol. doi:10.1155/2010/274346

Gelvin BS (2003) Agrobacterium-mediated plant transformation: the biology behind the "gene-jockeying" tool. Microbiol Mol Biol Rev 67:16–37

Gil F, Brun A, Wigdorovitz A, Catalá R, Martínez-Torrecuadrada JL, Casal I, Salinas J, Borca MV, Escribano JM (2001) High-yield expression of a viral peptide vaccine in transgenic plants. FEBS Lett 488:13–17

Giritch A, Marillonnet S, Engler C, van Eldik G, Botterman J, Klimyuk V, Gleba Y (2006) Rapid high-yield expression of full-size IgG antibodies in plants coinfected with noncompeting viral vectors. Proc Natl Acad Sci USA 103:14701–14706

Gleba Y, Klimyuk V, Marillonnet S (2005) Magnifection–a new platform for expressing recombinant vaccines in plants. Vaccine 23:2042–2048

Hakanpää J, Paananen A, Askolin S, Nakari-Setälä T, Parkkinen T, Penttilä M, Linder MB, Rouvinen J (2004) Atomic resolution structure of the HFBII hydrophobin, a self-assembling amphiphile. J Biol Chem 279:534–539

He ZM, Jiang XL, Qi Y, Luo DQ (2008) Assessment of the utility of the tomato fruit-specific E8 promoter for driving vaccine antigen expression. Genetica 133:207–214

Hellwig S, Drossard J, Twyman RM, Fischer R (2004) Plant cell cultures for production of recombinant proteins. Nat Biotechnol 22:1415–1421

Herman EM, Larkins BA (1999) Protein storage bodies and vacuoles. Plant Cell 11:601–614

Hondred D, Walker JM, Mathews DE, Vierstra RD (1999) Use of ubiquitin fusions to augment protein expression in transgenic plants. Plant Physiol 119:713–724

Hong SY, Kwon TH, Jang YS, Kim SH, Yang MS (2006) Production of bioactive human granulocyte-colony stimulating factor in transgenic rice cell suspension cultures. Protein Expr Purif 47:68–73

Hyunjong B, Lee DS, Hwang I (2006) Dual targeting of xylanase to chloroplasts and peroxisomes as a means to increase protein accumulation in plant cells. J Exp Bot 57:161–169

Joensuu JJ, Brown KD, Conley AJ, Clavijo A, Menassa R, Brandle JE (2009) Expression and purification of an anti-Foot-and-mouth disease virus single chain variable antibody fragment in tobacco plants. Transgenic Res 18:685–696

Joensuu JJ, Conley AJ, Lienemann M, Brandle JE, Linder MB, Menassa R (2010) Hydrophobin fusions for high-level transient protein expression and purification in Nicotiana benthamiana. Plant Physiol 152:622–633

Kang TJ, Loc NH, Jang MO, Yang MS (2004) Modification of the cholera toxin B subunit coding sequence to enhance expression in plants. Mol Breed 13:143–153

Kay R, Chan A, Daly M, McPherson J (1987) Duplication of CaMV 35S promoter sequences creates a strong enhancer for plant genes. Science 236:1299–1302

Kim TG, Langridge WH (2003) Assembly of cholera toxin B subunit full-length rotavirus NSP4 fusion protein oligomers in transgenic potato. Plant Cell Rep 21:884–890

Ko K, Tekoah Y, Rudd PM, Harvey DJ, Dwek RA, Spitsin S, Hanlon CA, Rupprecht C, Dietzschold B, Golovkin M, Koprowski H (2003) Function and glycosylation of plant-derived antiviral monoclonal antibody. Proc Natl Acad Sci USA 100:8013–8018

Koziel MG, Carozzi NB, Desai N (1996) Optimizing expression of transgenes with an emphasis on post-transcriptional events. Plant Mol Biol 32:393–405

Kuroda H, Maliga P (2001) Sequences downstream of the translation initiation codon are important determinants of translation efficiency in chloroplasts. Plant Physiol 125:430–436

Lico C, Chen Q, Santi L (2008) Viral vectors for production of recombinant proteins in plants. J Cell Physiol 216:366–377

Lin M, Rose-John S, Grötzinger J, Conrad U, Scheller J (2006) Functional expression of a biologically active fragment of soluble gp130 as an ELP-fusion protein in transgenic plants: purification via inverse transition cycling. Biochem J 398:577–583

Linder MB, Qiao MQ, Laumen F, Selber K, Hyytia T, Nakari-Setala T, Penttila ME (2004) Efficient purification of recombinant proteins using hydrophobins as tags in surfactant-based two-phase systems. Biochemistry 43:11873–11882

Liu WX, Liu HL, Chai ZJ, Xu XP, Song YR, le Qu Q (2010) Evaluation of seed storage-protein gene 5′untranslated regions in enhancing gene expression in transgenic rice seed. Theor Appl Genet 121:1267–1274

Llompart B, Llop-Tous I, Marzabal P, Torrent M, Pallissé R, Bastida M, Ludevid MD, Walas F (2010) Protein production from recombinant protein bodies. Process Biochem 45:1816–1820

Ma JK, Drake PMW, Christou P (2003) The production of recombinant pharmaceutical proteins in plants. Nat Rev Genet 4:794–805

Ma S, Huang Y, Davis A, Yin Z, Mi Q, Menassa R, Brandle JE, Jevnikar AM (2005) Production of biologically active human interleukin-4 in transgenic tobacco and potato. Plant Biotechnol J 3:309–318

Magnuson NS, Linzmaier PM, Reeves R, An G, HayGlass K, Lee JM (1998) Secretion of biologically active human interleukin-2 and interleukin-4 from genetically modified tobacco cells in suspension culture. Protein Expr Purif 13:45–52

Marillonnet S, Giritch A, Gils M, Kandzia R, Klimyuk V, Gleba Y (2004) In planta engineering of viral RNA replicons: efficient assembly by recombination of DNA modules delivered by Agrobacterium. Proc Natl Acad Sci USA 101:6852–6857

Marillonnet S, Thoeringer C, Kandzia R, Klimyuk V, Gleba Y (2005) Systemic Agrobacterium tumefaciens-mediated transfection of viral replicons for efficient transient expression in plants. Nat Biotechnol 23:718–723

Mishra S, Yadav DK, Tuli R (2006) Ubiquitin fusion enhances cholera toxin B subunit expression in transgenic plants and the plant-expressed protein binds GM1 receptors more efficiently. J Biotechnol 127:95–108

Nagaya S, Kawamura K, Shinmyo A, Kato K (2010) The HSP terminator of Arabidopsis thaliana increases gene expression in plant cells. Plant Cell Physiol 51:328–3251

Nie L, Wu G, Zhang W (2006) Correlation between mRNA and protein abundance in Desulfovibrio vulgaris: a multiple regression to identify sources of variations. Biochem Biophys Res Commun 339:603–610

Obregon P, Chargelegue D, Drake PM, Prada A, Nuttall J, Frigerio L, Ma JK (2006) HIV-1 p24-immunoglobulin fusion molecule: a new strategy for plant-based protein production. Plant Biotechnol J 4:195–207

Parmenter DL, Boothe JG, Rooijen GJH, Yeung EC, Moloney MM (1995) Production of biologically active hirudin in plant seeds using oleosin partitioning. Plant Mol Biol 29:1167–1180

Patel J, Zhu H, Menassa R, Gyenis L, Richman A, Brandle J (2007) Elastin-like polypeptide fusions enhance the accumulation of recombinant proteins in tobacco leaves. Transgenic Res 16:239–249

Percin I, Yavuz H, Aksoz E, Denizli A (2009) N-acetyl-dgalactosamine-specific lectin isolation from soyflour with poly(HPMA-GMA) Beads. J Appl Polym Sci 111:148–154

Pilson D, Prendeville HR (2004) Ecological effects of transgenic crops and the escape of transgenes into wild populations. Annu Rev Ecol Evol Syst 35:149–174

Pogue GP, Vojdani F, Palmer KE, Hiatt E, Hume S, Phelps J, Long L, Bohorova N, Kim D, Pauly M, Velasco J, Whaley K, Zeitlin L, Garger SJ, White E, Bai Y, Haydon H, Bratcher B (2010) Production of pharmaceutical-grade recombinant aprotinin and a monoclonal antibody product using plant-based transient expression systems. Plant Biotechnol J 8:638–654

Regnard GL, Halley-Stott RP, Tanzer FL, Hitzeroth II, Rybicki EP (2010) High level protein expression in plants through the use of a novel autonomously replicating geminivirus shuttle vector. Plant Biotechnol J 8:38–46

Rose AB (2002) Requirements for intron-mediated enhancement of gene expression in Arabidopsis. RNA 8:1444–1453

Ruhlman T, Ahangari R, Devine A, Samsam M, Daniell H (2007) Expression of cholera toxin B-proinsulin fusion protein in lettuce and tobacco chloroplasts–oral administration protects against development of insulitis in non-obese diabetic mice. Plant Biotechnol J 5:495–510

Sandhu JS, Krasnyanski SF, Osadian MD, Domier LL, Korban SS, Buetow DE (1999) Enhanced expression of the human respiratory syncytial virus-F gene in apple leaf protoplasts. Plant Cell Rep 18:394–397

Scotti N, Alagna F, Ferraiolo E, Formisano G, Sannino L, Buonaguro L, De Stradis A, Vitale A, Monti L, Grillo S, Buonaguro FM, Cardi T (2009) High-level expression of the HIV-1 Pr55gag polyprotein in transgenic tobacco chloroplasts. Planta 229:1109–1122

Shaaltiel Y, Bartfeld D, Hashmueli S, Baum G, Brill-Almon E, Galili G, Dym O, Boldin-Adamsky SA, Silman I, Sussman JL, Futerman AH, Aviezer D (2007) Production of glucocerebrosidase with terminal mannose glycans for enzyme replacement therapy of Gaucher's disease using a plant cell system. Plant Biotechnol J 5:579–590

Sharma AK, Sharma MK (2009) Plants as bioreactors: recent developments and emerging opportunities. Biotechnol Adv 27:811–832

Sheludko YV (2008) Agrobacterium-mediated transient expression as an approach to production of recombinant proteins in plants. Recent Patents Biotechnol 2:198–208

Shrawat AK, Lörz H (2006) Agrobacterium-mediated transformation of cereals: a promising approach crossing barriers. Plant Biotechnol J 4:575–603

Streatfield SJ (2007) Approaches to achieve high-level heterologous protein production in plants. Plant Biotechnol J 5:2–15

Svab Z, Hajdukiewicz P, Maliga P (1990) Stable transformation of plastids in higher plants. Proc Natl Acad Sci USA 87:8526–8530

Terpe K (2003) Overview of tag protein fusions: from molecular and biochemical fundamentals to commercial systems. Appl Microbiol Biotechnol 60:523–533

Tian Q, Stepaniants SB, Mao M, Weng L, Feetham MC, Doyle MJ, Yi EC, Dai H, Thorsson V, Eng J, Goodlett D, Berger JP, Gunter B, Linseley PS, Stoughton RB, Aebersold R, Collins SJ, Hanlon WA, Hood LE (2004) Integrated genomic and proteomic analyses of gene expression in Mammalian cells. Mol Cell Proteomic 3:960–969

Torrent M, Llompart B, Lasserre-Ramassamy S, Llop-Tous I, Bastida M, Marzabal P, Westerholm-Parvinen A, Saloheimo M, Heifetz PB, Ludevid M (2009) Eukaryotic protein production in designed storage organelles. BMC Biol 7:5

Tremblay R, Wang X, Jevnikar AM, Ma S (2008) Expression of a fusion protein consisting of cholera toxin B subunit and an anti-diabetic peptide (p277) from human heat shock protein in transgenic tobacco plants. Transgenic Plant J 2:186–191

Tremblay R, Wang D, Jevnikar AM, Ma S (2010) Tobacco, a highly efficient green bioreactor for production of therapeutic proteins. Biotechnol Adv 28:214–221

Tremblay R, Feng M, Menassa R, Huner NP, Jevnikar AM, Ma S (2011a) High-yield expression of recombinant soybean agglutinin in plants using transient and stable systems. Transgenic Res 20:345–356

Tremblay R, Diao H, Huner NP, Jevnikar AM, Ma S (2011b) The development, characterization, and demonstration of a novel strategy for purification of recombinant proteins expressed in plants. Transgenic Res. doi:10.1007/s11248-011-9498-6 (published online)

Twyman RM, Stoger E, Schillberg S, Christou P, Fischer R (2003) Molecular farming in plants: host systems and expression technology. Trends Biotechnol 21:570–578

Urry DW (1992) Free energy transduction in polypeptides and proteins based on inverse tempera-ture transitions. Prog Biophys Mol Biol 57:23–57

Van Molle I, Joensuu JJ, Buts L, Panjikar S, Kotiaho M, Bouckaert J, Wyns L, Niklander-Teeri V, De Greve H (2007) Chloroplasts assemble the major subunit FaeG of Escherichia coli F4 (K88) fimbriae to strand-swapped dimers. J Mol Biol 368:791–799

van Rooijen GJ, Moloney MM (1995) Structural requirements of oleosin domains for subcellular targeting to the oil body. Plant Physiol 109:1353–1361

Vaquero C, Sack M, Schuster F, Finnern R, Drossard J, Schumann D, Reimann A, Fischer R (2002) A carcinoembryonic antigen-specific diabody produced in tobacco. FASEB J 16:408–410

Verma D, Daniell H (2007) Chloroplast vector systems for biotechnology applications. Plant Physiol 145:1129–1143

Vitale A, Ceriotti A (2004) Protein quality control mechanisms and protein storage in the endo-plasmic reticulum. A conflict of interests? Plant Physiol 136:3420–3426

Wirth S, Calamante G, Mentaberry A, Bussmann L, Lattanzi M, Barañao L, Bravo-Almonacid F (2004) Expression of active human epidermal growth factor (hEGF) in tobacco plants by inte-grative and non-integrative systems. Mol Breed 13:23–35

Witte CP, Noël LD, Gielbert J, Parker JE, Romeis T (2004) Rapid one-step protein purification from plant material using the eight-amino acid StrepII epitope. Plant Mol Biol 55:135–147

Witters LA (2001) The blooming of the French lilac. J Clin Invest 108:1105–1107

Xu J, Ge X, Dolan MC (2011) Towards high-yield production of pharmaceutical proteins with plant cell suspension cultures. Biotechnol Adv 29:2782–2799

Yusibov V, Modelska A, Steplewski K, Agadjanyan M, Weiner D, Hooper DC, Koprowski H (1997) Antigens produced in plants by infection with chimeric plant viruses immunize against rabies virus and HIV-1. Proc Natl Acad Sci USA 94:5784–5788

Zhou F, Badillo-Corona JA, Karcher D, Gonzalez-Rabade N, Piepenburg K, Borchers AM, Maloney AP, Kavanagh TA, Gray JC, Bock R (2008) High-level expression of human immu-nodeficiency virus antigens from the tobacco and tomato plastid genomes. Plant Biotechnol J 6:897–913

第2章　利用转基因植物表达的疫苗诱导口服耐受治疗自身免疫性和过敏性疾病

Shengwu Ma，Anthony M. Jevnikar

摘要　近年来，利用植物作为绿色生物反应器生产重组药用蛋白的技术——植物分子药田或生物农业日益受到关注。这种新技术有潜力以比较低的成本生产大量的药用蛋白。此外，通过对转基因植物进行简单的加工使得可食植物组织或器官及其表达的药用蛋白直接通过口服给药成为可能。这就大幅度地降低了生产成本，加速了产品开发的进程。迄今为止，大量具有药用价值的重组蛋白已经从植物中生产出来，包括单克隆抗体、疫苗、激素和酶等。另外，很多植物生产的药用蛋白已经在临床前期的动物模型中进行测试，并取得了预期的效果；其中一些植物生产的疫苗和单克隆抗体已经进入人临床试验阶段。本章重点论述在利用转基因植物表达重组自身抗原和过敏原，以及通过口服给药途径诱导耐受治疗自身免疫和过敏性疾病的研究进展。

2.1　引　言

近几年，由于人们对人类疾病发病分子机制的深入研究，以及对新型分子靶标的准确鉴定，对基于蛋白质生物治疗的需求持续、快速地增长。此外，相对于小分子药物，以蛋白质为基础的生物治疗具有多种优势，包括能够发挥小分子化合物所无法模拟的高度特异性和复杂的作用机制，对正常生物过程不产生或产生最小程度干扰的高度特异性作用（Douthwaite and Jermutus，2006）。如今，通过重组的方法，人类已经生产出包括胰岛素、生长激素和大部分单克隆抗体等蛋白药物。细菌、酵母和哺乳动物细胞培养是重组蛋白表达的最常用宿主。尽管这些传统表达系统具有某些优势，但是它们通常受限于低产量和高成本。高成本主要是由于需要使用大型发酵容器、无菌条件和昂贵的培养基。因此，现有的表达系统已越来越不能满足人类对蛋白质药物空前增长的需求。最近几年里，作为异源蛋白生产系统的有效替代系统，植物表达系统已经凸显出来。

利用植物作为蛋白质生产系统具有几个潜在的优势。第一，相对基于细胞培养的传统生产系统而言，植物系统的一个主要优势是节约预期成本。这主要体现在不需要专业设备或者昂贵的培养基就可以在短时间内实现生物量大量积累。植物易于低成本控制和大批量种植，使用现有的农业设施即可收获、加工，并且可以简单、无限地扩大规模。据估计，利用转基因植物生产每克粗蛋白质的成本，要比利用哺乳动物细胞培养的生产成本降低4个数量级（Dove，2002）。第二，与细菌表达系统相比，作为高等真核生物的植物能够对蛋白质进行很多复杂的加工，如糖基化。第三，植物不包含对人体有害的病毒和朊病毒等感染源，因为这些感染源不能在植物中复制。要知道，任何从动物组织或细菌细胞中制备人药用蛋白时，安全是首要的关注点（Tremblay et al.，2010）。第四，在转基因植物可食组织中合成的药用蛋白可以通过直接食用转基因植物组织的方式给药，从而避免了冗长的下游加工过程和高昂的加工费用。

如今，在植物中表达的药用蛋白越来越多，包括单克隆抗体、疫苗、激素和酶等。此外，许多植物生产的药用蛋白已经在临床前期的动物模型中进行测试，并取得了预期的效果，其中一些植物生产的疫苗和单克隆抗体已经进入到人临床试验的各阶段（Penney et al.，2011；Paul and Ma，2011）。近来，人们对使用转基因植物作为治疗自身免疫性疾病和过敏性疾病这种新兴治疗策略的兴趣越来越浓厚。自身免疫性疾病，如糖尿病、多发性硬化病，或者如哮喘等过敏性疾病均是免疫系统过敏反应的临床表现。当宿主自身蛋白或者无害环境抗原应答的控制机制受损时，就会出现这些临床表现（Larché and Wraith，2005）。目前可用的治疗方法主要是通过全身免疫抑制来治疗自身免疫性或过敏性疾病，但是却伴有感染的高风险。对自身免疫紊乱或过敏性疾病治疗的主要目标，就是对有害的自身免疫应答或过敏反应进行特异性抑制，同时又不影响宿主免疫系统的正常功能。抗原特异性免疫抑制可以在不损害免疫系统功能的情况下抑制自身免疫或过敏反应。口服蛋白抗原经肠道给药来诱导免疫耐受是治疗自身免疫性疾病和过敏性疾病的一种具有吸引力的治疗选择。利用转基因植物对重组自身抗原或过敏原进行表达和肠道给药途径代表了口服耐受诱导的新策略。本章重点论述，在利用转基因植物表达重组自身抗原和过敏原，以及通过口服给药途径诱导口服耐受治疗自身免疫和过敏性疾病的过程中，人类所取得的进步。

2.2　口服耐受及其对自身免疫性和过敏性疾病的治疗潜力

黏膜耐受被经典地定义为：人类个体或动物已经通过黏膜途径接触蛋白质后，对随后蛋白质的非肠道注射出现低应答的一种状态（Faria and Weiner，2006）。口服耐受是目前公认的一种免疫调节策略，它以肠道及其相关淋巴组织为途径，使外周免疫系统对非病原蛋白不应答，如食物、空气传播的抗原或者正常肠道菌群（Faria and Weiner，2006；Weiner et al.，2011）。肠道相关淋巴组织（gut-associated lymphoid tissue，GALT）是一种发达的免疫网络，不仅具有阻止宿主对摄入蛋白做出反应的固有特性，而且可以保护宿主免受摄入病原的侵害。人们普遍认同口服耐受建立和保持在 T 细胞水平上（Faria and Weiner，2006；Weiner et al.，2011）。

根据抗原给药剂量，口服耐受可经由多种机制发生。一种高剂量抗原给药，是经由效应 T 细胞的克隆无反应/效应子删除机制来诱导口服耐受（tolerance via the mechanism of clonal anergy/deletion of effector T cell）；而低剂量抗原黏膜给药则是经由效应 T 细胞的一种主动抑制机制，通过诱导抗原特异性调节 T 细胞（regulatory T cell，Treg）下调细胞因子，如白介素-4、白介素-10 和 Th2/Th3 类型的 TGF-b。在肠道相关淋巴组织中激活后，调节 T 细胞迁移到炎症位置。一旦重遇摄入的抗原，它们就会显示出特异的抑制作用，从而削弱 T 细胞介导免疫应答。低剂量和高剂量口服耐受不会相互排斥，而会功能叠加（Weiner et al.，2011）。

诱导抗原特异性口服耐受是治疗自身免疫性、过敏性和炎症性疾病的一种极具吸引力的治疗途径。口服耐受在治疗自身免疫性和过敏性疾病动物模型的有效性已经得到证实。例如，实验性过敏性脑脊髓炎（experimental allergic encephalomyelitis，EAE）、关节炎（arthritis）、糖尿病、葡萄膜炎（uveitis）、气道中嗜酸粒性细胞增多和过敏及食物过敏（Weiner et al.，2011）。口服耐受在人体中也进行了研究。活动期类风湿性关节炎（rheumatoid arthritis，RA）患者可用 dnaJP1。dnaJP1 是一种 15mer 显性表位的热休克蛋白，尽管它不直接诱发疾病，但是人们认为它参与了类风湿性关节炎（RA）的发病机制。经过 6 个月的治疗，服用 dnaJP1 进行治疗的患者显示出 T 细胞生成的肿瘤坏死因子（tumour necrosis factor，TNF）显著降低，T 细胞生成的白介素-10 增加的趋势。这表明口服耐受对疾病的治疗有积极的作用（Park et al.，2009；Koffeman et al.，2009）。另外一个人体试验是口服胰岛素预防 1 型糖尿病（T1D）[糖尿病预防试验 10（DPT-10）]。尽管从最初的结果看，口服胰岛素和安慰剂组没有区别，但是在口服胰岛素预防试验中，一组具有高度胰岛素自身抗体的个体明显有好几年的病程延迟（$P=0.01$），而且已经计划了后续研究（Skyler，2008；Weiner et al.，2011）。口服耐受也已在食物过敏领域进行了研究。Clark 等于 2009 年报道了花生粉口服给药诱导对花生蛋白的临床耐受，从而保护对花生过敏的儿童免于发展成严重性花生过敏。

口服耐受成为治疗人自身免疫性疾病和过敏的一种临床疗法，可能需要使用黏膜佐剂来增强口服耐受诱导的功效（Faria and Weiner，2006；Weiner et al.，2011）。近期研究证实经基因工程修饰而分泌卵清蛋白（ovalbumin，OVA）或白介素-10 的乳酸乳球菌（Lactococcus lactis）细胞的口服给药可增强小鼠的口服耐受（Huibregtse et al.，2007；Frossard et al.，2007）。抗原结合霍乱毒素 B 亚单位（cholera toxin B subunit，CTB）的口腔、鼻腔或舌下给药也被证实可增强黏膜耐受（Sun et al.，2010）。霍乱毒素 B 亚单位通过结合神经节苷脂（GM1 ganglioside）和诱导调节细胞促进了黏膜对抗原的吸收和向抗原递呈细胞的传递（Sun et al.，2010；Weiner et al.，2011）。

2.3 转基因植物表达的疫苗作为口服耐受诱导的一种新型策略

口服耐受诱导需要重复摄入大量的自身抗原或过敏原。成本是口服耐受临床应用的一个主要考虑因素。因此，有必要研发这样一种外源蛋白表达系统，即能够以可负担的成本、生产足量的重组自身抗原或过敏原。尽管基于细胞培养的传统表达系统能够生产足量的重组蛋白，但这些系统并不具有成本效益，部分原因是从这些系统获得的重组治疗蛋白在使用之前需要纯化。下游蛋白纯化和加工是一个复杂、劳动强度高而且费用高昂的过程。这个过程可以使任何生产系统丧失经济优势。利用转基因植物表达蛋白获得口服耐受策略具有相当大的临床应用吸引力。这不仅归因于其高效，而且由于其生产和运输过程操作简单、成本低及没有被人病原污染的风险。如果利用可食植物获得口服耐受还可以增加患者的接受度。植物源疫苗的免疫应答增强也表明，对于胃肠道消化而言，植物表达的重组蛋白的稳定性得到了提高。现在不断有证据证实，封闭于植物细胞内的外源蛋白在胃里受到植物细胞生物胶囊的保护（Verma et al.，2010）。

目前，人们正在开发核转基因植物和叶绿体转基因植物，来表达重组自身抗原和过敏原通过口服给药途径诱导耐受。通过使用农杆菌（*Agrobacterium*）介导法或者基因枪方法转化植物细胞核基因组已成为植物研究的常规方法。现在有相当多的植物种类能够并且易于转化和再生（Tzfira and Citovsky，2006）。使用核转基因植物作为表达平台的主要优势是它具有灵活性，并且仅仅通过扩大生物工程作物的种植面积就可以扩大生产规模从而高效实现重组蛋白的扩大生产。另外一个优势是，重组蛋白可进行长期、持续地生产，却几乎不需要任何生产上的再投入，因为外源基因已经稳定地融合到宿主植株的核基因组中，并被遗传到下一代。进而，同样稳定和可预测的转基因表达会在后代中延续。此外，核转基因植物中外源蛋白的合成可以准确地靶向定位在可食植物组织器官上，如叶片、种子和果实。由此，就可以生产出可口服产品进行口服给药。然而，使用核转化植物进行蛋白质生产的局限性在于相对较低的重组蛋白积累水平。一般的表达水平在总可溶性蛋白（total soluble protein，TSP）的 0.0001%～1%（Tremblay et al.，2010）。

叶绿体转化植物也可以成为生产自身抗原和抗敏原的一个经济来源。叶绿体作为生物反应器的主要优势之一是具有进行大量重组蛋白积累的潜力。一个普通的烟草叶片细胞内包含 100 多个叶绿体，而每个叶绿体又含有高于 100 个基因组的拷贝。因此任何导入外源基因的拷贝数都能以单位细胞中 1 万份的数量级扩增，从而获得高产量的外源蛋白（Chebolu and Daniell，2009）。叶绿体生物反应器的其他优势还包括：高度的转基因安全性、不发生在核转基因植物中易出现的基因沉默和位置效应，以及在单一转化事件中表达多基因（转基因叠加）的能力（Chebolu and Daniell，2009）。但是，植物叶绿体生产重组蛋白的局限性在于，它如同细菌一样，不能完成对于蛋白质正确折叠和发挥功能所必需的糖基化。

最近，单细胞绿藻莱茵衣藻（*Chlamydomonas reinhardtii*）的叶绿体作为生产自身抗原和其他治疗蛋白的一种新型生物反应器已经日益受到关注（Wang et al.，2008）。与其他叶绿体转基因植物相比，叶绿体转基因海藻作为生物反应器，除了具备叶绿体转基因植物的优势外，还具有其他几项优势。微藻类，如莱茵衣藻，比其他任何陆生或水生植物生长和繁殖得都快。在大约 8h 内生物量就可以翻一番。微藻无毒、无污染，因此无论是进行规模培养还是商业开发都是环保的。另外，与生成转基因质体植物所需要的时间相比，生成转基因海藻所需的时间明显缩短。总的来说，稳定的转基因质体海藻系 3 周之内就能生成，另外再需 4～6 周的时间就有可能扩大规模，大量生产（Franklin and Mayfield，2004；Rasala and Mayfield，2011）。此外，莱茵衣藻富含基本的氨基酸和蛋白质，而且蛋白质含量高达其干重的 25%（Franklin and Mayfield，2004）。这些属性及绿藻被美国食品和药物管理局（US Food and Drug Administration，FDA）鉴定为人类公认的消费安全物质（generally regarded as safe，GARS）的事实，都使莱茵衣藻成为口服诱导耐受的一种极富吸引力的生产系统。

2.4 利用转基因植物表达糖尿病相关自身抗原治疗 1 型糖尿病

1 型糖尿病（type 1 diabetes，T1D）是一种慢性、自身免疫性疾病。发病机制是胰岛

中生产胰岛素的 β 细胞的自身耐受性受损，导致了葡萄糖动态平衡机制损害（Eisenbarth，2004）。尽管胰岛素替代疗法已经把 1 型糖尿病从一种致命疾病转变成了一种慢性病，但是它仍然具有较高的发病率。糖尿病并发症可以导致肾衰竭、失明、截肢及增加大血管病变风险。强化胰岛素治疗会伴有与低血糖有关的不良事件发生（Arabi et al.，2009）。普遍认为自身耐受性的修复是预防和治愈 1 型糖尿病最令人满意的解决方案。大量 β 细胞特异性自身抗原已经得到鉴定，包括谷氨酸脱羧酶（glutamic acid decarboxylase，GAD）、胰岛素、胰岛瘤相关抗原（insulinom-aassociated antigen，IA-2）和热休克蛋白 60（heat shock protein 60，Hsp60）（Eisenbarth，2004；Jasiniski and Eisenbarth，2005）。鉴定胰岛细胞抗原有希望成为 1 型糖尿病抗原特异性免疫治疗的目标。

2.4.1 利用转基因植物表达谷氨酸脱羧酶（GAD）并通过黏膜给药途径诱导口服耐受

谷氨酸脱羧酶（GAD）是公认的 1 型糖尿病早期主要的胰岛自身抗原。谷氨酸脱羧酶有两种异构体，谷氨酸脱羧酶 65 和谷氨酸脱羧酶 67，而且两者都同 1 型糖尿病有关（Bu et al.，1992；Elliott et al.，1994）。大鼠和人胰岛主要表达谷氨酸脱羧酶 65，而小鼠胰岛则主要表达谷氨酸脱羧酶 67（Elliott et al.，1994）。本书作者研究组首次证实，转基因植物可以作为一种新型策略以诱导抗原特异性口服耐受，治疗非肥胖型糖尿病（non-obese diabetic，NOD）小鼠的 1 型糖尿病。最初，我们培育了表达小鼠谷氨酸脱羧酶（GAD）67 的转基因烟草和马铃薯，其表达水平最高达总可溶性蛋白的 0.4%（Ma et al.，1997）。为了证实谷氨酸脱羧酶的特异性口服耐受可以通过口服含有谷氨酸脱羧酶 67 转基因植物获得诱导，用含谷氨酸脱羧酶 67 转基因马铃薯块茎或烟草叶片组织作为膳食补充剂喂食 5 周龄雌性非肥胖型糖尿病幼鼠 7 个月。对照组小鼠接受了相同剂量空载体转化的烟草或马铃薯组织。结果发现，喂食含有谷氨酸脱羧酶 67 植物组织的小鼠无糖尿病指征，而喂食对照植物组织的小鼠却没能幸免糖尿病的侵害。这种保护是与抑制谷氨酸脱羧酶反应特异性脾脏 T 细胞增殖有关，而且也与 Th1 向 Th2 迁移有关。

随后我们培育了表达人谷氨酸脱羧酶 65 的转基因烟草（Ma et al.，2004）。与谷氨酸脱羧酶 67 在植物中的表达相比，人谷氨酸脱羧酶 65 的积累水平较低（为总可溶性蛋白的 0.04%）。每只小鼠每天口服喂养 8～10μg 含谷氨酸脱羧酶 65 的植物组织，不能保护非肥胖型糖尿病小鼠免受糖尿病的侵害。为了增加对谷氨酸脱羧酶 65 的口服耐受，我们另外培育了表达抗炎 Th2 细胞因子白介素-4 的转基因植物作为黏膜佐剂使用。每只小鼠每天同时口服喂养 1～2μg 含白介素-4 的植物组织，可抑制非肥胖型糖尿病小鼠的糖尿病。这表明了白介素-4 在增强口服耐受诱导中的有效性，尤其是在转基因植物系统中获得低表达水平的重组自身抗原的情况下。脾脏中细胞分泌细胞因子的频率分析表明，在喂养白介素-4+谷氨酸脱羧酶 65 植物的小鼠中，白介素-4/IFN-γ 分泌细胞的比率显著提高，而在对照组中没有改变，表明了从 Th1/Th2 平衡向 Th2 占优势的方面转移。而且，过继性转移（adoptive transfer）实验的结果表明，白介素-4+谷氨酸脱羧酶 65 植物喂养的小鼠免受患糖尿病的侵害与调节 T 细胞的诱导有关。

2.4.2　利用转基因植物表达胰岛素通过黏膜给药途径诱导口服耐受

胰岛素是另外一种重要的 1 型糖尿病早期自身抗原（Jasinski and Eisenbarth，2005；Zhang and Eisenbarth，2011）。1998 年，Arkawa 等培育了转人胰岛素原与霍乱毒素 B 亚单位融合（CTB-INS）基因的马铃薯植株。与霍乱毒素 B 亚单位的融合是为了增强对胰岛素口服耐受的诱导。植物生产的融合蛋白保留了霍乱毒素 B 亚单位的 GM1 神经节苷脂结合活性及胰岛素的抗原性。用含毫克剂量 CTB-INS 融合蛋白的转基因马铃薯块茎喂养非肥胖型糖尿病小鼠，小鼠的胰腺炎症状减轻并且糖尿病的临床进展减缓。而仅表达胰岛素或仅表达霍乱毒素 B 亚单位蛋白的转基因马铃薯块茎喂养的对照组小鼠则没有幸免糖尿病的侵害。

Ruhlman 等于 2007 年报道了他们在莴苣和烟草叶绿体中表达融合霍乱毒素 B 亚单位的人胰岛素原（proinsulin fused to CTB，CTB-Pins）。在烟草中的积累水平高达总可溶性蛋白的 16%，而在莴苣中的积累水平则高达总可溶性蛋白的 2.5%。在一个短期喂养的研究中，给 5 周龄的雌性非肥胖型糖尿病小鼠每周喂食 8mg 表达融合霍乱毒素 B 亚单位的人胰岛素原（CTB-Pins）的植物组织，共喂食 7 周；以喂食表达霍乱毒素 B 亚单位融合的绿色荧光蛋白（CTB-green fluorescent protein，CTB-GFP），或干扰素融合的绿色荧光蛋白（interferon-GFP，IFN-GFP），或未转基因的烟草叶片为阴性对照。组织学分析显示，与对照组小鼠相比，接受融合霍乱毒素 B 亚单位的人胰岛素原（CTB-Pins）治疗的小鼠胰岛中淋巴细胞浸润降低。此外，在融合霍乱毒素 B 亚单位的人胰岛素原治疗的非肥胖型糖尿病小鼠的胰腺中观测到免疫抑制因子表达增加，如白介素-4 和白介素-10。除了免疫球蛋白 IgG2a，IgG1 的血清水平在融合霍乱毒素 B 亚单位的人胰岛素原治疗的小鼠中也有所提高。总之，融合霍乱毒素 B 亚单位的人胰岛素原治疗的小鼠中，对胰腺胰岛炎的预防很可能是由于 Th2 淋巴细胞介导的口服耐受诱导的。

2.5　利用转基因植物表达关节炎相关抗原治疗关节炎

类风湿性关节炎（RA）是一种导致慢性关节炎症的自身免疫系统疾病。类风湿性关节炎也会引发关节周围组织的炎症，以及体内其他器官的炎症。在类风湿性关节炎患者的体内已经明确了许多目标抗原，如 II 型胶原蛋白（type II collagen，C II）、人软骨细胞糖蛋白 39 和热休克蛋白家族中的部分成员（Lchim et al.，2008）。迄今，干预治疗都与炎症过程的非抗原特异性抑制有关，这样就引发了对感染敏感性增加的担忧。口服耐受诱导为类风湿性关节炎的治疗带来了新希望——抗原特异性免疫疗法。

2.5.1　利用转基因植物表达 II 型胶原肽通过黏膜给药途径诱导口服耐受

2008 年，Hashizume 等在转基因水稻中表达了一种融合蛋白。该蛋白质由谷蛋白和一个含有人 T 细胞表位的 C II$_{250-257}$ 肽的 4 个串联重复序列（GluA-4XC II$_{250-270}$）组成。并通过喂饲试验证明转基因水稻种子经口服给药是否能够在类风湿性关节炎（RA）小鼠模型中对抗类风湿性关节炎。在这些试验中，DBA/1 小鼠在免疫接种 II 型胶原蛋白（C II）之前被喂食了 2 周的转基因水稻或野生型水稻。每天每只小鼠平均摄取大约 25μg 的 C II$_{250-270}$ 肽作为日常饮食。转 GluA-4XC II$_{250-270}$ 基因水稻治疗的小鼠在对 II 型胶原蛋白（C II）应答时，显示出较低的血清特异性 IgG2a 的延迟。

2.5.2 利用转基因植物表达分枝杆菌热休克蛋白（Hsp）65 通过黏膜给药途径诱导口服耐受

热休克蛋白（Hsp）是一组保守性较强的蛋白质，作为胞内分子伴侣在应激胁迫条件被诱导。近期的研究已经证明热休克蛋白为类风湿性关节炎的一种自身抗原（Massa et al.，2007）。为了开发一种以植物为基础的系统生产治疗类风湿性关节炎的新型口服抗原疗法，Rodriguez-Narciso 等于 2011 年在烟草中表达了重组分枝杆菌热休克蛋白 65，并检测了口服给药后植物生产的热休克蛋白 65 在治疗路易斯鼠佐剂性关节炎中的潜在作用。结果显示，用转基因烟草叶片组织喂食由结核分枝杆菌诱导的路易斯关节炎鼠，每天每只鼠喂食含 10μg 热休克蛋白 65 的转基因叶片组织，10 天后，极大地促进了体重的恢复并减轻了关节炎的症状。

2.6 利用转基因植物表达过敏原通过口服耐受治疗过敏性疾病

过敏性疾病已经成为世界上最重要的健康问题之一。过敏性疾病是对 Th2 介导的免疫应答所驱动的无害抗原产生不适当的免疫反应。目前，用于控制过敏性疾病的主要疗法是糖皮质激素。这些类固醇激素是无选择性地发挥作用，而且它们的长期使用会引起大量的不良反应，如增加感染风险（Moghadam-Kia and Werth，2010）。过敏原特异性免疫治疗（脱敏法）被认为是治疗过敏性疾病的首选方法。特异性抗原免疫治疗的一个主要问题是目前用于疫苗接种的过敏原提取物为未分级普通制剂（Neiderberger and Valenta，2004），夹杂非过敏性成分可能诱导出新的过敏反应。基于重组过敏原的免疫治疗会改善现有免疫疗法的应用，也许还会为预防接种带来可能。利用表达特异性重组过敏原的转基因植物的黏膜给药诱导口服耐受来治疗过敏性疾病，为抗过敏提供了一种新型、有效的治疗策略。

2.6.1 利用转基因植物表达全长抗原通过黏膜给药途径诱导口服耐受

向日葵种子中富含甲硫氨酸的 2S 白蛋白（2S albumin，SSA）是一种 IgE 结合蛋白，已被确认为向日葵种子中主要的过敏原（Asero et al.，2002）。Smart 等于 2003 年培育了能合成 2S 白蛋白的转基因羽扁豆，并研究了 2S 白蛋白羽扁豆的口服给药是否能够阻止实验性哮喘的病程进展。结果口服 2S 白蛋白羽扁豆子粉减轻了黏液分泌过多和肺部嗜酸性炎症，并且在过敏性气道疾病的小鼠模型中，后续的由于过敏原暴露导致的气道高反应性也被减轻。实验性哮喘的抑制与 CD4$^+$T 细胞中衍生的 IFN-γ 和白介素-10 的生成有关，也与 CD4$^+$CD45^{low} 调节 T 细胞的诱导有关。此项工作为以植物为基础的过敏性疾病的新治疗策略提供了概念的验证。

2011 年，Lee 等在转基因烟草中表达了 Der p2 蛋白来诱导口服耐受，以此作为一种治疗室内尘螨诱发的呼吸道过敏的策略。Der p2 是来自室内尘螨的主要种系，是一种主要过敏原，通过激活呼吸道细胞引发哮喘的主要诱导物（Smith et al.，2001）。为了确认效果，用从 Der p2 转基因植物中提取的总蛋白喂食小鼠，每天一次，共喂食 6 天。Der p2 治疗的小鼠呈现出了血清 Der p2 特异性 IgE 和 IgG1 滴度降低，支气管肺泡液中白介素-5（IL-5）和嗜酸细胞活化趋化因子水平降低，以及侵入呼吸道的嗜酸性粒细胞浸润减少。含有总蛋白的 Der p2 治疗的小鼠，其高敏反应也有所减轻。但是在纵隔淋巴结和肠系膜淋巴结中的 CD4+CD5+Foxp3+调节 T 细胞的数量被大幅提升。此外，经酵母生产的重组 Der p2 刺激，由烟草表达的 Der p2 蛋白治疗的小鼠的离体脾细胞增殖被抑制且白介素-10分泌增加。

2.6.2　利用转基因水稻表达过敏原特异性 T 细胞表位蛋白通过黏膜给药途径诱导口服耐受

2005 年，Takagi 等培育了表达与大豆种子球蛋白融合的日本雪杉花粉过敏原 [Japanese cedar（*Cryptomeria japonica*）pollen allergens，Cry j I 和 Cry j II]小鼠显性 T 细胞表位肽的转基因水稻。动物研究表明，口服转基因水稻种子抑制了过敏原特异性 CD4$^+$T 细胞的增殖活性，降低了血清 IgE 的水平，并且减轻了临床过敏症状，如小鼠打喷嚏。另外，Th2 细胞因子如 IL-4、IL-5 和 IL-13 水平及 IgE 介导的组胺释放水平在小鼠体内均显著降低。2007 年，他们还培育了表达日本雪杉花粉过敏原（Cry j I 和 Cry j II）的人显性 T 细胞表位肽的转基因水稻（Takaiwa，2007）。

为了进一步加强水稻种子表达的疫苗在诱导抗过敏口服耐受的有效性，Takagi 等又在水稻种子中将日本雪杉花粉过敏原（Cry j I 和 Cry j II）的 T 细胞识别表位与具有黏膜佐剂功能的霍乱毒素 B 亚单位融合表达（Takagi et al.，2008）。结果证实，用含有霍乱毒素 B 亚单位融合 T 细胞识别表位的水稻种子喂食小鼠抑制了过敏特异性 IgE 反应和花粉诱导的临床症状，同喂食 T 细胞识别表位与水稻谷氨酸融合表达的水稻种子的对照组小鼠相比，为达到同样的治疗效果，前者的剂量低于后者 50 倍。

Suzuki 等于 2011 年报道，在转基因水稻中生产了一种亚单位疫苗，用于口服耐受诱导治疗哮喘。该疫苗是一种尘螨过敏原（Der p 1）的片段（p45-145），而该片段内含免疫显性的人或小鼠 T 细胞识别表位。用转基因水稻种子喂食小鼠，对其进行预防性口服疫苗接种后，降低了过敏原特异性 IgE 和 IgG 的血清水平。过敏原诱导的 CD4$^+$ T 细胞的增殖和 Th2 细胞因子的体外产生，嗜酸性粒细胞、中性粒细胞和单核细胞侵入呼吸道，以及支气管高敏反应都通过口服疫苗接种得到抑制。通过水稻衍生的疫苗诱导免疫应答具有抗原特异性，因为在对照抗原 Der f 2 或者卵清蛋白免疫的小鼠体内，特异性 IgE 和 IgG 的水平没有通过口服表达 Der p 1 的转基因水稻疫苗接种而得到有效抑制。

2.7 利用转基因植物表达白介素-10 通过口服给药 途径治疗炎性肠道疾病（IBD）

炎性肠道疾病（inflammatory bowel disease，IBD），包括克隆氏症（Crohn's disease，CD）和溃疡性结肠炎（ulcerative colitis，UC），是一种以反复发作为特征的胃肠道不同位置发生的慢性炎症疾病，由于炎症而导致腹泻、腹痛（Kozuch and Hanauer，2008）。该炎症是由胃肠道黏膜中 T 细胞介导的免疫反应引起的。尚不明确真正的病因，但证据显示炎性肠道疾病炎性肠道疾病可能是由于遗传性易感宿主中肠道菌群的免疫耐受受损导致的，受损的免疫耐受产生一种不适当的免疫反应，导致以克隆氏症和溃疡性结肠炎为特征的慢性炎症过程（Bouma and Strober，2003）。克隆氏症和溃疡性结肠炎两者的特点都是通过产生 IL-1、IL-6 和肿瘤坏死因子-a（tumour necrosis factor-alpha，TNF-a）等前炎细胞因子来激活巨噬细胞和树突状细胞（Bouma and Strober，2003；Balding et al.，2004）。目前，没有治愈疗法，治疗主要致力于抑制炎症反应。使用抗肿瘤坏死因子-a 抗体的治疗虽然取得了一些成绩，但是这种治疗方法的局限性、高额的费用和传统的免疫抑制药物的副作用，都增强了人们对新型治疗策略的迫切需求（Kalischuk and Buret，2010）。

2007 年，Menassa 等在转基因烟草植株中表达了人白介素-10，并且在动物结肠炎模型中，研究了植物表达的细胞因子作为治疗炎性肠道疾病的肠道疗法所具有的潜力。白介素-10 是一种强效抗炎因子，用于治疗多种自身免疫性和炎性疾病（Beebe et al.，2002）。敲除白介素-10（IL-10$^{-/-}$）且患有自发性结肠炎的小鼠被用于试验，每天每只小鼠喂食 9μg 表达人白介素-10 的烟草叶片组织，共喂食 4 周。与对照组相比，白介素-10 治疗组小鼠结肠炎得到缓解，体内炎症部位肿瘤坏死因子-a 表达下调。肠道组织大幅度地改善（$P=0.002$）。这与小肠肿瘤坏死因子-a 的 mRNA 水平下降和 IL-2 及 IL-1β 的 mRNA 水平提高相关。

2009 年，Bortesi 等在转基因烟草中表达了病毒和小鼠白介素-10。体外特征显示，这两种植物生产的分子都形成了稳定的二聚体，而且都能在小鼠巨噬细胞中激活白介素-10 的信号通路和诱导特异性抗炎反应。他们的远期目标是要通过口服植物生产的白介素-10 治疗 1 型糖尿病和其他炎症性疾病。

2.8 小 结

越来越多的证据已经证明口服耐受诱导在治疗自身免疫疾病、过敏、器官移植排斥反应和许多其他炎症性疾病中的治疗价值。使用转基因植物作为一种口服耐受诱导策略具有很多的优势，包括生产和给药途径简单、成本低等。利用转基因植物表达重组自身抗原和过敏原通过肠黏膜给药途径诱导口服耐受的数量在不断增加。人们使用多种方法来进一步提高基于转基因植物的口服耐受诱导的效率。其中一种是，提高转基因植物中重组自身抗原或过敏原的产量。因为这可以在不增加转基因植物组织消耗数量的情况下增加目的蛋白的摄入量。Morandini 等于 2011 年报道，在转基因植物中可以高水平地表达谷氨酸脱羧酶 65。它们在拟南芥种子中表达时，表达量达到了总可溶性蛋白的 7.7%。另一种方法是，把自身抗原或过敏原作为融合蛋白表达，融合蛋白包含一个黏膜摄入增强分子，如人血清运铁蛋白，它可以提高植物生产的目的蛋白黏膜摄入的效率（Brandsma et al.，2010）。相信使用转基因植物诱导口服耐受治疗自身免疫性疾病、过敏和其他许多炎症性疾病极具希望。

参 考 文 献

Arabi YM, Tamim HM, Rishu AH (2009) Hypoglycemia with intensive insulin therapy in critically ill patients: predisposing factors and association with mortality. Crit Care Med 37(9): 2536–2544

Arakawa T, Yu J, Chong DK, Hough J, Engen PC, Langridge WH (1998) A plant-based cholera toxin B subunit-insulin fusion protein protects against the development of autoimmune diabetes. Nat Biotechnol 16(10):934–938

Asero R, Mistrello G, Roncarolo D, Amato S (2002) Allergenic similarity of 2S albumins. Allergy 57(1):62–63

Balding J, Livingstone WJ, Conroy J, Mynett-Johnson L, Weir DG, Mahmud N, Smith OP (2004) Inflammatory bowel disease: the role of inflammatory cytokine gene polymorphisms. Mediators Inflamm 13(3):181–187

Beebe AM, Cua DJ, de Waal MR (2002) The role of interleukin-10 in autoimmune disease: systemic lupus erythematosus (SLE) and multiple sclerosis (MS). Cytokine Growth Factor Rev 13(4–5):403–412

Bortesi L, Rossato M, Schuster F, Raven N, Stadlmann J, Avesani L, Falorni A, Bazzoni F, Bock R, Schillberg S, Pezzotti M (2009) Viral and murine interleukin-10 are correctly processed and retain their biological activity when produced in tobacco. BMC Biotechnol 9:22

Bouma G, Strober W (2003) The immunological and genetic basis of inflammatory bowel disease. Nat Rev Immunol 3(7):521–533

Brandsma ME, Diao H, Wang X, Kohalmi SE, Jevnikar AM, Ma S (2010) Plant-derived recombinant human serum transferrin demonstrates multiple functions. Plant Biotechnol J 8(4):489–505

Bu DF, Erlander MG, Hitz BC, Tillakaratne NJ, Kaufman DL, Wagner-McPherson CB, Evans GA, Tobin AJ (1992) Two human glutamate decarboxylases, 65-kDa GAD and 67-kDa GAD, are each encoded by a single gene. Proc Natl Acad Sci USA 89(6):2115–2119

Chebolu S, Daniell H (2009) Chloroplast-derived vaccine antigens and biopharmaceuticals: expression, folding, assembly and functionality. Curr Top Microbiol Immunol 332:33–54

Clark AT, Islam S, King Y, Deighton J, Anagnos- tou K, Ewan PW (2009) Successful oral tolerance induction in severe peanut allergy. Allergy 64(8):1218–1220

Douthwaite J, Jermutus L (2006) Exploiting directed evolution for the discovery of biologicals. Curr Opin Drug Discov Dev 9(2):269–275

Dove A (2002) Uncorking the biomanufacturing bottleneck. Nat Biotechnol 20(8):777–779

Eisenbarth GS (2004) Type 1 diabetes: molecular, cellular and clinical immunology. Adv Exp Med Biol 552:306–310

Elliott JF, Qin HY, Bhatti S, Smith DK, Singh RK, Dillon T, Lauzon J, Singh B (1994) Immunization with the larger isoform of mouse glutamic acid decarboxylase (GAD67) prevents autoimmune diabetes in NOD mice. Diabetes 43(12):1494–1499

Faria AM, Weiner HL (2006) Oral tolerance: therapeutic implications for autoimmune diseases. Clin Dev Immunol 13(2–4):143–157

Franklin SE, Mayfield SP (2004) Prospects for molecular farming in the green alga Chlamydomonas. Curr Opin Plant Biol 7(2):159–165

Frossard CP, Steidler L, Eigenmann PA (2007) Oral administration of an IL-10-secreting Lactococcus lactis strain prevents food-induced IgE sensitization. J Allergy Clin Immunol 119(4):952–959

Hashizume F, Hino S, Kakehashi M, Okajima T, Nadano D, Aoki N, Matsuda T (2008) Development and evaluation of transgenic rice seeds accumulating a type II-collagen tolerogenic peptide. Transgenic Res 17(6):1117–1129

Huibregtse IL, Snoeck V, de Creus A, Braat H, De Jong EC, Van Deventer SJ, Rottiers P (2007) Induction of ovalbumin-specific tolerance by oral administration of Lactococcus lactis secreting ovalbumin. Gastroenterology 133(2):517–528

Ichim TE, Zheng X, Suzuki M, Kubo N, Zhang X, Min LR, Beduhn ME, Riordan NH, Inman RD, Min WP (2008) Antigen-specific therapy of rheumatoid arthritis. Expert Opin Biol Ther 8(2):191–199

Jasinski JM, Eisenbarth GS (2005) Insulin as a primary autoantigen for type 1A diabetes. Clin Dev Immunol 12(3):181–186

Kalischuk LD, Buret AG (2010) A role for Campylobacter jejuni-induced enteritis in inflammatory bowel disease? Am J Physiol Gastrointest Liver Physiol 298(1):G1–9

Koffeman EC, Genovese M, Amox D, Keogh E, Santana E, Matteson EL, Kavanaugh A, Molitor JA, Schiff MH, Posever JO, Bathon JM, Kivitz AJ, Samodal R, Belardi F, Dennehey C, van den Broek T, van Wijk F, Zhang X, Zieseniss P, Le T, Prakken BA, Cutter GC, Albani S (2009) Epitope-specific immunotherapy of rheumatoid arthritis: clinical responsiveness occurs with immune deviation and relies on the expression of a cluster of molecules associated with T cell tolerance in a double-blind, placebo-controlled, pilot phase II trial. Arthritis Rheum 60(11):3207–3216

Kozuch PL, Hanauer SB (2008) Treatment of inflammatory bowel disease: a review of medical therapy. World J Gastroenterol 14(3):354–377

Larché M, Wraith DC (2005) Peptide-based therapeutic vaccines for allergic and autoimmune diseases. Nat Med 11(4 Suppl):S69–S76

Lee C, Ho H, Lee K, Jeng S, Chiang B (2011) Construction of a Der p2-transgenic plant for the alleviation of airway inflammation. Cell Mol Immunol 8(5):404–414

Ma S, Zhao DL, Yin ZQ, Mukherjee R, Singh B, Qin HY, Stiller CR, Jevnikar AM (1997) Transgenic plants expressing autoantigens fed to mice to induce oral immune tolerance. Nat Med 3(7):793–796

Ma S, Huang Y, Yin Z, Menassa R, Brandle JE, Jevnikar AM (2004) Induction of oral tolerance to prevent diabetes with transgenic plants requires glutamic acid decarboxylase (GAD) and IL-4. Proc Natl Acad Sci USA 101(15):5680–5685

Massa M, Passalia M, Manzoni SM, Campanelli R, Ciardelli L, Yung GP, Kamphuis S, Pistorio A, Meli V, Sette A, Prakken B, Martini A, Albani S (2007) Differential recognition of heat-shock protein DNAJ-derived epitopes by effector and Treg cells leads to modulation of inflammation in juvenile idiopathic arthritis. Arthritis Rheum 56(5):1648–1657

Menassa R, Du C, Yin ZQ, Ma S, Poussier P, Brandle J, Jevnikar AM (2007) Therapeutic effectiveness of orally administered transgenic low-alkaloid tobacco expressing human interleukin-10 in a mouse model of colitis. Plant Biotechnol J 5(1):50–59

Moghadam-Kia S, Werth VP (2010) Prevention and treatment of systemic glucocorticoid side effects. Int J Dermatol 49(3):239–248

Morandini F, Avesani L, Bortesi L, Van Droogenbroeck B, De Wilde K, Arcalis E, Bazzoni F, Santi L, Brozzetti A, Falorni A, Stoger E, Depicker A, Pezzotti M (2011) Non-food/feed seeds as biofactories for the high-yield production of recombinant pharmaceuticals. Plant Biotechnol J. doi:10.1111/j.1467-7652.2011

Niederberger V, Valenta R (2004) Recombinant allergens for immunotherapy. Where do we stand? Curr Opin Allergy Clin Immunol 4(6):549–554

Park KS, Park MJ, Cho ML, Kwok SK, Ju JH, Ko HJ, Park SH, Kim HY (2009) Type II collagen oral tolerance: mechanism and role in ollagen-induced arthritis and rheumatoid arthritis. Mod Rheumatol 19(6):581–589

Paul M, Ma JK (2011) Plant made pharmaceuticals: leading products and production platforms. Biotechnol Appl Biochem 58(1):58–67

Penney CA, Thomas DR, Deen SS, Walmsley AM (2011) Plant-made vaccines in support of the Millennium Development Goals. Plant Cell Rep 30(5):789–798

Rasala BA, Mayfield SP (2011) The microalga Chlamydomonas reinhardtii as a platform for the production of human protein therapeutics. Bioeng Bugs 2(1):50–54

Rodríguez-Narciso C, Pérez-Tapia M, Rangel-Cano RM, Silva CL, Meckes-Fisher M, Salgado-Garciglia R, Estrada-Parra S, López-Gómez R, Estrada-García I (2011) Expression of Mycobacterium leprae HSP65 in tobacco and its effectiveness as an oral treatment in adjuvant-induced arthritis. Transgenic Res 20(2):221–229

Ruhlman T, Ahangari R, Devine A, Samsam M, Daniell H (2007) Expression of cholera toxin B-proinsulin fusion protein in lettuce and tobacco chloroplasts – oral administration protects against development of insulitis in non-obese diabetic mice. Plant Biotechnol J 5(4):495–510

Skyler JS (2008) Update on worldwide efforts to prevent type 1 diabetes. Ann N Y Acad Sci 1150: 190–196

Smart V, Foster PS, Rothenberg ME, Higgins TJ, Hogan SP (2003) A plant-based allergy vaccine suppresses experimental asthma via an IFN-gamma and CD4+CD45RBlow T cell-dependent mechanism. J Immunol 171(4):2116–2126

Smith AM, Benjamin DC, Hozic N, Derewenda U, Smith WA, Thomas WR, Gafvelin G, van Hage-Hamsten M, Chapman MD (2001) The molecular basis of antigenic cross-reactivity between the group 2 mite allergens. J Allergy Clin Immunol 107(6):977–984

Sun JB, Czerkinsky C, Holmgren J (2010) Mucosally induced immunological tolerance, regulatory T cells and the adjuvant effect by cholera toxin B subunit. Scand J Immunol 71(1):1–11

Suzuki K, Kaminuma O, Yang L, Takai T, Mori A, Umezu-Goto M, Ohtomo T, Ohmachi Y, Noda Y, Hirose S, Okumura K, Ogawa H, Takada K, Hirasawa M, Hiroi T, Takaiwa F (2011) Prevention of allergic asthma by vaccination with transgenic rice seed expressing mite allergen: induction of allergen-specific oral tolerance without bystander suppression. Plant Biotechnol J. doi:10.1111/j.1467-7652.2011

Takagi H, Hiroi T, Yang L, Tada Y, Yuki Y, Takamura K, Ishimitsu R, Kawauchi H, Kiyono H, Takaiwa F (2005) A rice-based edible vaccine expressing multiple T cell epitopes induces oral tolerance for inhibition of Th2-mediated IgE responses. Proc Natl Acad Sci USA 102(48): 17525–17530

Takagi H et al (2008) Efficient induction of oral tolerance by fusing cholera toxin B subunit with allergen-specific T-cell epitopes accumulated in rice seed. Vaccine 26:6027–6030

Takaiwa F (2007) A rice-based edible vaccine expressing multiple T-cell epitopes to induce oral tolerance and inhibit allergy. Immunol Allergy Clin North Am 27(1):129–139

Tremblay R, Wang D, Jevnikar AM, Ma S (2010) Tobacco, a highly efficient green bioreactor for production of therapeutic proteins. Biotechnol Adv 28:214–221

Tzfira T, Citovsky V (2006) Agrobacterium-mediated genetic transformation of plants: biology and biotechnology. Curr Opin Biotechnol 17:147–154

Verma D, Moghimi B, LoDuca PA, Singh HD, Hoffman BE, Herzog RW, Daniell H (2010) Oral delivery of bioencapsulated coagulation factor IX prevents inhibitor formation and fatal anaphylaxis in hemophilia B mice. Proc Natl Acad Sci USA 107(15):7101–7106

Wang X, Brandsma M, Tremblay R, Maxwell D, Jevnikar AM, Huner N, Ma S (2008) A novel expression platform for the production of diabetes-associated autoantigen human glutamic acid decarboxylase (hGAD65). BMC Biotechnol 8:87

Weiner HL, da Cunha AP, Quintana F, Wu H (2011) Oral tolerance. Immunol Rev 241(1): 241–259

Zhang L, Eisenbarth GS (2011) Prediction and prevention of Type 1 diabetes mellitus. J Diabetes 3(1):48–57

第3章　利用植物细胞悬浮培养生物反应器生产重组蛋白

Ting-Kuo Huang，Karen A. McDonald

摘要　为满足日益扩大的药用市场和工业市场的需求，重组蛋白生产所需要的生物制造能力越来越受到重视，从而引发了蛋白表达新平台的开发，以此来满足在蛋白质产量、产品质量及其生产成本等方面的需要。在过去几十年里，使用植物细胞表达系统（整株植物及体外植物细胞、器官和组织培养）的分子药田经过研究证实，其可以作为大规模生产重组蛋白的一种选择。与微生物发酵法和哺乳动物细胞培养相比，在固有的安全性、生物制造的成本效益及翻译后修饰能力等方面，利用植物细胞悬浮培养生物反应器的分子药田具有绝对优势。本章将讨论以植物细胞悬浮培养生物反应器为基础的分子药田生产重组蛋白的研发现状、技术特性、商业化及未来前景。

3.1　引　　言

2007 年，全球用于临床治疗的重组药用蛋白产品市场规模达到了 860 亿美元，预计在 2013 年会达到 1600 亿美元，年增长率 11%。由于日益扩大的市场需求和工业重组蛋白的更广泛应用，重组蛋白产品的大规模生物生产已经成为人们关注的一个重点论题。由此引发了新型蛋白表达平台和新兴技术的开发。例如，除哺乳动物细胞培养和微生物发酵法之外，又开发了利用转基因动物和植物的分子药田生物生产平台（Demain and Vaishnav，2009；Hacker et al.，2009）。

植物分子药田，指的是在转化的植物细胞或者转基因植物中，大规模生产重组蛋白，包括植物生产的药用蛋白（plant-made pharmaceuticals，PMP）和植物生产的工业蛋白（plant-made industrial protein，PMIP）。在过去的 20 年里，人们把分子药田作为一种备选、经济的重组蛋白生物生产平台进行了研究，包括转基因植物、转质体（叶绿体）植物，以及通过农杆菌侵染法在植物和植物组织中的瞬时表达、病毒感染植物、植物组织和器官培养及植物细胞悬浮培养（Obembe et al.，2011）。与传统的微生物和哺乳动物细胞表达系统相比，植物细胞悬浮培养分子药田具有突出的优势，包括：①固有的安全性（植物细胞不繁殖哺乳动物病毒和病原体，并且需在不含动物源成分的培养基中进行培养，这些都是治疗产品中要考虑的重要因素）；②经济有效的生物生产使生产成本降低（Shadwick and Doran，2005）；③蛋白质翻译后修饰能力（例如，与哺乳动物细胞相比，在 N-聚糖结构方面，能够生产出与其天然结构相似的糖蛋白）（Comord et al.，2010）。

在经济型、重组蛋白生产的可持续性方面，尤其对于生物制药的生产来讲，完全封闭的生物反应器系统中植物细胞悬浮培养比利用整株植物的分子药田有更多的优势（Franconi et al.，2010；Hellwig et al.，2004）。其中包括：①生物生产周期短，植物细胞培养过程只需几周；②在可控的生物反应器操作中产品质量的一致性及目标蛋白 N-聚糖结构的均一性（De Muynck et al.，2010；Lienard et al.，2007）；③经济有效的纯化操作和过程，尤其是纯化分泌型产品（Rawel et al.，2007）；④很少有内毒素和真菌毒素污染；⑤封闭系统中的生产平台更安全，避免了环境中的基因漂移和对食物链的潜在污染等问题（Franconi et al.，2010）；⑥易于符合动态药品生产管理规范（cGMP）的要求（Shih and Doran，2009）；等等。本章将讨论目前利用植物细胞悬浮培养生物反应器（脱分化植物细胞，如烟草、大米和胡萝卜细胞培养等）的分子药田在重组蛋白生产方面的现状和前景。

3.2　利用植物细胞悬浮培养生产重组蛋白

在过去的 50 年里，在可控制的环境条件下，体外植物细胞悬浮培养技术的开发和利用主要是用于生产有价值的药用代谢产物，如紫草素和紫杉醇（Hellwig et al.，2004）。目前，通过使用基因表达系统转化培养的植物细胞可用于表达各种重组蛋白。例如，用于治疗的重组蛋白（如单克隆抗体、抗原、疫苗、激素、生长因子和血浆蛋白等）、医用蛋白（如用于药用胶囊的明胶和胶原）及工业用蛋白（如用于生物燃料的纤维素酶、木质酶和酯酶等）（Huang and Mcdonald，2009）。本部分将讨论用于建立转基因植物细胞悬浮培养的特征、技术和方法。

3.2.1　植物细胞悬浮培养生产重组蛋白的特性

使用植物细胞培养作为生物反应器的分子药田具有以下特性：①易于基因操作的稳定转化或瞬时表达；②蛋白表达水平高；③内源蛋白酶水解活性低；④（细胞内、外的）产品稳定性高；⑤易引起表达蛋白结构和生物特性改变并使下游加工过程复杂化的次生代谢物浓度低；⑥具有翻译后修饰能力，均一的糖基化模式和正确的蛋白质折叠；⑦在生物反应器中细胞团较小，分散均匀；⑧高特异性生长速率；⑨长期稳定的可遗传细胞系和生产的稳定性，等等。

3.2.2　建立转基因植物细胞悬浮培养的方法

为了重组蛋白生产而研发的转基因植物细胞悬浮培养，尽管可以在一个独立转化事件中从初始被转化的愈伤组织中获得，但通常也可从稳定转化的植物中获得，或者通过使用农杆菌（Agrobacterium）介导转化法而产生的植物组织中获得（Offringa et al.，1990）。生长中的植物叶、根、颈或叶柄均可作为初始外植体。转基因植物外植体衍生的，初始生长在含有适合植物生长调节激素的琼脂上的愈伤组织培养，能被转移到限定的化学成分培养基中，经过不断地摇动而建立悬浮细胞培养（Rao et al.，2009）。5～14 天后，在持续摇动或搅动的液体培养基中，流体动力/机械应力导致了悬浮细胞群落的出现，包括正常细胞、死亡细胞和/或细胞碎片。初始悬浮细胞群落通常大致由 3 部分构成：①各种不同形状的自由单个细胞；②3～5 个细胞的细胞簇，20 个细胞以内的小型细胞团和 20 个细胞以上的大型细胞团；③从愈伤组织中释放出来，具有纤维形态的线状细胞群。由于流体动力的作用，细胞团的最外层被移除后散落出单个细胞。

　　一般使用（1∶1）～（1∶1.5）的稀释比（母种培养液对新鲜培养基的容积比）来维持细胞悬浮培养。使用无菌移液管（2～10mL）能获得并转移细胞组分。不同尺寸的过滤网（如 Sigma 公司的细胞分离装置）可用来分离大的细胞团，从而建立只有单细胞、细胞簇或小型细胞团的悬浮培养。60 目的筛网通常用于初始由大、小细胞团，细胞簇和单细胞构成的悬浮细胞培养，100 目的筛网用于获取细胞簇和单细胞，150 目的筛网主要用于分离单细胞。使用倒置显微镜观察可确定结构的形成，以及单细胞、细胞簇或细胞的分裂。

　　预培养阶段是通过在新鲜的培养基中接种含有单细胞和小细胞团的原始细胞群来增殖单细胞。为促进细胞的快速生长并维持细胞形态，通常需要在培养基中添加植物生长调节剂。1～2 周之后，预培养的部分（细胞和营养培养基）被转移到其他的容器或生物反应器中。通常，悬浮细胞和一些营养培养基一起从较小的生物反应器转移到较大的反应器中，使得悬浮细胞数量的不断增加。用于优化重组蛋白生产的生物反应器操作将在随后的章节中进行讨论。对于一些植物种属来说，最初在液体培养基中只有活跃的单细胞，初始生长后不久，很快发育成为各种尺寸大小不一的细胞团，同时并存的还有一些自由悬浮细胞。细胞团的大小分布和单细胞形态是优化生物反应器的重要考虑因素。

　　继代培养经常以 1～2 周的间隔进行，与新鲜培养基的稀释比为（1∶5）～（1∶10），目的是在健康、活跃的条件下维持悬浮的植物细胞，以建立长期细胞悬浮培养。对于每个种属，最佳稀释比（或接种比）和继代培养次数要通过实验来决定。

3.2.3　转基因本氏烟草细胞悬浮培养

3.2.3.1　植物细胞的转化及其培养基

　　图 3-1 所示为转基因烟草植株、转基因烟草悬浮细胞培养和在烟草悬浮培养细胞中进行瞬时表达生产重组蛋白的示意图。图 3-1 中的细胞悬液获得流程图也适用于其他植物细胞系统。

　　利用农杆菌介导的基因转化法，通过构建和使用含有目的基因双元表达载体的重组根瘤农杆菌，使目的基因稳定地转化并表达在本氏烟草（*Nicotiana benthamiana*）细胞中。将本氏烟草植株新成熟的叶片切割成 1cm^2 的截面，浸泡在 OD_{600} 值为 0.1 的农杆菌菌液中 10min，取出并放置在共培养基中孵育，该培养基是由 MSO（Murashige and Skoog minimal organics）基础培养基中加入 30g/L 蔗糖、2mg/L 6-苄基腺嘌呤（6-BA）和 200μmol/L 乙酰丁香酮（acetosyringone）组成，pH 调至 5.8，23～25℃暗室里培养 2～3 天。然后叶子被转移到固化的琼脂选择培养基中，选择培养基主要由 MSO 培养基构成，其中加入 30g/L 蔗糖、2mg/L BA、400mg/L 羧苄青霉素、250mg/L 头孢噻肟及 250mg/L 卡那霉素，在 23～25℃培养 10 天。植物组织被继代培养到嫩芽形成。幼苗被剪下，转移到固化的琼脂生根培养基中。该培养基是由在减半的 MSO 培养基中加入 15g/L 蔗糖、2mg/L BA、1.3g/L 葡萄糖酸钙、400mg/L 羧苄青霉素、250mg/L 头孢噻肟及 100mg/L 卡那霉素组成。每株生根幼苗与叶柄连接的部分叶片被取下，放置在愈伤生成培养基中。该培养基是在 MSO 培养基中加入 30g/L 蔗糖、0.4mg/L 2,4-二氯苯氧乙酸（2,4-D）、0.1mg/L 激动素（kinetin）、400mg/L 羧苄青霉素、150mg/L 特美汀和 100mg/L 卡那霉素。转基因愈伤组织每 3～4 周在固化的琼脂 KCMS 培养基上进行继代培养。该培养基含有 30g/L 蔗糖、4.3g/L MS 盐水混合物、0.1g/L 肌醇、0.204g/L 磷酸二氢钾、0.5mg/L 烟酸、0.5mg/L 硫氨酸- HC1（盐酸）、0.5 mg/L 盐酸吡哆醇、0.2 mg/L 2,4-D、0.1mg/L 激动素和作为筛选力度的适当抗生素，pH5.8。

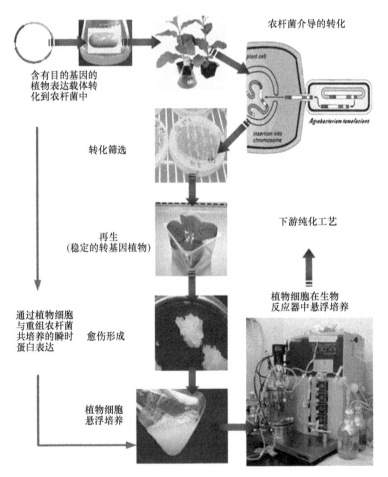

图 3-1　在转基因植物中生产重组目的蛋白，转基因植物细胞悬浮培养和植物细胞悬浮培养瞬时表达过程示意图（彩图请扫封底二维码）

3.2.3.2　转基因植物细胞悬浮培养及其培养基

从转基因愈伤组织培养中筛选，并通过相应的方法对蛋白质表达进行分析，例如，酶联免疫（ELISA）和免疫印迹法（Western blot）筛选出转基因本氏烟草阳性细胞系。因为表达盒是被随机插入到细胞核基因组的一个或多个位置，所以独立转化系的表达水平通常是千差万别的。因此，不论是在整株植物还是愈伤组织阶段，筛选独立转化事件都是很重要的步骤。始于愈伤组织培养的转基因植物细胞悬浮培养每周进行继代培养，即把 20mL 已培养的悬浮细胞转移到 200mL KCMS 培养基中（pH 5.8）。该培养基中含有 30g/L 蔗糖、4.3g/L MS 盐水混合物、0.1g/L 肌醇、0.204g/L 磷酸二氢钾、0.5mg/L 烟酸、0.5mg/L 硫氨酸-HCl、0.5mg/L 盐酸吡哆醇、0.2mg/L 2,4-D、0.1mg/L 激动素和作为筛选力度的适当抗生素。1 L 的培养瓶在 140r/min（每分钟转速为 140 转）定轨摇床上，温度设定为 25℃。细胞生物量的扩展升级可在更大的容器中进行，如搅拌式生物反应器。

3.3　植物细胞悬浮培养生产重组蛋白的优化

用于重组蛋白生产的植物细胞表达系统目前的局限性在于产量低，以及由于植物表达重组蛋白的糖基化与人体内蛋白糖基化模式参数不同，将在治疗应用中产生活性、免疫原性和过敏性的影响。为了获得更高的蛋白产量和理想的质量，植物细胞表达的重组蛋白从转录到蛋白稳定性都可以得到优化，包括启动子、增强子和整合位点的筛选，密码子的使用及合成基因的设计，基因沉默抑制子和产品表达部位等的选择。表 3-1 展示了在生物反应器中，通过稳定转化的植物细胞悬浮培养生产的重组蛋白，突出了对宿主、表达载体和生物反应器操作策略选择的重要性。

3.3.1　宿主系统

尽管烟草、玉米、水稻和苜蓿通常被用来作为重组蛋白生产的宿主，但是新兴植物表达系统，像浮萍（*Lemna minor*）、小立碗藓（*Physcomitrella patens*）、莱茵衣藻（*Chlamydomonas reinhardtii*）及高等植物细胞悬浮培养也给分子药田提供了新机遇。

3.3.2　基因转化方法

有几种方法可使重组蛋白在植物细胞中得以稳定或瞬时表达。这几种方法有：①利用农杆菌介导、粒子轰击或原生质体电穿孔，把外源 DNA 掺入细胞核、质体或叶绿体基因组中的稳定转化法（Sharma et al.，2005）；②利用农杆菌侵染植物组织或利用植物病毒载体感染植物组织的瞬时转化法（Pogue et al.，2010）。

3.3.2.1　稳定转基因表达

外源基因在培养的植物细胞中稳定表达，需要把目的基因整合到植物细胞的细胞核或者叶绿体基因组中，并传递给后代。就长期、大规模生产而言，以转基因植物为基础的分子药田可能是一种更好的选择。植物转化的方法取决于宿主植物物种，稳定转化的步骤已被建立，但这一步比较耗时，正常情况下，至少需要几个月（3～9 个月）的时间来开发和优化转化、选择最好的转化体及再生植物（Twyman et al.，2003）。

可是，已有实验证实转基因去分化细胞的遗传不稳定性导致体细胞无性系变异（基因漂移）。这对于开发长期用于生产重组蛋白的植物细胞培养来说是一个潜在的限制因素

表 3-1 植物细胞生物反应器系统中选择的外源蛋白产品实例（Huang and McDonald, 2009）

植物物种	培养方式	蛋白产品	启动子系统	定位	生物反应器系统	操作条件	生产水平	参考文献
Nicotiana benthamiana（烟草）	悬浮细胞	AAT	花椰菜花叶病毒（35S 启动子）	分泌型，细胞外的	STR，斜叶叶轮	25℃，50r/min，40% DO，pH 6.4，批量	<1μg-FAAT/L（不控制 pH），100μg-FAAT/L（控制 pH）	Huang 等（2009）
Nicotiana benthamiana（烟草）	悬浮细胞	AAT	雌二醇诱导的 VVE 系统	分泌型，细胞外的	STR，斜叶叶轮	25℃，50r/min，40% DO，pH 6.4，批量，10μmol/L 雌二醇诱导	<1μg-FAAT/L（不控制 pH），60μg-FAAT/L（控制 pH）	Huang 等（2009）
Nicotiana benthamiana（烟草）	悬浮细胞	AAT	黄瓜黄叶病毒诱导的病毒载体（CMViva）	分泌型，细胞外的	STR，斜叶叶轮	25℃，50r/min，40% DO，pH 6.4，批量，10μmol/L 雌二醇诱导	25μg-FAAT/L（不控制 pH），100μg-FAAT/L（控制 pH）	Huang 等（2009）
Nicotiana benthamiana（烟草）	悬浮细胞	AAT	黄瓜黄叶病毒诱导的病毒载体（CMViva）	分泌型，细胞外的	STR，斜叶叶轮	25℃，50~100r/min，40% DO，pH 6.4，SCC，1μmol/L 雌二醇诱导	600μg-FAAT/L（控制 pH）	Huang 等（2010）
O. sativa（米）	悬浮细胞	AAT	α2 淀粉酶 RAmy3D 的启动子（诱导型）	分泌型，细胞外的	STR，斜叶叶轮	25℃，75r/min，27℃，70% DO，0.1~0.2vvm，SCC（多个生长和生产阶段）	40~110mg/L，3~12mg/(L·天)，4-8mg/(g·DCW·天)	Trexler 等（2005）
O. sativa（米）	悬浮细胞	AAT	α2 淀粉酶 RAmy3D 的启动子（诱导型）	分泌型，细胞外的	膜生物反应器	25℃，130r/min，两阶段培养（糖饥饿）	100~247mg/L，4%~10% TSP	McDonald 等（2005）
O. sativa（米）	悬浮细胞	hGM-CSF	α2 淀粉酶 RAmy3D 的启动子（诱导型）	分泌型，细胞外的	烧瓶	110r/min，13 天，27℃，批量	129mg/L，25% TSP	Shin 等（2003）
N. tabacum L.（烟草）	悬浮细胞	hGM-CSF	花椰菜花叶病毒（35S 启动子）	分泌型，细胞外的	烧瓶	110r/min，12 天，25℃，批量	105μg/L	Hong 等（2002）

注：AAT. 人α-1-抗胰蛋白酶；FAAT. 功能性人α-1-抗胰腺蛋白酶；DCW. 干细胞重量；SCC. 半连续培养；D. 稀释比例（1/天）；STR. 搅拌釜式反应器；TSP. 总可溶性蛋白；DO. 溶解氧；vvm. 每分钟培养的单位体积中气体的体积

（Offringa et al.，1990）。产量降低通常被认为是因为遗传不稳定、转基因丢失、生长速度不一致或者其他不良的遗传或表观遗传变异所致，这在保持液体培养的去分化植物细胞培养中已经观察到（Lambe et al.，1995；Vandermaas et al.，1994）。研究发现，低温贮藏植物细胞悬浮培养的转基因植物细胞系，可以长期贮藏并维护稳定的生产系统（Cho et al.，2007；Schmale et al.，2006）。另外，利用瞬时表达系统在植物细胞培养中表达重组蛋白，不论是通过重组农杆菌介导侵染还是植物病毒的感染，都是适用于整株或完整植物组织培养的常规方法（Komarova et al.，2010）。

3.3.2.2 瞬时转基因表达

快速转基因表达的瞬时表达系统有潜力应用于在整株植物或植物组织中进行重组蛋白的大规模生产。现在普遍使用的是通过农杆菌侵染法的瞬时表达（Kapila et al.，1997）。农杆菌侵染法的瞬时表达是将重组农杆菌浸入到植物组织中，或者使用植物病毒载体（Gleba et al.，2007）。在农杆菌侵染法中，T-DNA 被转化到大量植物细胞的细胞核里，由此导致了短时间内（通常为 2～14 天，取决于目的基因、宿主和表达系统）重组蛋白以毫克量级为单位表达。研究者对病毒载体的兴趣是因为病毒感染快速而系统，并且被感染的细胞可以生产出大量的病毒和病毒基因产品（Streatfield，2007）。由于植物病毒不会融合到基因组里，因此不存在稳定转化，转基因也不会通过植物种系进行遗传。

与稳定的植物转化相比，瞬时表达的产率较高，主要是因为瞬时表达过程中后转录基因沉默（post-transcriptional gene silencing，PTGS）开始发生的相对时间（Wroblewski et al.，2005）和外源基因整合到植物细胞基因组时具有的位置效应（Kumar and Fladung，2001）。在瞬时表达中，高水平基因产物积累先于后转录基因沉默的发生。目前，在植物细胞悬浮培养中利用瞬时表达生产重组蛋白还鲜有报道。Boivin 等通过农杆菌侵染，利用转基因瞬时共表达 P19 病毒抑制剂，增强了小鼠 IgG1 抗体的生成。在本氏烟草细胞培养中达到了 148mg IgG1/kg 湿重，这显示了在植物细胞培养生物反应器系统中使用瞬时表达的可行性（Boivin et al.，2010）。

3.3.3 基因表达系统

不同类型和不同特点的启动子通过影响目的基因的转录水平显著地影响其蛋白质的表达水平，并进一步决定了生物反应器的最佳操作模式。组成型或诱导型启动子被广泛用于培养的植物细胞中的基因表达。表 3-2 比较了用于转基因植物细胞的几种启动子的特性（Huang and McDonald，2009）。

组成型启动子，如 CaMV 35S 启动子，直接驱动目的基因的表达，且该基因与细胞生长密切相关。通过组成型启动子表达的目的蛋白被认为是一种与细胞生长相关的蛋白质产物，并且可持续表达直至宿主细胞达到静止期。而如果该产物对宿主细胞存在着潜在毒性作用或者它可能干扰宿主细胞的新陈代谢，进而它将额外增加细胞代谢的负担，影响植物细胞的生理功能和细胞的生长。

表 3-2　在植物细胞中表达重组蛋白的不同启动子的特性（Huang and McDonald，2009）

类型	例子	特性
组成型启动子	CaMV 35S，玉米泛素	普遍用于植物分子药田
		重组蛋白生产是与细胞生长相关的
		潜在的后转录基因沉默（PTGS）问题
诱导型启动子 （化学诱导）	受类固醇调控	通过简单添加诱导物即可进行诱导
		植物细胞培养中要求的剂量低
		诱导物依赖性的毒性影响
	受乙醇调控	诱导物简单、毒性低
		挥发性可能成为问题
	受四环素调控	抗生素的半衰期短
		诱导要求剂量高，对宿主细胞产生毒性作用
		需持续添加
诱导型启动子 （代谢诱导）	受代谢物调控 米α-淀粉酶 RAmy3D （糖饥饿）	需要进行培养基置换 需两个阶段培养 影响宿主细胞的代谢
诱导型启动子 （物理诱导）	温度调控	触发热休克反应相关蛋白质
		影响细胞新陈代谢
		要求额外的能量
	光控调控	影响细胞生长和细胞新陈代谢
		要求额外的能量

诱导型基因表达系统受特定的外部因素力量或者化合物调控，如光照、温度、金属离子、乙醇、类固醇和除草剂等。人们使用诱导型基因表达系统已经开发并获得了高水平重组蛋白的生产（Murphy，2007；Padidam，2003；Zuo and Chua，2000），诱导型表达系统可以使细胞生长和蛋白质生产阶段得到独立优化。当在产品合成对宿主细胞生长发育有害的情况下时，诱导型启动子系统引起了人们极大的兴趣。一个外源基因连接到一个诱导型启动子上，该诱导型启动子能够在细胞生长周期的特定阶段特异性驱动该基因的表达，并且与组成型启动子相比，使用诱导型启动子，其转基因植物中发生后转录基因沉默的可能性更小（Vaucheret and Fagard，2001）。受雌二醇（Zuo et al.，2000）、乙醇（Zhang and Mason，2006）和地塞米松（Samalova et al.，2005）诱导的化学诱导型启动子系统已得到了开发，主要用于植物系统中重组蛋白的生产。利用诱导型启动子系统筛选高表达的细胞系，因最佳诱导时间和诱导物浓度的选择而变得复杂，必须经过多种试验来确定。

植物病毒载体的设计是通过病毒复制酶的作用来增加转基因的拷贝数量，成为外源基因表达的替代选择（Lico et al.，2008）。诸如烟草花叶病毒（tobacco mosaic virus，TMV）、黄瓜花叶病毒（cucumber mosaic virus，CMV）和马铃薯普通花叶病毒（potato virus X，PVX）等经遗传修饰的病毒载体，都已得到开发并应用于植物分子药田的重组蛋白生产中（Lico et al.，2008；Lindbo，2007；Wagner et al.，2004）。然而，植物病毒载体具有不稳定性，由于甲基化、后转录基因沉默或转基因丢失降低病毒载体的复制（Angell and Baulcombe，1997；Atkinson et al.，1998）。

因此，结合诱导型启动子和植物病毒载体各自优势（Gleba et al.，2007；Lico et al.，2008）的诱导型植物病毒载体，成为一种替代的选择（Gleba et al.，2007）。Zuo 等的研究组已经开发了一种黄瓜花叶病毒（CMV）诱导的病毒扩增子（CMV inducible viral amplicon，CMViva）表达系统，其编码是由雌二醇激活 XVE 启动子控制的病毒复制酶（Zuo et al.，2000）。这样，重组病毒扩增子只能在诱导条件下于细胞内产生。经证实，黄瓜花叶病毒诱导的病毒扩增子系统可以严格调控外源基因的表达，通过瞬时农杆菌侵染在非转基因植物组织中和在转基因烟草细胞悬浮培养生物反应器中，进行功能性重组人源蛋白的生产（Huang et al.，2009，2010；Plesha et al.，2007，2009；Sudarshana et al.，2006）。用于植物细胞培养中的其他诱导型植物病毒载体还有：在烟草 BY-2 细胞中表达绿色荧光蛋白（GFP）的雌二醇激活番茄花叶病毒（tomato mosaic virus，ToMV）扩增子系统，在烟草 NT1 细胞中表达诺沃克病毒外壳蛋白（norwalk virus capsid protein，NVCP）的乙醇激活菜豆黄矮病毒（bean yellow dwarf virus，BeYDV）扩增子系统（Zhang and Mason，2006）。

3.3.4　重组蛋白的稳定性

植物细胞培养表达重组蛋白可以被分泌到细胞外培养基中，或者也可被保留在细胞内某区域，如内质网（endoplasmic reticulum，ER）、细胞质或液泡。在生物处理加工方面，分泌型产品比保留在细胞内细胞器上的产物更具优势。例如，下游加工过程更简单，灵活的生物反应器操作模式便于通过植物细胞的再利用进行持续培养或多次循环生产，从而增加整体产能。然而，植物细胞培养过程中产生的蛋白水解酶或细胞死亡/细胞溶解往往会降解分泌型重组蛋白（Doran，2006a），而分泌型重组蛋白也可能会在简单的细胞培养液中处于不稳定状态（James and Lee，2001；Tsoi and Doran，2002）。以前的研究提出了一些有关提高分泌型重组蛋白稳定性，以及预防蛋白质降解引发重组蛋白丢失的策略。这些方法包括：补充蛋白酶抑制剂或蛋白质稳定剂[如明胶、牛血清蛋白（BSA）和其他低成本蛋白质]，补充甘露醇（调节培养基的渗透压使细胞水解最小化），补充聚乙烯吡咯烷酮（PVP）、聚乙二醇（PEG）、嵌段式聚醚（Pluronic F-68）和其他聚合物（用作稳定剂来对抗细胞培养中产生的变性剂，从而保护蛋白质产品）（Doran，2006a，2006b）。其他用来降低蛋白质水解作用的分子策略包括：①共表达蛋白酶抑制剂，以阻断内源性蛋白酶在细胞分泌路径中的活性或阻止其释放入培养基（Komarnytsky et al.，2006）；②利用 RNA 干扰（RNA interference，RNAi）抑制蛋白酶基因表达（Kim et al.，2008）；③开发特异性蛋白酶缺陷型宿主细胞（Schiermeyer et al.，2005）。

提高分泌型重组蛋白稳定性的另一个策略是生物反应器操作的优化。2009 年，Huang 等研发了一种 pH 可控的生物反应器，以此来提高转基因烟草植物细胞培养中功能性重组人源蛋白产品的生产。该方法提高了重组蛋白的稳定性，降低了细胞培养中蛋白酶的活性。这可以成为在植物细胞培养中添加蛋白酶抑制剂或蛋白稳定剂从而提高分泌型重组蛋白稳定性的有效替代策略。

3.3.5　植物表达重组蛋白的翻译后修饰

植物表达重组蛋白的翻译后修饰（post-translational modification，PTM）是影响表达质量的关键因素，并且在某些情况下会限制植物表达蛋白在制药或工业领域的应用。虽然植物和哺乳动物细胞具有相似的翻译后修饰机制，例如，表达的蛋白质进入分泌路径，在分泌路径中的内质网和高尔基体中产生 N 端糖基化，在高尔基体中产生 O 端糖基化，并且内质网中的分子伴侣帮助蛋白质折叠（Faye et al.，2005），但是两者间还存在一些细微的差异。植物细胞往往在植物表达糖蛋白的聚糖上连接 α(1,3)岩藻糖和 β(1,2)木糖。这在哺乳动物细胞中是不存在的（Sethuraman and Stadheim，2006）。此外，在人糖蛋白中可观察到末端半乳糖和唾液酸残基，而在植物表达的糖蛋白中却不存在（Gomord and Faye，2004）。植物糖蛋白聚糖结构上的这些差异可能会影响所表达蛋白固有的稳定性、生物活性和免疫原性，从而限制了它们的应用。

研究者已经提出解决这个问题的策略，即通过在植物表达的糖蛋白 N 端表达人源性聚糖（Schahs et al.，2007）。例如，在植物细胞中采用 RNA 干扰（RNAi）技术抑制相应的岩藻糖和木糖转移酶。2008 年，Strasser 等报道了利用 RNA 干扰来抑制内源木糖转移酶和岩藻糖转移酶基因，从而生成糖工程化的本氏烟草细胞系。此外，人们也已研究了对 α(1,3)岩藻糖和 β (1,2)木糖的双重基因敲除，用以在苔藓细胞培养中生产人血管内皮细胞生长因子（human vascular endothelial growth factor，hVEGF）（Koprivova et al.，2004）。另外一个例子是，利用病毒诱导的基因沉默和 RNA 干扰抑制 GDP-甘露糖 4,6-脱水酶基因，达到剔除植物 N-聚糖中岩藻糖残基的目的（Gomord et al.，2010）。2010 年，Castilho 等通过瞬时表达，在本氏烟草中诱导了唾液酸和末端半乳糖全部生物合成路径，从而生产出具有类人糖基化模式的单克隆抗体。其他控制蛋白糖基化的策略是要研究生物反应器过程参数的变化如何影响宿主细胞蛋白糖基化模式（Del Val et al.，2010）。

3.4　植物细胞培养生物反应器系统的技术进步

本部分将讨论生物反应器系统的技术进步，包括用于植物细胞培养生产重组蛋白时的生物反应器选择、操作和优化。

3.4.1　生物反应器系统

表 3-3 概括了用于体外植物细胞培养的不同类型生物反应器的重要特征。选择合理的生物反应器设计一般应该考虑充足供氧量、低剪切力和充分的物质交换（对细胞和产品的营养供给，以及细胞中的副产品和代谢物的清除）。生物反应器系统的稳定性也需要解决，以用于在植物细胞培养中大规模生产重组蛋白。

3.4.1.1　搅拌式生物反应器

带有叶轮的搅拌式生物反应器能够提供充足的体积传质系数和一种能够使悬浮植物

表 3-3　植物细胞培养生物反应器系统生产外源蛋白的比较

生物反应器 特征	搅拌式生物反应器	气柱式生物反应器	气升式生物反应器	一次性生物反应器	波浪生物反应器	膜生物反应器
k_La（OTR）	高	低	中等	低	中等	低
因搅拌细胞受损度	高	低	低	中等	低	低
因通气细胞受损度	中等	高	高	中等	低	低
搅拌时间	短	长	中等	中等	中等	中等
操作	中等	简单	简单	中等	中等	中等
灵活性	高	高	高	无	无	低
CIP/SIP	是	是	是	无	无	无
规模大小	商业化	商业化	商业化	中试（2000L）	中试（1000L）	中试
放大反应	中等	容易	容易	中等	复杂	复杂
能量消耗	高	低	低	中等	中等	低
培养方式	悬浮培养；微载体	悬浮培养；微载体	悬浮培养；微载体	悬浮培养；微载体	悬浮培养；微载体	固定
细胞密度	低/中等	中等	中等	低/中等	中等	高
生产率	中等	中等	中等	中等	中等	高
监测和控制	直接、容易、多重	直接、容易、多重	直接、容易、多重	直接、容易、受限	直接、中等、受限	直接、复杂、受限
操作成本	高	中等	中等	低	低	低
设备成本	高	中等	中等	低	低	低
易于 GMP 的合规性	是	是	是	是	是	难

细胞的生长和产品生产受到控制的均一环境。尽管涡轮搅拌器（引起径向流动模式）能够提供完全的固体和液态分散体，但是它们也在叶轮区域附近诱发了高紊流，而且与其他轴向流动模式的搅拌器（如海洋式、桨式和斜叶桨式搅拌器）相比，它们具有更高的、独特的功率输入和能量耗散率，从而对悬浮植物细胞造成了强度更高的剪切破坏。与涡轮搅拌器相比，具有向上泵送模式的斜叶桨式搅拌器具有相似的能力以进行细胞聚集体分散。同时，当功率输入受限于细胞损坏参量时，又降低了对植物细胞的剪切压力（Doran，1999）。然而，同样的斜叶桨式搅拌器，与向下泵送模式相比（Junker et al.，1998），向上泵送模式在高浓度细胞培养时的输氧功能薄弱（Kieran，2001）。通常，叶轮外缘速度低的轴向流动模式搅拌器系统已被接受用于植物细胞培养（Amanullah et al.，2004）。

搅拌引起的水流剪切力和因通气引起的气泡破裂会对细胞产生损害。人们已经提出了很多方法来降低这些伤害，包括开发新的搅拌器系统，在叶轮外缘速度更低的情况下提供更充足的搅拌[如弯叶圆盘涡轮（curved-blade disk turbine）、翼型轴流桨（hydrofoil impeller）、螺旋带（hydrofoil impeller）、离心式叶轮（centrifugal impeller）和 cell-lift 双筛网搅拌器（cell-lift）]（Doran，1999），设计新的通气系统[如无泡通气（bubble-free aeration）、气体篮式（gas basket）和笼式通气（cage-aeration）]，用于对剪切力敏感的细胞培养过程。此外，为动物细胞培养设计的低功率准数搅拌器也可用于植物细胞培养，如 Intermig、Prochem、Maxflow 和 Scaba（Varley and Birch，1999）。生物反应器的几何规范，如叶轮直径、叶轮间距、叶轮离底间隙、缓冲板及其缓冲板宽度、喷头类型和位置、液体重量和水箱直径的比率及桨叶数目等，也是为大规模生物反应器提供充足的搅拌和质量传递性能的关键参量。

3.4.1.2 气动式生物反应器

气动式生物反应器（如气柱或气升式）由一个圆筒形容器构成。在圆筒形容器中，空气或气体混合物经由容器底部的一个空气喷嘴喷入后，进行充气、搅拌和流体循环。气动式反应器的特点是成本和操作费用低，而且植物细胞培养的规模放大易于升级。此外，气动式生物反应器里的剪切力低，正好适用于对剪切力敏感的植物细胞（Eibl R and Eibl D，2008）。但是，气柱式生物反应器不太适用于高黏性液体和高细胞密度培养，因为在黏性液体中气泡聚集和气泡的机械破碎减弱导致气液界面面积降低。

气升式或改进后的气升式生物反应器含有一个引流管（内部或外部循环），具有以下特点：①向同一方向引导气流防止气泡聚集；②通过增加气泡数量或气-液相界面面积来增强氧传递；③更加均匀地分配剪切力；④促进液体循环，从而缩短混合时间（Huang et al.，2001；Wang et al.，2002）。然而，供氧量传递不足和高浓度细胞培养时液体混合能力差，导致了生物量、营养、氧气和 pH 的不均；胞外多糖、蛋白质、脂肪酸和表面气流的高速度产生过多泡沫，这些都会限制气动式生物反应器的运行（Tanaka，2000）。

3.4.1.3 一次性生物反应器

一次性生物反应器中的培养容器是一个一次性塑料袋构成的，在生物制造重组蛋白方面有着显著的优势。其优势是：原位清洗及原位灭菌，设备设计和组装、校验等方面的省时省钱，避免交叉污染，减少运行之间的转换时间，研制时间缩短，产出增加等（Eibl et al.，2009a，2009b；Hacker et al.，2009）。目前一次性生物反应器已成功应用于临床前、临床和生产级生物制造设备等方面（Eibl et al.，2010）。尽管 HyClone 和 Xcellerex 研制的一次性搅拌式生物反应器配置高达 2000L，但是容量上还是不足，而且大多数情况下只用于大型传统生物反应器的种子细胞生成和接种。一次性摇床生物反应器是另外一种类型。它由一个固定在圆形摇动平台的圆筒形容器组成，带有一个有连接管的一次性无菌塑料袋。这个一次性塑料袋可用于接种、补料、供气和收获等（Micheletti et al.，2006）。Protalix 公司使用一种一次性气柱式生物反应器在转基因胡萝卜细胞培养中生产植物重组葡糖脑苷脂酶（prGCD）。该反应器由一个盛有植物细胞和培养基的无菌塑料袋组成（Shaaltiel et al.，2008）。

3.4.1.4　波浪生物反应器

波浪生物反应器使用的是一个无气体透入、灭菌的塑料袋，是另外一种一次性生物反应器。它的优势是成本低，并且可以提供一个低剪切力环境。波浪生物反应器中的搅拌、质量和热量传递受控于摇摆率、摇摆角度和培养基充盈量。袋中的悬浮细胞填充量可达到整个容量（最高达 1000L）的 50%～60%（Eibl et al.，2009a）。氧气或气体混合物通过顶部通气系统持续供氧。反应器摇摆的同时，袋中培养基的液面持续更新，并出现无泡表面通气，从而产生氧化作用和对悬浮细胞在较小剪切力下的充分混合。波浪生物反应器的其他优势还有省时省钱、降低气泡的产生、操作简单和污染风险小。结合不同的细胞滞留装置，波浪生物反应器可在不同的细胞培养模式上进行操作，包括批量、填充培养和灌注培养等。pH、溶解氧（DO）和其他感应技术指标的实时监测（Read et al.，2009）使波浪生物反应器和其他一次性生物反应器就植物细胞培养而言极具吸引力（Eibl et al.，2009a）。多项研究已经证实应用波浪生物反应器培养烟草、葡萄、苹果的悬浮细胞有高达 100L 的有效容积（Terrier et al.，2007）。Eibl 等取得了植物细胞[酿酒葡萄（*V. vinifera*）]生物量 40g-FCW/(L·天)的高生产率，倍增时间为 2 天，并观察到，与搅拌式生物反应器培养相比，细胞形态没有明显的变化（Eibl R and Eibl D，2006）。

3.4.1.5　膜生物反应器

膜生物反应器是使用具有特定截留分子质量的专业膜将细胞截留在一个细胞容器中，也有可能截留重组蛋白产品，通过膜对细胞进行原位通气、营养供给和产品分离（Qi et al.，2003）。膜生物反应器中培养基的循环流动给细胞带来了氧和营养，并移除了废弃代谢物。膜可以被压缩成不同的几何形体，包括板片状、管状、螺旋卷绕状和中空纤维状等。中空纤维状膜生物反应器是最普遍使用的几何体。

植物细胞培养中使用膜生物反应器的主要特点是高细胞密度和高蛋白容积率。因为膜的应用使分泌的外源蛋白滞留在了细胞容器中，收获前聚集了产品。另外一个特点是，搅拌式生物反应器中剪切力对细胞造成的伤害在膜生物反应器中可以降到最小。因为细胞被滞留在一个相对静止的区域，而在该区域细胞免受机械损伤，而且不直接接触气泡。McDonald 等（2005）应用膜生物反应器生产了重组人 α-1-抗胰蛋白酶（AAT）。方法是：水稻 α 淀粉酶启动子 RAmy3D 驱动的人 α-1-抗胰蛋白酶基因，在转基因水稻细胞培养中，细胞在糖饥饿条件下 RAmy3D 被激活。这使得细胞外产品的滴度高达 250mg/L（相当于细胞外可溶性蛋白总量的 4%～10%）。但是，大规模的膜生物反应器加工处理可能会引起操作问题，从而导致细胞生存能力薄弱、过程稳定性差、产品不均匀、膜污染及分散梯度（热量和质量转移）等。因此，尽管也可用于特定患者的治疗等较小规模的使用，但是膜生物反应器主要用于小规模加工，难以用于大规模的生产。

3.4.2　生物反应器操作参量

植物细胞培养体现了不同于细菌和哺乳动物细胞的生物学、形态学特性和细胞生理学特征，因此在重组蛋白生产中需要认真考虑它的可拓展性。对于植物细胞培养，重要的生物反应器操作参量包括流体力学、质量和热量转移、搅拌、细胞生长、生存能力和需氧量、细胞聚集、流变性能和植物细胞培养的剪切敏感性等。

3.4.2.1　植物细胞生长和需氧量

植物细胞（20～100h）与细菌（0.5～1h）、酵母（2～3h）和哺乳动物细胞（24～48h）相比，其倍增时间较长。在生物反应器中，不同的物种显示出不同的细胞生长动力学。典型的植物细胞培养耗氧速率（oxygen update rate，OUR）为 2～10mmol O_2/(L·h)，微生物细胞为 10～90mmol O_2/(L·h)，哺乳动物细胞（取决于细胞浓度和细胞系类型）为 0.05～10 mmol O_2/(L·h)或(0.02～0.1)×10^{-9}mmol/(细胞·h)。据报道，表达人 AAT 的转基因水稻细胞培养的耗氧速率（OUR）为 0.8mmol O_2/(g-DCW·h)（Trexler et al.，2002），表达重组 β-葡萄糖苷酸酶（GUS）的转基因 NT-1 细胞的耗氧速率（OUR）为 0.3～0.5mmol O_2/(g-DCW·h)。据证实，供氧量传递不足会抑制转基因烟草细胞生长，并减少重组抗体重链的生产（Sharp and Doran，2001b）。Gao 和 Lee 于 1992 年发现，增加供氧量会提高烟草细胞生长率、生物量浓度，以及 β-葡萄糖苷酸酶在摇瓶、搅拌式和气升式生物反应器中的产量。

为了满足植物细胞培养 2～10mmol O_2/(L·h)的耗氧速率，生物反应器操作中通常所要求的体积氧转化系数（k_La）在 10～50h^{-1}（Curtis and Tuerk，2006），低于微生物发酵（100～1000h^{-1}），略高于哺乳动物细胞培养（0.25～10h^{-1}）。据报道，植物细胞培养生物反应器中，起关键作用的溶解氧浓度介于 1.3～1.6g/m^3，这相当于 20%的空气饱和度（Doran，1993）。用于表达重组蛋白的植物细胞悬浮培养生物反应器中，k_La 的最佳设置和溶解氧浓度需要分别进行研究。

3.4.2.2　植物细胞培养中的聚集作用和流变性能

植物细胞聚集体的形成和聚集体大小的分布对于植物细胞悬浮培养反应器的操作至关重要。其形成和分布取决于植物物种、接种体制备方法、细胞生长阶段、培养基组分、生物反应器类型和培养条件。植物细胞聚集体的形成促进了细胞组织联会和分化，从而加强了次级代谢产物的生成；同样，植物细胞聚集体的形成也影响了生物量的传递，导致大型细胞聚集体内部氧、营养成分或化学诱导物的不均匀性（Kieran，2001）。这样，靠近聚集体内部的细胞可能会缺氧或缺失养分，形成对细胞生长和外源蛋白生产的负面影响。尽管在某些情况下中等细胞聚集体（200～500μg）具有优势，因为它加快了沉降速度,从而利于培养基更换,能在下游加工期间原位回收培养液。但是,大型细胞聚集体(1~2mm)的生成仍是不合需要的。因为聚集体的表面磨损(Kieran,2000)和破碎(Namdev and Dunlop,1995)使生物反应器操作变得复杂,生物量转化限制加大,细胞聚集体对剪切力更敏感,从而产生细胞损伤。

体外培养的植物细胞流变特性取决于细胞聚集体的大小和形态、生物量浓度、细胞生长阶段和培养条件等。当细胞分化被终止时,植物细胞易于从球形变成细长形(Cosgrove,1997)。Curtis 和 Emery(1993)研究了 10 种在烧瓶中培养的不同植物细胞的流变特性。他们发现烟草批量培养中细长植物细胞形态呈现幂律型流体流变特性(幂律指数为 0.6),与球形细胞相比,其表观黏度较高。Curtis 和 Emery(1993)通过观察培养的烟草细胞发现其呈现出牛顿流变特性,且在半连续培养中细胞形状没有变长(保持近似球形)。这就证实了流变性取决于细胞形态。在给定干细胞重量(dried cell weight,DCW)的情况下,长形植物细胞易导致较高的聚集细胞体积(packed cell volume,PCV),原因是在聚集条件下细胞网络的丢失(Su and Arias,2003)。

Kato 等(1978)及 Curtis 和 Emery(1993)均发现培养过程中耗损的培养基并不决定培养基的整体黏度,而主要是植物细胞形态(细长形和细丝状细胞)和高生物量浓度(干细胞重量超过 10g/L,聚集细胞体积超过 50%~60%)决定了其培养的黏性及非牛顿流体特性。Kato 等(1978)发现,贯穿整个批量培养过程,一个定义为 27 的影响因子提高了烟草(*N. tabacum*)细胞培养液的表观黏度,而滤液(无细胞培养液)的黏度仅仅从 0.9cP[①]增加到了 2.2cP。植物细胞培养液的典型表观黏度为 4~150cP。

3.4.2.3 植物细胞培养的剪切敏感性

植物细胞培养生物反应器操作中导致细胞受损的两个主要剪切力是:搅拌引发的水流剪切力和充气搅拌引起的气泡爆炸。一个单个植物细胞的体积(长 100~500μm,直径 20~50μm)比细菌(直径小于 1μm)、真菌(长小于 100μm,直径 5~10μm)和哺乳动物细胞(直径 10~100μm)的体积大 10~100 倍,因此能够经受拉伸应变。但是由于细胞内液泡的体积大(最高可达细胞体积的 90%)及纤维素细胞壁坚硬而无弹性,致使悬浮植物细胞对剪切力敏感(Dunlop et al.,1994)。因此,在指数增长后期和固定相早期,当细胞体积较大而且含有大液泡时,植物细胞对剪切力更敏感(Wagner and Vogelmann,1997),从而诱发了细胞的反应性变化,包括细胞生存能力、细胞生长率、细胞膜完整性、细胞内成分的释放(蛋白质和代谢物)、新陈代谢[耗氧速率(OUR)、线粒体活性、三磷酸腺苷浓度、细胞壁构成、细胞质中钙离子的增加]、细胞形态和聚集体大小等(Kieran et al.,1997,2000)。影响细胞反应性变化的因素有剪切力的强度和细胞承受剪切力的能力。

对于搅拌式生物反应器来说,叶轮系统产生的剪切力降低了长春花(*Catharanthus roseus*)细胞培养中聚集体的平均尺寸(摇瓶中为 80~100μm,而搅拌式生物反应器中为 64~80μm),并对植物细胞生长和生存能力有不良影响(Tanaka et al.,1988)。部分原因是植物细胞受叶轮区域较高剪切力的影响,最终产生了更多的细胞损害(Doran,1999)。所以,对于剪切敏感的植物细胞培养,常用的解决办法是通过降低叶轮的搅拌速率来降

---

① 1cP=10^{-3}Pa·s

低剪切力强度，同时又保持了充分的混匀，以及高表面黏度植物培养液中氧和热量的转换率。高生物量浓度情况下，低搅拌速率也可把细胞簇提高到各种尺寸的细胞聚集体。因此，人们提出了临界剪切应力（以细胞的再生作为一个指示器）的概念。超出临界剪切应力，细胞生存能力可能丧失。该概念可用于叶轮的设计。研究发现，临界剪切应力为 $50 \sim 200 N/m^2$（Kieran et al. 1997）。

3.4.3　生物反应器的过程优化

对生物反应器操作进行优化需要考虑植物细胞表达系统的特征，例如，细胞生长、生存能力和需氧量、细胞聚集能力、植物细胞培养的流变性能和剪切敏感性、发泡和细胞壁生长、宿主与基因表达系统及其产品形成之间的相互作用，其中包括基因表达系统的类型、表达产物的位置、表达产物对宿主细胞的影响等。

对于使用组成型启动子驱动的与生长相关的重组蛋白生产（分泌型和胞外型），可通过提高细胞密度和延长细胞生长过程中的指数活跃期来提高目的蛋白的生产能力。人们已采用分批补料式培养，利用有效的补料策略来达到高密度的细胞培养（Suehara et al.，1996）。但是，分批补料式培养中抑制性代谢物的积累可能会限制重组蛋白的生产能力。因此，配合一种细胞滞留装置的灌注培养可用于保留高密度细胞的培养，并且可持续收集培养基（De Dobbeleer et al.，2006；Lucumi and Posten，2006；Su and Arias，2003）。在批量培养或分批补料式培养中，当聚集细胞体积（PCV）达到 60%～70%时，细胞生长率通常会降低，从而导致细胞代谢活性降低（Maccarthy et al.，1980）。所以经过论证，与分批补料式培养和灌注培养相比，半连续培养或像血液流动方式的灌注培养更适合高密度细胞培养（De Dobbeleer et al.，2006）。

对于使用诱导型启动子驱动的重组蛋白生产，一般采用的是两段培养，这样可使细胞生长和蛋白质生产两个阶段独立优化。诱导阶段（蛋白质生产阶段）的生物反应器操作和条件取决于所使用的诱导型启动子的类型（Huang and McDonald，2009）。糖饥饿 RAmy3D 启动子系统（代谢调节）已经被证实用于表达人源蛋白，包括在转基因水稻细胞培养中表达人 α-1-抗胰蛋白酶（AAT）（Huang et al.，2001）和人粒细胞-巨噬细胞集落刺激因子（human granulocyte-macrophage colony stimulating factor，hGM-CSF）（Shin et al.，2003）。在这些研究中，在生长阶段的适宜时间进行了培养基的替换，将培养基替换成无糖培养基或含有一个替代碳源营养（Terashima et al.，2001）的培养基以诱导外源蛋白的生产。但是，在没有碳源供给的诱导阶段，水稻细胞生存能力大幅降低，导致蛋白酶活性增加。因此，循环性半连续过程交替于生长和生产阶段，经开发可在长期操作中对转基因水稻细胞再利用（Trexler et al.，2005）。对于化学诱导系统来说，应用于植物细胞培养的诱导时间控制和诱导物采用的浓度及方式（单次、多次或持续诱导）对于优化诱导型植物细胞培养生物反应器的操作很重要。这就需要基于诱导子性质（诱导子稳定性和对宿主细胞的毒性）和植物物种（细胞生长率和聚集）这两个方面来进行研究，以促进外源蛋白的表达。高诱导物浓度和多次或持续地应用可能利于细胞高密度操作模式。在延长的蛋白质生产阶段，半间隙/持续或灌注生物反应器在高细胞密度并且具有较低特定生长率时操作，有利于重组蛋白的诱导性生产，而且可以从细胞培养液中不断地获取分泌型重组蛋白。Huang 等（2010）证实了，耗氧速率是决定最佳诱导时机（timing of induction, TOI）的一个重要参数。就烟草细胞培养中的雌激素受体化学诱导启动子（XVE）而言，最佳的诱导时机出现于对数生长期末期耗氧速率最大值时（Huang et al., 2010）。通过在转基因烟草细胞培养中使用一种化学诱导的植物病毒载体，我们开发了半连续培养生产人 AAT。与批量培养操作相比，具有生物功能的 AAT 单位体积产率增加了 5 倍（Huang et al., 2010）。

此外，分泌型重组蛋白的生产能力在培养基里会迅速降低。但是，这种情况可通过以下方式得以改善：①在培养基中添加助剂，加强产品稳定性并防止由宿主细胞生成的蛋白酶对产品进行蛋白水解（Benchabane et al., 2008；Doran, 2006a, 2006b）；②原位蛋白回收（通过在培养基中添加树脂，或通过生物反应器外部的层析柱循环培养液）（James et al., 2002；Sharp and Doran, 2001a）；③固定植物细胞来协助回收培养液里的分泌型蛋白。把细胞固定在一个适当的微载体上或生物反应器里的支持基质上（Gilleta et al., 2000；Osuna et al., 2008）。

3.4.4　扩展参量

对植物细胞悬浮培养生物反应器大规模操作的开发已被广泛接受用于生产植物次生代谢产物，如紫杉醇、高丽参和紫草素（Hellwig et al., 2004）。Phyton Biotech 公司（www.phytonbiotech.com）利用高达 75 000L 的植物细胞悬浮培养进行紫杉醇化合物的商业化生产，并且已经成为 Bristol-Myers Squibb's Taxol® 抗肿瘤产品的小型分子活性药物成分（API）的长期供应商。因此，用于植物次生代谢产物大规模生产的生物反应器技术也能够应用于转基因植物细胞悬浮培养中重组蛋白的大规模生产。目前，生物反应器植物细胞培养的规模化所面临的最大困难是：在细胞高密度培养操作中和/或在长期灌注培养操作中，在维持充足搅拌和氧传递的同时，提供一种低剪切环境。虽然一些研究一直试图通过增加生物反应器的容量来满足市场需求，但是优化生物反应器中细胞培养的产率似乎是一种更好的策略。

3.5　商业化现状

尽管利用细胞悬浮培养的生物反应器分子药田为大规模生产药用和工业用重组蛋白提供了可选择的生物生产平台，但是被论证可行的、商业化生产的实例却较少。

2006 年 2 月，美国农业部（USDA）批准了由 Dow AgroSciences 公司（www.dowagro.com）生产的、首例利用转基因烟草细胞培养的重组糖蛋白。它作为一种畜禽疫苗，基于从新城疫病毒（Newcastle disease virus，NDV）免疫保护颗粒中衍生的 HN（血凝素-神经氨酸酶）抗原，用于预防禽类新城疫病毒（Travis, 2008）。Dow AgroSciences 公司生产免疫原性蛋白还有其他成功的例子：禽流感病毒（avian influenza virus，AIV）的血凝素（HA）抗原和传染性法氏囊病病毒（infectious bursal diseases virus，IBDV）的 VP2 结构蛋白。这两个例子都是由转基因烟草、马铃薯或番茄细胞培养，在 CaMV 35S 或木薯叶脉花叶病毒（cassava vein mosaic virus，CsVMV）组成型启动子推动而生产的

（Mihaliak et al.，2007）。在细胞质、细胞壁或细胞膜组织里，植物细胞生长的固相阶段，重组免疫保护性蛋白得到了表达和积累，产品浓度高达 4～30mg/L（Mihaliak et al.，2007；Miller et al.，2006）。

　　植物细胞培养生产药物的最新例子是 Protalix Biotherapeutics 公司开发的生物反应器中转基因胡萝卜悬浮细胞培养生产重组葡糖脑苷脂酶（glucocerebrosidase，GCD）。该产品专门为患有遗传性戈谢病（Gaucher disease）的患者研制（Shaaltiel et al.，2007）。以色列的 Protalix Biotherapeutics 公司（http://www.protalix.com/）和美国的 Pfizer 公司（http://www.pfizer.com/）已经宣布合作，把转基因胡萝卜细胞培养生产的重组葡糖脑苷脂酶（GCD）作为一种治疗性蛋白药物推向市场。该药物将用于治疗欧盟和美国境内的戈谢病。目前，已经处于临床试验的第三个阶段（Ratner，2010）。确认基于植物细胞培养的生物制造在生物制药领域是代替哺乳动物生产的一种生物等效而且经济的替代，这是一个令人兴奋的、里程碑式的进步。这进一步说明现存蛋白药物生物仿制产品的可能性。目前，Genzyme 公司从人胎盘组织中提炼的阿糖苷酶（Ceredase®）或者在重组中国仓鼠卵巢（CHO）细胞培养中生产的伊米苷酶（Cerezyme®）均可临床使用（Ratner，2010）。但是，中国仓鼠卵巢细胞培养生产重组葡糖脑苷脂酶需要额外的体外酶反应，以暴露 N-糖链的终端甘露糖残基，从而协助巨噬细胞摄取葡糖脑苷脂酶。这使它成为迄今最昂贵的治疗用蛋白之一。每年每个患者的治疗费用将近 20 万美元（Kaiser，2008）。Protalix 公司在转基因胡萝卜细胞培养中表达了植物重组葡糖脑苷脂酶（prGCD），并将其融合到来自拟南芥碱性切切几丁质酶的 N 端信号肽上，以及融合到来自烟草几丁质酶 A 的 C 端液泡靶向序列上。转基因胡萝卜细胞表达的植物重组葡糖脑苷脂酶被滞留在内质网中进行糖基化，之后被靶定到液泡中。因此，植物重组葡糖脑苷脂酶的 N-糖链结构经过剪切可暴露甘露糖残基，从而生成正确的甘露糖糖基化模式。因此，在下游加工过程中，就省去了体外蛋白修饰中的糖链体外剪切，从而大幅度降低了成本（Shaaltiel et al.，2007）。目前，Protalix 公司生产的植物重组葡糖脑苷脂酶正在进行第三阶段的临床试验，以评估其在戈谢病患者体内的安全性和功效。

3.6　未来应用前景

　　尽管植物细胞悬浮培养更廉价、更安全、更易于操作而且更快速，但是与广为认可、使用转基因植物的分子药田相比，它仍然不是植物系统所能提供的最好的生产平台。在稳定后期由于蛋白质水解活性的增加，重组蛋白的损失往往限制了整体产品的产量和可用性（Corrado and Karali，2009）。虽然过去几年中采用了先进的细胞培养技术，但是该系统仍仅限于少数几个特征明显的植物细胞系（如烟草、大米、胡萝卜或拟南芥）。尽管这些细胞系适宜于用来开发悬浮细胞培养，但是在商业化采用之前仍然需要优化和提高。

　　因此，使利用植物细胞悬浮培养生物反应器的分子药田能够成为重组蛋白生产生物制造平台，其未来的发展方向应该包括：①选择内源性蛋白酶活性的植物宿主；②开发用于合成基因设计的运算法则求出植物宿主的最佳表达；③利用自动高通量和开发位点特异性整合策略筛选多产细胞系；④设计和优化培养基配方；⑤提高重组蛋白的稳定性和预防蛋白质降解；⑥根据宿主细胞之间的相互作用、产品构成和生物反应器的设计来选择生物反应器系统；⑦优化生物反应器操作策略；⑧基因沉默抑制剂的掺入；⑨开发植物细胞培养中的大规模瞬时表达；⑩改造一次性生物反应器技术；⑪利用基因工程植物生产的人源化糖基化蛋白。

3.7　小　　　结

上述颇具前景的案例，包括 Protalix 公司用于生产植物重组葡糖脑苷脂酶（prGCD）的转基因胡萝卜悬浮培养平台，表明使用植物细胞培养生物反应器系统的分子药田可以进行大规模生物制造。例如，生产特异性蛋白、孤儿药物或个性化药物、罕见的遗传病用药，以及生物仿制药甚至更好的生物治疗药。这在保持或提高植物生产的蛋白质质量的同时又降低了成本。植物细胞培养生物反应器系统显示了植物生产的治疗药物的优势，在技术方法上符合过去 20 年间欧洲药品管理局（EMEA）和美国食品和药物管理局（FDA）针对微生物与哺乳动物细胞蛋白生产的管理要求。在下一个开发和商业应用阶段，为使植物细胞生物反应器过程成为外源蛋白生产的一个经济、实用的平台，需要仔细研究一些策略来筛选植物物种、细胞培养类型、基因表达系统、生物反应器系统和操作模式，以及应用需要的目的产品。

参 考 文 献

Amanullah A, Buckland BC, Nienow AW (2004) Mixing in the fermentation and cell culture industries. In: Paul EL, Atiemo-Obeng VA, Kresta SM (eds) Handbook of industrial mixing. John Wiley & Sons, Inc., pp 1071–1170

Angell SM, Baulcombe DC (1997) Consistent gene silencing in transgenic plants expressing a replicating potato virus X RNA. EMBO J 16(12):3675–3684

Atkinson RG, Bieleski LRF, Gleave AP, Janssen BJ, Morris BAM (1998) Post-transcriptional silencing of chalcone synthase in petunia using a geminivirus-based episomal vector. Plant J 15(5):593–604

Benchabane M, Goulet C, Rivard D, Faye L, Gomord V, Michaud D (2008) Preventing unintended proteolysis in plant protein biofactories. Plant Biotechnol J 6(7):633–648

Boivin EB, Lepage É, Matton DP, De Crescenzo G, Jolicoeur M (2010) Transient expression of antibodies in suspension plant cell suspension cultures is enhanced when co-transformed with the tomato bushy stunt virus p19 viral suppressor of gene silencing. Biotechnol Prog 26(6):1534–1543

Castilho A, Strasser R, Stadlmann J, Grass J, Jez J, Gattinger P, Kunert R, Quendler H, Pabst M, Leonard R, Altmann F, Steinkellner H (2010) In planta protein sialylation through overexpression of the respective mammalian pathway. J Biol Chem 285:15923–15930. doi:10.1074/jbc.M109.088401

Cho JS, Hong SM, Joo SY, Yoo JS, Kim DI (2007) Cryopreservation of transgenic rice suspension cells producing recombinant hCTLA4Ig. Appl Microbiol Biotechnol 73(6):1470–1476

Corrado G, Karali M (2009) Inducible gene expression systems and plant biotechnology. Biotechnol Adv 27(6):733–743

Cosgrove DJ (1997) Relaxation in a high-stress environment: the molecular bases of extensible cell walls and cell enlargement. Plant Cell 9(7):1031–1041

Curtis WR, Emery AH (1993) Plant-cell suspension-culture rheology. Biotechnol Bioeng 42(4):520–526

Curtis WR, Tuerk AL (2006) Oxygen transport in plant tissue culture systems. Plant Tissue Cult Eng 6:173–186

De Dobbeleer C, Cloutier M, Fouilland M, Legros R, Jolicoeur M (2006) A high-rate perfusion bioreactor for plant cells. Biotechnol Bioeng 95(6):1126–1137

De Muynck B, Navarre C, Boutry M (2010) Production of antibodies in plants: status after twenty years. Plant Biotechnol J 8(5):529–563

del Val IJ, Kontoravdi C, Nagy JM (2010) Towards the implementation of quality by design to the production of therapeutic monoclonal antibodies with desired glycosylation patterns. Biotechnol Prog 26(6):1505–1527

Demain AL, Vaishnav P (2009) Production of recombinant proteins by microbes and higher organisms. Biotechnol Adv 27(3):297–306

Dohi K, Nishikiori M, Tamai A, Ishikawa M, Meshi T, Mori M (2006) Inducible virus-mediated expression of a foreign protein in suspension-cultured plant cells. Arch Virol 151(6):1075–1084

Doran P (1993) Design of reactors for plant cells and organs. Bioprocess Des Control 48:115–168

Doran PM (1999) Design of mixing systems for plant cell suspensions in stirred reactors. Biotechnol Prog 15(3):319–335

Doran PM (2006a) Foreign protein degradation and instability in plants and plant tissue cultures. Trends Biotechnol 24(9):426–432

Doran PM (2006b) Loss of secreted antibody from transgenic plant tissue cultures due to surface adsorption. J Biotechnol 122(1):39–54

Dunlop EH, Namdev PK, Rosenberg MZ (1994) Effect of fluid shear forces on plant-cell suspensions. Chem Eng Sci 49(14):2263–2276

Eibl R, Eibl D (2006) Design and use of the wave bioreactor for plant cell culture. Plant Tissue Cult Eng 6:203–227

Eibl R, Eibl D (2008) Design of bioreactors suitable for plant cell and tissue cultures. Phytochem Rev 7(3):593–598

Eibl R, Eibl D, Eibl R, Werner S, Eibl D (2009a) Bag bioreactor based on wave-induced motion: characteristics and applications. In: Disposable bioreactors, vol 115, Advances in biochemical engineering/biotechnology. Springer, Berlin/Heidelberg, pp 55–87

Eibl R, Werner S, Eibl D (2009b) Disposable bioreactors for plant liquid cultures at Litre-scale. Eng Life Sci 9(3):156–164

Eibl R, Kaiser S, Lombriser R, Eibl D (2010) Disposable bioreactors: the current state-of-the-art and recommended applications in biotechnology. Appl Microbiol Biotechnol 86(1):41–49

Faye L, Boulaflous A, Benchabane M, Gomord W, Michaud D (2005) Protein modifications in the plant secretory pathway: current status and practical implications in molecular pharming. Vaccine 23(15):1770–1778

Franconi R, Demurtas OC, Massa S (2010) Plant-derived vaccines and other therapeutics produced in contained systems. Expert Rev Vaccines 9:877–892. doi:10.1586/erv.10.91

Gao J, Lee JM (1992) Effect of oxygen supply on the suspension culture of genetically modified tobacco cells. Biotechnol Prog 8(4):285–290

Gilleta F, Roisin C, Fliniaux MA, Jacquin-Dubreuil A, Barbotin JN, Nava-Saucedo JE (2000) Immobilization of Nicotiana tabacum plant cell suspensions within calcium alginate gel beads for the production of enhanced amounts of scopolin. Enzyme Microb Technol 26(2–4):229–234

Gleba Y, Klimyuk V, Marillonnet S (2007) Viral vectors for the expression of proteins in plants. Curr Opin Biotechnol 18(2):134–141

Gomord V, Faye L (2004) Posttranslational modification of therapeutic proteins in plants. Curr Opin Plant Biol 7(2):171–181

Gomord V, Fitchette A-C, Menu-Bouaouiche L, Saint-Jore-Dupas C, Plasson C, Michaud D, Faye L (2010) Plant-specific glycosylation patterns in the context of therapeutic protein production. Plant Biotechnol J 8(5):564–587

Hacker DL, De Jesus M, Wurm FM (2009) 25 years of recombinant proteins from reactor grown cells – Where do we go from here? Biotechnol Adv 27(6):1023–1027

Hellwig S, Drossard J, Twyman RM, Fischer R (2004) Plant cell cultures for the production of recombinant proteins. Nat Biotechnol 22(11):1415–1422

Hong SY, Kwon TH, Lee JH, Jang YS, Yang MS (2002) Production of biologically active hG-CSF by transgenic plant cell suspension culture. Enzyme Microb Technol 30(6):763–767

Huang T-K, McDonald KA (2009) Bioreactor engineering for recombinant protein production in plant cell suspension cultures. Biochem Eng J 45(3):168–184

Huang TK, Wang PM, Wu WT (2001) Cultivation of Bacillus thuringiensis in an airlift reactor with wire mesh draft tubes. Biochemical Engineering Journal 7(1):35–39

Huang JM, Sutliff TD, Wu LY, Nandi S, Benge K, Terashima M, Ralston AH, Drohan W, Huang N, Rodriguez RL (2001) Expression and purification of functional human alpha-1-antitrypsin from cultured plant cells. Biotechnol Prog 17(1):126–133

Huang TK, Plesha MA, Falk BW, Dandekar AM, McDonald KA (2009) Bioreactor strategies for improving production yield and functionality of a recombinant human protein in transgenic tobacco cell cultures. Biotechnol Bioeng 102(2):508–520

Huang T-K, Plesha MA, McDonald KA (2010) Semicontinuous bioreactor production of a recombinant human therapeutic protein using a chemically inducible viral amplicon expression system in transgenic plant cell suspension cultures. Biotechnol Bioeng 106(3):408–421

James E, Lee JM (2001) The production of foreign proteins from genetically modified plant cells. Adv Biochem Eng Biotechnol 72:127–156

James E, Mills DR, Lee JM (2002) Increased production and recovery of secreted foreign proteins from plant cell cultures using an affinity chromatography bioreactor. Biochem Eng J 12(3):205–213

Junker BH, Stanik M, Barna C, Salmon P, Buckland BC (1998) Influence of impeller type on mass transfer in fermentation vessels. Bioprocess Eng 19(6):403–413

Kaiser J (2008) Is the drought over for pharming? Science 320(5875):473–475. doi:10.1126/science.320.5875.473

Kapila J, DeRycke R, VanMontagu M, Angenon G (1997) An Agrobacterium-mediated transient gene expression system for intact leaves (vol 122, p 101, 1997). Plant Sci 124(2):227–227

Kato A, Kawazoe S, Soh Y (1978) Biomass production of tobacco cells .4. Viscosity of broth of tobacco cells in suspension culture. J Ferment Technol 56(3):224–228

Kieran PM (2001) Bioreactor design for plant cell suspension cultures. In: Tramper J, Cabral JMS, Mota M (eds) Multiphase bioreactor design. Taylor & Francis Ltd, Routledge, pp 391–426

Kieran PM, MacLoughlin PF, Malone DM (1997) Plant cell suspension cultures: some engineering considerations. J Biotechnol 59(1–2):39–52

Kieran P, Malone D, MacLoughlin P (2000) Effects of hydrodynamic and interfacial forces on plant cell suspension systems. Influ Stress Cell Growth Prod Form 67:139–177

Kim NS, Kim TG, Kim OH, Ko EM, Jang YS, Jung ES, Kwon TH, Yang MS (2008) Improvement of recombinant hGM-CSF production by suppression of cysteine proteinase gene expression using RNA interference in a transgenic rice culture. Plant Mol Biol 68(3):263–275

Komarnytsky S, Borisjuk N, Yakoby N, Garvey A, Raskin I (2006) Cosecretion of protease inhibitor stabilizes antibodies produced by plant roots. Plant Physiol 141(4):1185–1193

Komarova TV, Baschieri S, Donini M, Marusic C, Benvenuto E, Dorokhov YL (2010) Transient expression systems for plant-derived biopharmaceuticals. Expert Rev Vaccines 9:859–876

Komarova TV, Baschieri S, Donini M, Marusic C, Benvenuto E, Dorokhov YL (2010) Transient expression systems for plant-derived biopharmaceuticals. Expert Rev Vaccines 9:859–876

Koprivova A, Stemmer C, Altmann F, Hoffmann A, Kopriva S, Gorr G, Reski R, Decker EL (2004) Targeted knockouts of Physcomitrella lacking plant-specific immunogenic N-glycans. Plant Biotechnol J 2(6):517–523

Kumar S, Fladung M (2001) Controlling transgene integration in plants. Trends Plant Sci 6(4):155–159

Lambe P, Dinant M, Matagne RF (1995) Differential long-term expression and methylation of the hygromycin phosphotransferase (Hph) and beta-glucuronidase (Gus) genes in transgenic pearl-millet (Pennisetum-Glaucum) Callus. Plant Sci 108(1):51–62

Lico C, Chen Q, Santi L (2008) Viral vectors for production of recombinant proteins in plants. J Cell Physiol 216(2):366–377

Lienard D, Dinh OT, van Oort E, Van Overtvelt L, Bonneau C, Wambre E, Bardor M, Cosette P, Didier-Laurent A, de Borne FD, Delon R, van Ree R, Moingeon P, Faye L, Gomord V (2007) Suspension-cultured BY-2 tobacco cells produce and mature immunologically active house dust mite allergens. Plant Biotechnol J 5(1):93–108

Lindbo JA (2007) High-efficiency protein expression in plants from agroinfection-compatible Tobacco mosaic virus expression vectors. BMC Biotechnol 7:52–62

Lucumi A, Posten C (2006) Establishment of long-term perfusion cultures of recombinant moss in a pilot tubular photobioreactor. Process Biochem 41(10):2180–2187

Maccarthy JJ, Ratcliffe D, Street HE (1980) The effect of nutrient medium composition on the growth-cycle of catharanthus-roseus G. Don cells grown in batch culture. J Exp Bot 31(124):1315–1326

McDonald KA, Hong LM, Trombly DM, Xie Q, Jackman AP (2005) Production of human alpha-1-antitrypsin from transgenic rice cell culture in a membrane bioreactor. Biotechnol Prog 21(3):728–734

Micheletti M, Barrett T, Doig SD, Baganz F, Levy MS, Woodley JM, Lye GJ (2006) Fluid mixing in shaken bioreactors: implications for scale-up predictions from microlitre-scale microbial and mammalian cell cultures. Chem Eng Sci 61(9):2939–2949

Mihaliak CA, Fanton MJ, Mcmillen JK (2007) Preparation of vaccine master cell lines using recombinant plant suspension cultures United States Patent 20070107086

Miller TJ, Fanton MJ, Webb SR (2006) Stable immunoprophylactic and therapeutic compositions derived from transgenic plant cells and methods for production United States Patent 20060222664

Murphy DJ (2007) Improving containment strategies in biopharming. Plant Biotechnol J 5(5):555–569

Namdev PK, Dunlop EH (1995) Shear sensitivity of plant-cells in suspensions – present and future. Appl Biochem Biotechnol 54(1–3):109–131

Obembe OO, Popoola JO, Leelavathi S, Reddy SV (2011) Advances in plant molecular farming. Biotechnol Adv 29(2):210–222

Offringa R, de Groot MJ, Haagsman HJ, Does MP, van den Elzen PJ, Hooykaas PJ (1990) Extrachromosomal homologous recombination and gene targeting in plant cells after Agrobacterium mediated transformation. EMBO J 9(10):3077–3084

Osuna L, Moyano E, Mangas S, Bonfill M, Cusido RM, Pinol MT, Zamilpa A, Tortoriello J, Palazon J (2008) Immobilization of Galphimia glauca plant cell suspensions for the production of enhanced amounts of Galphimine-B. Planta Med 74(1):94–99

Padidam M (2003) Chemically regulated gene expression in plants. Curr Opin Plant Biol 6(2):169–177

Plesha MA, Huang TK, Dandekar AM, Falk BW, McDonald KA (2007) High-level transient production of a heterologous protein in plants by optimizing induction of a chemically inducible viral amplicon expression system. Biotechnol Prog 23(6):1277–1285

Plesha MA, Huang TK, Dandekar AM, Falk BW, McDonald KA (2009) Optimization of the bioprocessing conditions for scale-up of transient production of a heterologous protein in plants using a chemically inducible viral amplicon expression system. Biotechnol Prog 25(3):722–734

Samalova M, Brzobohaty B, Moore I (2005) pOp6/LhGR: a stringently regulated and highly responsive dexamethasone-inducible gene expression system for tobacco. Plant J 41(6):919–935

Schahs M, Strasser R, Stadlmann J, Kunert R, Rademacher T, Steinkellner H (2007) Production of a monoclonal antibody in plants with a humanized N-glycosylation pattern. Plant Biotechnol J 5(5):657–663

Schiermeyer A, Schinkel H, Apel S, Fischer R, Schillberg S (2005) Production of Desmodus rotundas salivary plasminogen activator alpha 1 (DSPA alpha 1) in tobacco is hampered by proteolysis. Biotechnol Bioeng 89(7):848–858

Schmale K, Rademacher T, Fischer R, Hellwig S (2006) Towards industrial usefulness – cryo-cell-banking of transgenic BY-2 cell cultures. J Biotechnol 124(1):302–311

Sethuraman N, Stadheim TA (2006) Challenges in therapeutic glycoprotein production. Curr Opin Biotechnol 17(4):341–346

Shaaltiel Y, Bartfeld D, Hashmueli S, Baum G, Brill-Almon E, Galili G, Dym O, Boldin-Adamsky SA, Silman I, Sussman JL, Futerman AH, Aviezer D (2007) Production of glucocerebrosidase with terminal mannose glycans for enzyme replacement therapy of Gaucher's disease using a plant cell system. Plant Biotechnol J 5(5):579–590

Shaaltiel Y, Baum G, Bartfeld D, Hashmueli S, Lewkowicz A (2008) Production of high mannose proteins in plant culture. United States Patent 20080038232

Shadwick FS, Doran PM (2005) Foreign Protein Expression Using Plant Cell Suspension and Hairy Root Cultures. In: Fischer R, Schillberg S (eds) Molecular Farming: Plant-Made Pharmaceuticals and Technical Proteins, Wiley-VCH Verlag GmbH & Co. KGaA, Weinheim, FRG, pp 13–36. doi: 10.1002/3527603638.ch2

Sharma KK, Bhatnagar-Mathur P, Thorpe TA (2005) Genetic transformation technology: status and problems. Vitro Cell Dev BiolPlant 41(2):102–112

Sharp JM, Doran PM (2001a) Characterization of monoclonal antibody fragments produced by plant cells. Biotechnol Bioeng 73(5):338–346

Sharp JM, Doran PM (2001b) Strategies for enhancing monoclonal antibody accumulation in plant cell and organ cultures. Biotechnol Prog 17(6):979–992

Shih SMH, Doran PM (2009) Foreign protein production using plant cell and organ cultures: advantages and limitations. Biotechnol Adv 27(6):1036–1042

Shin YJ, Hong SY, Kwon TH, Jang YS, Yang MS (2003) High level of expression of recombinant human granulocyte-macrophage colony stimulating factor in transgenic rice cell suspension culture. Biotechnol Bioeng 82(7):778–783

Strasser R, Stadlmann J, Schähs M, Stiegler G, Quendler H, Mach L, Glössl J, Weterings K, Pabst M, Steinkellner H (2008) Generation of glyco-engineered Nicotiana benthamiana for the production of monoclonal antibodies with a homogeneous human-like N-glycan structure. Plant Biotechnol J 6(4):392–402

Streatfield SJ (2007) Approaches to achieve high-level heterologous protein production in plants. Plant Biotechnol J 5(1):2–15

Su WW, Arias R (2003) Continuous plant cell perfusion culture: bioreactor characterization and secreted enzyme production. J Biosci Bioeng 95(1):13–20

Sudarshana MR, Plesha MA, Uratsu SL, Falk BW, Dandekar AM, Huang TK, McDonald KA (2006) A chemically inducible cucumber mosaic virus amplicon system for expression of heterologous proteins in plant tissues. Plant Biotechnol J 4(5):551–559

Suehara KI, Takao S, Nakamura K, Uozumi N, Kobayashi T (1996) Optimal expression of GUS gene from methyl jasmonate-inducible promoter in high density culture of transformed tobacco cell line BY-2. J Ferment Bioeng 82(1):51–55

Tanaka H (2000) Technological problems in cultivation of plant cells at high density (Reprinted from Biotechnol Bioeng 23:1203–1218, 1981). Biotechnol Bioeng 67(6):775–790

Tanaka H, Semba H, Jitsufuchi T, Harada H (1988) The effect of physical stress on plant-cells in suspension-cultures. Biotechnol Lett 10(7):485–490

Terashima M, Ejiri Y, Hashikawa N, Yoshida H (2001) Utilization of an alternative carbon source for efficient production of human alpha(1)-Antitrypsin by genetically engineered rice cell culture. Biotechnol Prog 17(3):403–406

Terrier B, Courtois D, Henault N, Cuvier A, Bastin M, Aknin A, Dubreuil J, Petiard V (2007) Two new disposable bioreactors for plant cell culture: the wave and undertow bioreactor and the slug bubble bioreactor. Biotechnol Bioeng 96(5):914–923

Travis J (2008) Is the drought over for pharming? Science 320(5875):473–477

Trexler MM, McDonald KA, Jackman AP (2002) Bioreactor production of human α_1-antitrypsin using metabolically regulated plant cell cultures. Biotechnol Prog 18(3):501–508

Trexler MM, McDonald KA, Jackman AP (2005) A cyclical semicontinuous process for production of human alpha(1)-antitrypsin using metabolically induced plant cell suspension cultures. Biotechnol Prog 21(2):321–328

Tsoi BMY, Doran PM (2002) Effect of medium properties and additives on antibody stability and accumulation in suspended plant cell cultures. Biotechnol Appl Biochem 35:171–180

Twyman RM, Stoger E, Schillberg S, Christou P, Fischer R (2003) Molecular farming in plants: host systems and expression technology. Trends Biotechnol 21(12):570–578

Vandermaas HM, Dejong ER, Rueb S, Hensgens LAM, Krens FA (1994) Stable transformation and long-term expression of the Gusa reporter gene in callus lines of perennial ryegrass (Lolium-Perenne L). Plant Mol Biol 24(2):401–405

Varley J, Birch J (1999) Reactor design for large scale suspension animal cell culture. Cytotechnology 29(3):177–205

Vaucheret H, Fagard M (2001) Transcriptional gene silencing in plants: targets, inducers and regulators. Trends Genet 17(1):29–35

Wagner F, Vogelmann H (1977) Cultivation of plant tissue culture in bioreactors and formation of secondary metabolites. In: Barz W, Reinhard E, Zenk MH (eds) Plant tissue culture and its biotechnological application. Springer, Berlin, pp 245–252

Wagner B, Fuchs H, Adhami F, Ma Y, Scheiner O, Breiteneder H (2004) Plant virus expression systems for transient production of recombinant allergens in Nicotiana benthamiana. Methods 32(3):227–234

Wang PM, Huang TK, Cheng HP, Chien YH, Wu WT (2002) A modified airlift reactor with high capabilities of liquid mixing and mass transfer. J Chem Eng Japan 35(4):354–35

Wroblewski T, Tomczak A, Michelmore R (2005) Optimization of Agrobacterium-mediated transient assays of gene expression in lettuce, tomato and Arabidopsis. Plant Biotechnol J 3(2):259–273

Zhang XR, Mason H (2006) Bean Yellow Dwarf Virus replicons for high-level transgene expression in transgenic plants and cell cultures. Biotechnol Bioeng 93(2):271–279

Zuo JR, Chua NH (2000) Chemical-inducible systems for regulated expression of plant genes. Curr Opin Biotechnol 11(2):146–151

Zuo JR, Niu QW, Chua NH (2000) An estrogen receptor-based transactivator XVE mediates highly inducible gene expression in transgenic plants. Plant J 24(2):265–273

第 4 章　叶绿体生产的治疗性和预防性疫苗

James S. New[*]**, Donevan Westerveld**[*]**, Henry Daniell**

摘要　虽然人类已经开发出先进的疫苗技术，但由于对传染病预防和治疗的不足，每年仍有多达 1500 万的死亡案例（世界卫生组织，2008 年）。一直以来，对利润的追求促使制药行业大量生产可获取高额利润的高成本疫苗，由此导致了发展中国家每年巨大的疾病死亡。而这种情况在很大程度上是可以避免的。2001 年，Daniell 及其合作者首次发表了通过转基因烟草叶绿体表达疫苗抗原——霍乱毒素 B 亚单位的研究报告。叶绿体转基因的优势包括：叶绿体基因组的多倍体性质使得目的基因可以大量扩增。同时，质体的翻译机制可以指导具有正确折叠、二硫键形成和脂质化的生物活性蛋白的合成。而且，外源基因可以定点整合，并且多顺反子表达。此外，叶绿体是母性遗传，外源基因不会发生漂移。叶绿体转化技术（chloroplast transformation technology，CTT）已经用于表达细菌蛋白、病毒蛋白和原生动物蛋白，近来还用于表达哺乳动物来源蛋白。而哺乳动物来源蛋白随后可用于免疫策略来产生保护性和治疗性免疫。在叶绿体中表达疫苗抗原是一种生产抗原亚单位疫苗的经济且有效的方法。此外，通过廉价的田间生产和农业干燥技术，转化莴苣等可食农作物也可生成稳定而且能够口服给药的疫苗抗原。同时，此平台无需冷链物流和无菌注射，大幅度地降低了此类生物药物下游的生产成本。由此，带有概念验证性质的叶绿体转化技术（CTT）研究的焦点正转化为，通过证实叶绿体表达蛋白的功能，开发可食用植物系统来代替烟草，开发可食用植物系统为基础的叶绿体表达蛋白质技术，提高疗效，同时通过外加肽融合域，建立一个切实可行的人免疫平台。

4.1　引　　言

目前，用于重组蛋白商业化生产的系统有细菌、酵母、昆虫和哺乳动物细胞培养等。尽管每个系统各有优势，但是发酵和纯化方法所带来的高额生产成本阻碍了廉价治疗的推广。而利用叶绿体转化技术，可以省去发酵成本，而代之以温室，甚至将分子药田由概念变为现实的大规模田间种植。田间生产疫苗不需要冷链物流，还可以省去多个部门的管理。此外，通过低成本的干燥技术，植物可以保证蛋白质的长期稳定化，使疫苗流通成本更低。近期的报告已经证明了不溶性蛋白包涵体在干燥、衰老组织中的稳定性（Boyhan and Daniell，2011）。此发现证实了植物干物质可以作为口服疫苗接种的媒介来使用。

---

[*] 两位作者具有同等贡献度

　　纤维素细胞壁所固有的生物包囊特性使细胞内累积的蛋白质免于酶消化。这不但使蛋白质在口服给药后得以在小肠释放，而且解决了无菌注射剂和冷链物流所带来的成本要求（Streatfield，2005）。另外，这种给药方式还促进了黏膜和系统免疫的诱导，对后期病原体感染提供了更有效的保护（Davoodi-Semiromi et al.，2010）。低贮藏成本、最小化的污染风险、高质量的产品，以及大规模扩展能力使转基因植物成为一种生产重组蛋白的理想系统（Ma et al.，2003）。植物生物制药技术消除了大部分导致目前可用疫苗成本居高不下的下游加工环节，因此，为蛋白质的合成提供了一条经济适用的途径。

　　目前有数种重组转基因植物生产途径，其中包括细胞核和叶绿体基因组的稳定转化，病毒瞬时表达等（Daniell et al.，2009b）。叶绿体基因组的转化可以通过基因枪法得以实现。同时利用载体，外源基因可以通过同源重组的方式整合到叶绿体基因组中。基因的定点整合使得位置效应最小化，因此外源基因得以在转基因株系中正常表达（Verma and Daniell，2007）。叶绿体基因组的质体性质还具有其他优势，例如，内生基因保护系统，该系统的形成主要是因为质体基因组的母系遗传特性（Deniell，2007），不存在外源基因沉默机制，多效性等（Daniell et al.，2001；Rigano et al.，2009；Verma et al.，2010a）。同时，这种细胞器的多倍体性质带来了较高的转基因拷贝数（高达1万个拷贝），从而使其表达量远远高于细胞核的表达（Verma and Deniell，2007）。报告显示：使用叶绿体转化方法生成的抗原产量是细胞核方法的500倍（Daniell et al.，2001；Rigano et al.，2009；Scotti et al.，2009）。

　　此外，人类已经证实叶绿体可以通过正确的蛋白质折叠和二硫键的形成（Arlen et al.，2007；Boyhan and Daniell，2011；Daniell et al.，2009a，2009b；Staub et al.，2000；Verma and Daniell，2007；Lee et al.，2010）及脂质化（Glenz et al.，2006）生产出功能完善的哺乳动物蛋白。已报道的叶绿体转基因植株的表达水平是其他重组植物系统所无法匹敌的。数个研究案例中转基因植株表达的蛋白质接近总蛋白质的72%（Oey et al.，2009b；Ruhlman et al.，2010）。比核酮糖二磷酸羧化酶（RuBisCo）的表达水平高出2倍。巧合的是，人们已经证明植物系统具有显著的、大规模积累外源蛋白的能力（Bally et al.，2009）。此外，源于叶绿体的抗原蛋白，其亚细胞定位的特性可以防止其扩散，因而提高了细胞的内稳，使其表型得以维持。这也解释了为什么靶蛋白的超富集很少阻碍植株的生长发育（Ruhlman et al.，2010）。

　　叶绿体转化技术目前已经不仅仅应用于模式植物。可食植物促进了简单有效的疫苗口服给药方式的采用，同时又不带来任何形式的健康风险。在数项研究报告中，都采用了更易消化的植物表达疫苗抗原，如用莴苣来生产细菌抗原（Davoodi-Semiromi et al.，2010；Ruhlman et al.，2010）、病毒抗原（Kanagaraj et al.，2011）、原生动物源抗原（Davoodi-Semiromi et al.，2010）及人自身抗原（Ruhlman et al.，2007；Verma et al.，2010b；Boyhan and Daniell，2011）。另外一种日益引起人们兴趣的叶绿体系统是莱茵衣藻（*Chlamydomonas reinhardtii*）。它能够表达细菌抗原，从而用于人类疾病的治疗（Dreesen et al.，2010；Rasala et al.，2010）。然而，该系统需要使用生物反应器来培养这种单细胞生物以达到足够的培养密度，这样就涉及生产成本的增加。尽管如此，藻类培养已经显示出了其生产诸如单克隆抗体这类复杂蛋白质的相应能力（Tran et al.，2009）。因此，人们对于如何将叶绿体的生物合成机制运用到生物技术应用中的兴趣日益浓厚。同时，伴随着口服给药这一平台的发展，此项技术的真正潜力正在通过叶绿体生物药品的功能评定得以展现。

4.2　叶绿体表达疫苗抗原

4.2.1　细菌抗原

2001 年，Daniell 等首次报道了通过质体基因工程获得的一种疫苗抗原——霍乱毒素 B 亚单位（cholera toxin B subunit，CTB）。他们发现这种烟草中表达的亚单位疫苗可以与神经节苷脂 GM1 结合，同时发现用绿色荧光蛋白（GFP）标记的此种亚单位疫苗能够以穿胞运输方式进入肠黏膜（Limaye et al.，2006）。后来，用烟草中表达的霍乱毒素 B 亚单位对免疫模型小鼠进行皮下注射或者口服饲喂，发现小鼠体内产生了大量的 IgG1 抗体；同时，发现口服接种小鼠体内产生 IgA 的滴度可以抵抗由沙眼衣原体（CT）引起的肠渗透性破坏（Davoodi-Semiromi et al.，2010）。自从认识到叶绿体生产疫苗抗原的巨大潜力后，人类在利用叶绿体表达细菌抗原方面已经取得了巨大的成就。例如，人们已经利用叶绿体生产出了抗肠源性大肠杆菌疫苗（Kang et al.，2004，2003；Rosales-Mendoza et al.，2009；Sim et al.，2009）、抗破伤风梭菌（*Clostridium tetani*）疫苗（Tregoning et al.，2003，2005）、抗炭疽杆菌（*Bacillus anthracis*）疫苗（Gorantala et al.，2011；Koya et al.，2005；Waston et al.，2004）、抗鼠疫杆菌（*Yersinia pestis*）疫苗（Arlen et al.，2007，2008）、抗伯氏疏螺旋体（*Borrelia burgdoferi*）疫苗（Glenz et al.，2006），以及预防白喉、百日咳、破伤风的一种多表位疫苗（Soria-Guerra et al.，2009）。通常情况下，这些疫苗的产量取决于抗原。因此抗原的积累量及抗原对蛋白水解酶的敏感程度在一定程度上均影响了疫苗的产量。根据已报道的实例，人们了解到疫苗产量高时可达总可溶性蛋白（total soluble protein，TSP）的 31%（Molina et al.，2004），低时却只有 0.5%（Sim et al.，2009）。尽管研究者利用叶绿体转化技术已经有效地表达了大批的细菌抗原，但只有其中一些研究建立了重组抗原的活体功能评价。而且，仅有 3/16 的疫苗是从植物的可食组织中获得（如莴苣和海藻）（Lossl and Waheed，2011）。因此，通过临床试验对可食用植物表达的疫苗进行详细的功能评价，对于将叶绿体转化技术运用到更为高等的动物模型中至关重要。

4.2.1.1　炭疽杆菌

近期生物恐怖主义的威胁使人们对发展新一代炭疽疫苗的要求更为迫切，而且目前使用的活体炭疽杆菌培养滤液会产生严重的反应原性，因此人们急需一种更安全、使用更广泛的疫苗（Cybulski et al.，2009）。炭疽菌外毒素包括 3 种蛋白质成分：保护性抗原（protective antigen，PA）、致死因子（lethal factor，LF）及水肿因子（edema factor，EF）。其中，保护性抗原可以促进致死因子及水肿因子转移到入侵的吞噬细胞的细胞质中（Passalacqua and Bergman，2006；Thoren and Krantz，2011）。2004 年，Waston 等首次在烟草叶绿体中表达了保护性抗原。它是目前市售的人用炭疽疫苗（anthrax vaccine adsorbed，AVA）的主要活性成分。在巨噬细胞溶菌测定中，叶绿体表达的保护性抗原在致死因子转移期间的活性与炭疽杆菌中类似物的活性近似（Waston et al.，2004）。之后，Koya 等又通过小鼠接种模型证明这种保护抗原可以促使小鼠产生免疫力。试验中对小鼠进行皮下注射叶绿体表达的抗原保护性抗原，结果表明其体内产生的保护性抗原滴度与接种炭疽杆菌保护性抗原的小鼠滴度近似（Koya et al.，2005）。虽然接种叶绿体表达保护性抗原的小鼠血清中免疫球蛋白 IgA 对毒素的中和能力稍差，但是在对小鼠进行的挑战试验中却发现，这种小鼠在 1.5 倍的 LD_{100} 炭疽毒素条件下存活率为 100%。这表明可以使用叶绿体转化技术生产有效而且无毒的保护性抗原。后来，Daniell 等在莴苣（*Lactuca sativa*）中建立了可以表达相似保护抗原的植物株系。这预示了保护性抗原口服给药的发展前景（Ruhlman et al.，2010）。人们利用优选表达框使抗原的表达量达到了总可溶性蛋白的 22% 左右。最近一项研究是利用烟草表达保护性抗原的第四结构域，之后与霍乱毒素一同口服饲喂小鼠，从而评价口服给药对于抗炭疽的效果。研究发现，口服给药后，经过胃中和，小鼠产生的免疫水平可以与腹腔注射同样抗原的小鼠相提并论（Gorantala et al.，2011）。然而，与之前引证的可以使小鼠存活率为 100% 的抗体滴度（约 30 万）相比，单纯口服给药而不进行皮下注射抗原时，其诱导的抗体滴度水平较低（＞10^4）（Koya et al.，2005）。对 IgG 同型抗体研究后发现，用于指示 Th2 细胞极化的 IgG1 水平得到了提高；而粪便提取物检测出的分泌型 IgA 水平则较低。研究这些小鼠的血清发现，巨噬细胞提高了抗保护性抗原的功效，并以一种保护方式中和外毒素。在挑战性试验中，口服饲喂烟草表达保护性抗原的小鼠只有 60% 的存活率。因此，人们尚需对利用可食系统进行保护性抗原口服给药的功能评价进行进一步全面的研究。

4.2.1.2　金黄色葡萄球菌

金黄色葡萄球菌（*Staphylococcus aureus*）机会致病菌可入侵机体引起菌血症，而菌血症往往会引发致命感染（Lowy，1998；Que and Moreillon，2004）。由于该病原体衍生了多种抗药性株系，因此开发更为有效的治疗方法十分重要（Lowy，2003）。金黄色葡萄球菌的病原性取决于纤连蛋白结合蛋白（fibronectin-binding protein，FnBP）。因为正是纤连蛋白结合蛋白才能使其黏附于寄主细胞表面（Patti and Hook，1994）。所以纤连蛋白结合蛋白代表了一个靶点，可以用来阻止金黄色葡萄球菌的入侵和富集。目前已经成功地在莱茵衣藻（*C. reinhardtii*）中对融入霍乱毒素 B 亚单位的金黄色葡萄球菌的纤连蛋白 D2 结合部位进行了表达（Dreesen et al.，2010）。霍乱毒素 B 亚单位-D2 融合蛋白构成了可识别神经节苷脂（GM1）的功能低聚物。研究者利用胃液模拟实验对霍乱毒素 B 亚单位-D2 疫苗在消化过程中的稳定性及该疫苗将抗原输送到肠黏膜的能力进行了分析。虽然该疫苗在添加 0.5mg/mL 胃蛋白酶的乙酸钠溶液（pH 1.7，37℃）中的稳定性可以保持 20min，但是实验所选用的参数与文献中的标准参数有所不同。美国药典引用的模拟胃部条件包括：模拟胃液 [0.7%（*V/V*）盐酸中含 0.2%（*w/V*）氯化钠] 中加入浓度为 3.2mg/mL 的胃蛋白酶（Herman et al.，2005，2006）。由于胃部的消化时间取决于粒子大小，因此不同的胃内容物可能会延长目标抗原暴露于胃部的时间；而延时消化对于验证更长时间的稳定性非常重要（Pohle and Domschke，2003）。还有，定量测定可以清楚地验证抗原的稳定性。冻干藻中表达的抗原经过 20 个月的室温贮藏之后口服给药于没有经过抗原接种的小鼠产生了保护性滴度。实验小鼠 160µg 抗原口服给药后，经过 4 周喂养，引发了 IgG 和 IgA 的剂量依赖诱导。这种体液及黏膜免疫应答大幅度降低了受试小鼠脾脏的病原体数量，从而使其在腹腔感染致命剂量的金黄色葡萄球菌后，多达 80%的小鼠得到了保护。

4.2.2　病毒抗原

犬细小病毒疫苗抗原 2L21 的表达是叶绿体转化技术领域的进步（Molina et al.，2004）。几种病毒抗原表位也随之得以表达，包括形成功能性病毒样颗粒（VLP）的人乳头瘤病毒 16 型（HPV-16）L1 蛋白（Fernandez-San Millan et al.，2008），以及可以形成热稳定病毒颗粒的突变体（L1_2xCysM）（Waheed et al.，2010）。通过叶绿体转化技术可以表达的其他病毒表位还有牛痘病毒包膜蛋白（Rigano et al.，2009）、戊型肝炎 E2（Zhou et al.，2006）、丙型肝炎病毒核心蛋白（Madesis et al.，2009）及 EB 病毒衣壳抗原（Lee et al.，2006）。此外，莴苣和番茄叶等可食用植物系统已经被用于表达病毒疫苗（Kanagaraj et al.，2011），虽然在番茄的成熟果实中并未检测出抗原表达，但事实证明该系统可以应用于人类疾病的治疗（Zhou et al.，2008）。然而，病毒抗原的功能评价对于将叶绿体转化技术运用到更为高等的动物模型中至关重要。可让人遗憾的是，迄今为止还没有动物体内实验及特异性免疫诱导机制的研究（Fernandez-San Millan et al.，2008；Zhou et al.，2008；Gonzalez-Rabade et al.，2011）。

4.2.2.1　人免疫缺陷病毒

人免疫缺陷病毒 1 型（human immunodeficiency virus type 1，HIV-1）是一种全球性致命疾病——获得性免疫缺陷综合征（acquired immunodeficiency syndrome，AIDS）的致病病原体。该病毒的高突变率使其衍生出众多的进化枝，故对该病毒的治疗更加迫切（Loemba et al.，2002；Young et al.，2006；Walker and Burton，2008）。因此，人们对于利用抗人免疫缺陷病毒 1 型（HIV-1）的多价疫苗诱导有效的免疫应答寄予厚望（Gonzalez-Rabade et al.，2011）。两种高度保守的结构蛋白 p24 蛋白和反向调节因子（negative regulatory protein，Nef）与人免疫缺陷病毒 1 型进化枝的病毒分别显示出了 80%和 84%的同源性（Geyer and Peterlin，2001）。Gonzalez-Rabade 等用质体转基因烟草株系来表达 p24 及 p24-反向调节因子（Nef）融合蛋白。结果显示 p24-反向调节因子融合蛋白的积累大约可达总可溶性蛋白（TSP）的 40%。他们还利用免疫加强策略评价了两种蛋白质在小鼠体内的免疫诱导能力。对小鼠皮下注射大肠杆菌中表达的 p24 或 p24-反向调节因子蛋白，之后用烟草表达的 p24 和 p24-反向调节因子融合蛋白对其实施口服加强，同时配合霍乱毒素 B 亚单位，使小鼠产生了明显的免疫应答反应。对免疫小鼠的血清测定证实主要是 IgG1 和 IgG2a 驱动了免疫应答。这说明此免疫应答涉及了胸腺细胞的 Th1 和 Th2 两个亚群，而它们分别介导细胞免疫和体液免疫。有趣的是，这种接种方法产生的免疫是否能对病原体的侵染起到保护作用还有待证实。由于小鼠体内没有可用的病毒模型，因此人们需要对更高等的动物进行研究。例如，可在体内检测出猴免疫缺陷病毒等类似病毒的灵长类动物体内进行此种实验。

4.2.2.2　登革病毒

　　由登革病毒引起的登革出血热是一种可致命的热带传染病。近期全球登革热又呈现复苏之势。这都使得开发登革疫苗愈发重要（Kanagaraj et al.，2011；Matsui et al.，2010）。第一个关于在可食植物中表达口服病毒抗原的研究报告就是利用植物株系表达融合的登革病毒抗原。据证实，血清型为 3 的登革病毒 3（prM/E）由前体膜蛋白（premembrane protein，prM）和截短的外套膜蛋白（E）组装而成。它与直径约 20nm（纳米）的病毒样颗粒（VLP）具有类似的结构。免疫后宿主体内病毒复制威胁的消除，强力 B 细胞和细胞毒性 T 淋巴细胞 CTL 介导的免疫应答的产生，以及登革病毒 3 形成的病毒样颗粒都会诱导机体产生保护性免疫。这种利用可食植物表达系统合成的抗原结构域包含病毒的类型特异性决定簇。而它产生的抗体具有较强的中和作用。另外，在可食农作物中表达此结构域也是一个巨大的进步（Kanagaraj et al.，2011）。

4.2.3　原生动物抗原

　　耐人寻味的是，尽管原生动物病原体在许多发展中国家引发了很高的死亡率，但是利用叶绿体转化技术生产抵御原生动物传染病的疫苗却为数不多。原生动物病原体包括贾第虫亚科（Giardiinae）、*Haemosporida*、利什曼虫（*Leishmania*）和 *Trypanasoma* 等。其中许多病原体是依靠昆虫传播的。其他常见的传播途径还有摄入了受污染的水和食物，或者是吸入了卵囊。对于这些通常致命的原生动物传染病，多数都没有获批的疫苗。这就要求人们在免疫方法上取得进步从而解决该问题。实际上，许多原生动物病原体的攻击目标都是肠黏膜。这就意味着可以利用植物系统表达的口服疫苗使机体获得肠黏膜免疫性，从而防御此类感染。Chebolu 等于 2007 年发布的研究报告首次描述了通过质体转基因表达防御痢疾内变形虫（*Entamoeba histolytica*）感染的抗原，并且评定了此抗原的免疫原性（Chebolu and Daniell，2007）。之后，Davoodi-Semiromi 等（2010）在研究中表达了疟疾抗原顶端膜抗原 1 和裂殖子表面蛋白，并且通过抑制疟疾寄生虫增殖的方式进行了功能评价。尽管人们一直在努力生产针对原生动物寄生虫的疫苗，但是挑战性实验模型的缺乏阻碍疫苗的有效开发。所以，随着人类疾病挑战性实验模型的不断改进，原生动物传染病可能会成为叶绿体转化技术疫苗的主要目标之一。

4.2.3.1　阿米巴病

　　阿米巴病的致病因素是肠道病原体溶组织阿米巴。感染该病的表现是结肠炎和肝脓肿。在全球 5000 万病例中，每年的死亡人数超过了 10 万，并且主要集中在发展中国家。在对阿米巴病病原体感染的预防性接种中，半乳糖/乙酰氨基半乳糖凝集素是一种潜在的抗原。它介导了病原体黏附及免疫效应物细胞的细胞溶解（Vines et al.，1998；Lotter et al.，2000）。2006 年，半乳糖/乙酰氨基半乳糖凝集素在烟草叶绿体中得到表达。这也是在植物中表达此抗原的首次报道（Chebolu and Daniell，2007）。研究者用直接提取的质体转基因植物表达的此抗原对小鼠免疫模型实施皮下注射，进而对此抗原进行评价。结果发现，其诱导的 IgG 滴度要高于先前的接种实例（添加佐剂后超过 10^4）。但是因为 BALB/c

小鼠对溶组织阿米巴的敏感性已经消失，所以病原体挑战实验没有能够完成。虽然抗体已经成功获得诱导，但是该研究应该在相关模型中重复进行。该相关模型中可以通过病原体挑战实验对诱导的免疫反应产生的保护效力进行评价。因为该抗原的表达可以达到总可溶性蛋白的 6.3%，所以 1 英亩①转基因植物的疫苗产量就超过了 2900 万剂。这也预示着利用大范围田间种植生产植物表达疫苗抗原，从而对此疾病进行大规模免疫具有巨大的潜力。

4.2.3.2　疟疾

疟疾可能是全球最具影响力的原生动物传染病。它影响了热带和亚热带 100 多个国家（Greenwood et al.，2005）。尽管恶性疟原虫（*Plasmodium falciparum*）是最致命的病原体形式，但还有其他几种病原体。因为病原体具有高度多态性，同时缺乏可用的挑战实验动物模型进行功能评价，加之此类疫苗的开发和接种成本昂贵，所以至今没有获批的疟疾疫苗（Aide et al.，2007）。虽然利用被感染患者血液中存活的病原体为抗原材料制备的几种疫苗已经处于临床试验阶段（Maher，2008），但是这种疾病在全球的蔓延要求有更为低廉的疫苗生产和接种方式。顶端膜抗原-1（apical membrane antigen-1，AMA-1）和裂殖子表面蛋白-1（merozoite surface protein-1，MSP-1）是疟疾免疫疫苗的两个重要候选抗原。目前它们已经在烟草和莴苣的叶绿体中获得表达（Davoodi-Semiromi et al.，2010）。将这两个基因与霍乱毒素 B 亚单位基因进行融合表达，在烟草中蛋白质的积累量达到 10%～13%，而在莴苣中为 6%～7%。试验分别对小鼠皮下注射这两类抗原，之后口服或者皮下注射烟草表达的这两类亚单位疫苗。结果发现小鼠的免疫性均获得了强化。尽管口服接种的小鼠呈现的是超过两倍的较弱滴度，但是两组中均观测到了 IgG1 滴度。然而，使用上述抗原进行口服加强促使抗体类别发生了变化，从而产生了附加的 IgA 应答。此外，免疫小鼠产生的抗体可以与不同生活史阶段的病原体细胞提取物发生反应，由此也显示了抗体巨大的活性。抗顶端膜抗原-1 抗体可以与裂殖体疟原虫蛋白结合，而抗裂殖子表面蛋白-1 抗体可以与环形体及裂殖体疟原虫蛋白发生反应。利用免疫荧光显微技术，在这些血清样本中发现了恶性疟原虫。这最终证实了叶绿体表达的疫苗使哺乳动物免疫系统具备了识别恶性疟原虫的能力。

4.2.4　自身抗原

当活性淋巴细胞将内源蛋白识别为外源抗体，从而导致对自身组织产生免疫反应时，就引发了自身免疫性疾病。目前，人们对淋巴细胞如何发生自我极化的机制知之甚少。这主要是因为这些疾病的种类众多（Goronzy and Weyand，2007）。然而，胸腺淋巴细胞中的一种独特细胞——调节 T 细胞（regulatory T cell，TReg）的诱导，可以减弱细胞毒性 T 细胞的破坏性反应，并能有效地终止这种病理性疾病（Weiner et al.，2011）。随着在烟草和莴苣叶绿体中表达胰岛素技术的发展，1 型糖尿病（type 1 diabetes，T1D）成了首个叶绿体转化技术靶定的自身免疫性疾病（Ruhlman et al.，2007）。目前，糖尿病是研

---

① 1 英亩≈4046.86m^2

究最为广泛的自身免疫系统紊乱疾病之一。人们已经在胰腺中确认了多个引发糖尿病病理现象的自身免疫抗原。在海藻叶绿体中表达的谷氨酸脱羧酶（glutamic acid decarboxylase，GAD）也属于此种抗原（Wang et al.，2008）。通过与糖尿病患者血清抗体的构象依赖性相互作用，叶绿体表达的谷氨酸脱羧酶（GAD）65 的功能得到了确认。而且谷氨酸脱羧酶 65 能够促进非肥胖型糖尿病（NOD）小鼠体内 β 细胞的增殖，这又进一步证实了其功能。

4.2.4.1 胰岛素

胰岛素依赖性糖尿病，或 1 型糖尿病的特征是淋巴细胞对胰腺胰岛的浸润。正是这种浸润导致其 β 细胞的大量减少，从而引发高血糖症即胰岛炎（Nagata et al.，1994）。虽然 1 型糖尿病患者依靠自我注射重组胰岛素可以维持适当的血糖水平，但是如肾病、高血压、心脏病和糖尿病神经炎等并发症的威胁使得人们对此疾病的治疗需求日益迫切。利用烟草和莴苣株系表达胰岛素原已于 2007 年获得成功（Ruhlman et al.，2007）。霍乱毒素 B 亚单位-胰岛素原融合蛋白在莴苣中表达的积累量高达 24%左右，其活性也通过神经节苷脂结合分析法得到了验证。实验中 5 周大的非肥胖型糖尿病小鼠口服叶绿体表达的胰岛素原，结果使小鼠胰岛炎有了明显的缓解。同时，其血糖及尿糖水平也有显著下降，且小鼠的胰岛得到了保护。此外，免疫抑制因子白介素-4 和白介素-10 的表达水平有所提高，这表明了细胞毒免疫显著降低。对所诱导的免疫反应的鉴定证实了其存在显著的 IgG1 免疫应答，并且在免疫反应中没有发现 IgG2a 抗体，表明辅助 T 细胞 2 型免疫应答受到诱导从而产生了霍乱毒素 B 亚单位-胰岛素原的口服耐受性。Boyhan 和 Daniell 在随后的一项研究中设计了弗林蛋白酶的 3 个酶切位点，从而使胰岛素原可以在胰腺外进行酶切（Boyhan and Daniell，2011）。这是首次报道在植物中的、同时输送 C 肽的胰岛素原基因表达。C 肽的同时输送加强了葡萄糖的清除及代谢的调控，并有助于预防糖尿病肾病和糖尿病神经病变（Hills and Brunskill，2009）。其他的研究发现还有，当完整的胰岛素原和霍乱毒素 B 的融合蛋白在莴苣叶绿体中的表达量高达 53% TLP 时，口服管饲（orally gavaged）该融合蛋白的小鼠与喂食野生莴苣的对照小鼠相比，其血糖水平有明显的降低。此结果首先证实了蛋白质正确的折叠和前肽加工的存在；其次是蛋白质正确的折叠和前肽加工的存在将叶绿体表达的活性胰岛素输送到了循环系统（Boyhan and Daniell，2011）。总之，这些研究突出了叶绿体表达的胰岛素制备口服药取代市面现售药物的巨大潜力。

4.2.4.2 第九凝血因子

B 型血友病是由于凝血因子IX（factor IX，FIX）的功能缺失而引发的一种疾病。使用静脉注射重组人凝血因子IX的替代疗法往往导致 9%～23%的患者体内产生抑制性抗体，结果加强了患者对这种疗法的致命性过敏反应（DiMichele，2006）。重组人凝血因子IX在转基因烟草质体中的成功表达使得霍乱毒素 B 亚单位与凝血因子IX融合蛋白，以及霍乱毒素 B 亚单位与加入弗林蛋白酶酶切位点的 FIX（engineered Furin cleavage site，FFIX）融合蛋白的表达水平均达到了总可溶性蛋白的 3.8%（Verma et al.，2010b）。凝血因子IX的口服给药诱导了口服耐受，因此避免了静脉注射凝血因子IX时产生的致命性过敏反应。这种蛋白质的体内释放发生在小鼠喂饲后的 2～5h，而吸收出现在回肠的 M 细胞。抑制性抗体的减少和依赖于 Th2 细胞的 IgE 反应使得静脉注射重组凝血因子 IX 的小鼠存活率超过了 90%，而未经治疗的小鼠存活率仅为 20%。与未经口服给药或接受非转化材料的动物相比，这种可见的过敏性反应的抑制是 Th3 细胞发挥作用的结果。Th3 细胞通过 TGF-β 介导的 B 细胞活性调节，从而促使 IgG2b 和 IgA 的产生。同时，这种影响也取决于凝血因子 IX 的持续口服给药，因为喂养过程的间断会导致抑制剂水平的升高。尽管如此，恢复口服给药降低了抑制剂的水平，并且防止了过敏反应的发生。如前所述，叶绿体中表达的自身抗原通过口服给药可诱导调节性胸腺淋巴细胞的产生，从而降低了胰岛素的自我识别（Ruhlman et al.，2007）。因此，通过口服耐受的诱导使 B 型血友病患者体内产生调节性 T 细胞将能够取代静脉注射凝血因子 IX 的疗法，避免中和反应的发生。

4.2.5　兽用药的发展

叶绿体转化技术在兽药领域应用的进步有力地证明了利用叶绿体表达疫苗的广阔前景。同时，叶绿体表达疫苗对家畜免疫的良好功效验证了该平台用于人类医疗的可行性。2L21 多肽为抵御犬细小病毒的疫苗抗原，是首批在叶绿体中尝试生产的病毒疫苗之一（Molina et al.，2004）。叶绿体转化技术一直以来被用于在海藻叶绿体中生产抗猪瘟病毒的候选疫苗。人们还发现烟草叶绿体中表达的典型猪热病病毒 E2 蛋白在小鼠体内具有免疫原性（He et al.，2007）。这些进展将会使在相关动物中建立挑战实验模型的研究成为可能，因此也将促进有效预防接种的深入研究。然而，对这些疫苗生物活性评价的缺乏又阻碍了其进一步的发展。因此放松对家畜药物开发监管应该会有利于该领域对叶绿体转化技术进行评定。

4.2.5.1　犬细小病毒

对于未接种疫苗的犬，犬细小病毒引发的急性肠胃炎可导致较高的死亡率。从犬细小病毒蛋白（Langeveld et al.，1994）中提取的 2L21 多肽是首个利用转基因叶绿体表达的功能性疫苗，具有高免疫原性（Molina et al.，2004）。实验中，在转基因烟草叶绿体中霍乱毒素 B 亚单位-2L21 融合蛋白的积累量达到了总可溶性蛋白的 30%。接着，研究者对该融合蛋白的免疫原性进行了分析。他们将此融合蛋白由植物中提取并浓缩后通过非肠道注射注入小鼠和兔子体内，诱导了 2L21 多肽的高滴度抗体（Molina et al.，2005）。与单克隆抗体 3C9 一样，兔子血清也显示出了同样的中和 2L21 多肽的能力。此外，对受试动物非肠道注射抗原之后，又对其喂饲表达了抗原的粉末状叶片。结果这种免疫加强策略诱导受试动物产生了体液免疫的效应物 IgG 及黏膜免疫的效应物分泌性 IgA。非肠道注射接种诱导动物产生 IgG 介导的体液免疫应答，而随后的口服加强却在促使 IgG 转换为 IgA 的过程中发挥关键作用。尽管如此，口服免疫诱导的抗体在体外实验中不能中和 2L21。这表明关键的抗原决定簇发生了断裂（Molina et al.，2005）。通过这种方法可以获得较高产量的亚单位疫苗的事实证明可以利用可食植物系统生产类似的叶绿体表达疫苗。此项研究中，兔子非肠道接种模型的建立展示了将叶绿体转化技术应用到更高级动物模型所需要的条件。但是，此类研究应该更加强调口服给药的探究，这样才能观察不同哺乳动物对于口服给药的有效性方面所存在的差异。此种差异可能源自不同哺乳动物肠表面的不同构造。

4.2.5.2　口蹄疫

发展中国家流行的口蹄疫因为感染家畜有可能给这些国家带来巨大的经济损失，从而阻碍社会的进步（Forman et al.，2009；Rweyemamu and Astudillo，2002）。目前，人类已经在烟草叶绿体中获得了口蹄疫病毒（foot and mouth disease virus，FMDV）疫苗的表达（Lentz et al.，2009）。Lentz 等的研究充分展示了通过叶绿体转化技术开发有效的口蹄疫病毒疫苗的最新进展。他们将口蹄疫病毒衣壳蛋白 VP1 基因与葡糖苷酸酶报道基因（uidA）进行融合，之后在质体转基因烟草中完成融合蛋白的表达，且蛋白质积累量达到了总可溶性蛋白的 51%。随后他们使用叶绿体表达的抗原对小鼠进行预防接种，从而诱导了 VP1 特异性抗体的产生（Lentz et al.，2009）。考虑到这种疾病可能给贫困国家造成的经济影响，利用植物表达口蹄疫病毒疫苗就显得更为重要。此外，这种疫苗的运输不需冷链物流，甚至无需注射，这必将极大地助力于全球贫困的消除。

4.3　利用叶绿体表达疫苗抗原所面临的挑战

利用叶绿体表达疫苗抗原所面临的主要挑战包括：充足的疫苗抗原的获取、上述抗原生物活性的评价和口服给药系统的开发。过去一年的研究已经开始触及这些领域从而进一步证明了叶绿体表达疫苗用于人类免疫的潜力。利用叶绿体表达的疫苗进行预防接种的良好前景促使人们进行了一系列抵御人病原体感染的亚单位疫苗的开发，同时促使人们进行了利用植物表达疫苗的综述中所介绍的、数个自身免疫抗原的开发（Daniell et al.，2009b；Lossl and Waheed，2011）。目前研究的重点似乎不是如何将此平台更为广泛地应用于人类的方法上，而是更加关注于表达新型抗原。

增加抗原产量的两个主要途径是优化基因调节元件及提高植物中抗原的稳定性。影响靶蛋白积累的因素包括转录及翻译水平、蛋白质是否容易降解等。强启动子的应用直接影响叶绿体中的蛋白质水平（Verma and Daniell，2007），同时也影响分别负责翻译的起始和 mRNA 稳定性的 5′ 与 3′ 非翻译区（UTR）（Eibl et al.，1999）。目前，在一系列已被详细论述的转录元件（Verma and Daniell，2007）中，内源转录活化因子具有无可匹敌的表达水平（Ruhlman et al.，2010）。此外，蛋白质的持续超量积累或许会通过改变表型对植物代谢造成负面影响。Oey 等报道了在质体转基因烟草中带有优选密码子的噬菌体溶解蛋白的表达超过了总可溶性蛋白的 70%（Oey et al.，2009a）。这种蛋白质极为稳定，从而抑制了细胞的转录水平。这主要表现为质体编码蛋白质水平下降，如核酮糖-1,5-二磷酸羧化酶，而它的下降严重阻碍植物的生长发育。所以，这种重组蛋白的生产方式是以阻碍植物必要的生长发育为代价的（Balley et al.，2009），因为它破坏了植物的新陈代谢系统。但是，其他一些研究发现蛋白质的表达量达到总可溶性蛋白的 70% 时没有出现植物表型的变化。这说明只有抗原的过度积累才会产生这种影响（Ruhlman et al.，2007，2010）。2010 年的一项研究是利用合成的质体编码核糖开关，在外源施加其配体茶碱时，诱导整株植物的成熟（Verhounig et al.，2010）。融合区域或许也有助于植物中重组抗原的稳定性（Molina et al.，2009；Ruhlman et al.，2007，2010；Boyhan and Daniell，2011；Verma et al.，2010b；Daniell et al.，2009b；Lee et al.，2011；Morgenfeld et al.，2009；Ortigosa et al.，2009；Scotti et al.，2009）。这些融合区域可以有效提高小型病毒肽的产量，如 E7 HPV16 型蛋白、犬细小病毒 2L21 VP2 蛋白和人免疫缺陷病毒（HIV）保护性蛋白 55gag。同时，这些融合肽或许还可以通过促进抗原的特异性来提高免疫原性（Davoodi-Semiromi et al.，2010）。某些分子伴侣，如 CRY 分子伴侣（依靠 orf 2 基因编码），可以把新生蛋白质折叠成立方晶体，从而保护蛋白质免受叶绿体蛋白酶的影响，促进蛋白质的积累。在未来的转化实验设计中必须研究清楚目前研究较少、调节质体蛋白稳定性的决定因素（Apel et al.，2010）。

　　叶绿体转化技术领域的核心挑战是缺乏可用的基因序列（Verma and Daniell，2007）。我们在这方面知识的欠缺限制了可用于转基因的植物种类。目前，除了几个例外情况，在烟草诸品种中已经构建了大部分基于叶绿体的抗原表达系统。但是，由于烟草的表达系统不能用于人类，因此在诸如莴苣、番茄和藻类等植物系统中的深入研究尤为重要。而且，目前番茄系统主要是利用叶片大量积累表达的抗原，未成熟的绿色果实中抗原的积累水平较低，而在成熟的果实中则观测不到（Zhou et al.，2008）。因此利用番茄表达系统时需要提高果实这种人类可食部位中的蛋白质表达。通过对高生物量植物叶绿体基因组测序，我们可以利用可食植物系统促使叶绿体转化技术转化为人类可用的平台。自然地，这个领域的深入研究将使我们拥有更多可使用的技术手段，拥有获得重组蛋白的更大可能性。但是，目前几乎没有活跃的研究组织，也缺乏来自制药业的资金支持（Daniell et al.，2009b；Kirk and Webb，2005），所以此项技术尚处于不成熟的阶段。

　　限制叶绿体转化技术的另一个因素是缺乏动物模型或者说缺乏叶绿体表达的抗原的功能性评价。因为影响人类和小鼠的病原体是存在差异的，所以通过挑战试验，检测人病原体侵染小鼠引发的免疫反应水平可能没什么实用价值。但是，一个重要的观点是，可以通过体外实验对抗原的功能进行评价。该实验的设计是：检测叶绿体表达抗原与接受过病原体感染的患者临床血清样本中抗体之间的反应活性（Rigano et al.，2009）；或者，通过叶绿体表达疫苗免疫小鼠的血清验证叶绿体或者病原体衍生的抗原的调理作用，进一步证明通过叶绿体表达的疫苗产生抗体的反应性（Davoodi-Semiromi et al.，2010；Zhou et al.，2006）。首先必须在小鼠中证明叶绿体抗原的功效是在更高级动物模型中对叶绿体抗原的作用进行验证的前提。一些研究团队已经利用兔子进行了此种实验（Molina et al.，2005）；然而，在对叶绿体表达抗原进行人临床试验之前，还需要在其他动物，如沙鼠、猪和狗身上开展实验。最终的实验动物将会是除人类以外的灵长目动物。这些模型将有助于抗原剂量的确定及对人类有效的免疫策略的研究。除此之外，评价疫苗的田间生产对于评价叶绿体转化技术也至关重要。利用叶绿体转化技术在田间生产疫苗与在实验室是否可以获得相似的产量尚不可知。目前仅有一例报告（Arlen et al.，2007）对田间生产的叶绿体表达疫苗进行了评价。考虑到抗原的长期稳定性，就必须对质体转基因植物原料采用防腐处理以获得稳定的亚单位疫苗。

　　对于机体如何引起免疫致敏同时避免免疫耐受的传导路径进行深入透彻地描述可以使人类更为合理地设计出在叶绿体中表达的口服药物（Weiner et al.，2011）。具有疫苗佐剂或效应器结构域的融合蛋白会加强蛋白质药物的体内活性。霍乱毒素 B 亚单位等口服疫苗佐剂利用其固有的侵染能力辅助疫苗抗原刺激机体，从而提高机体对两者的免疫力（Davoodi-Semiromi et al.，2010；Limaye et al.，2006）。目前已经有研究在利用植物表达抗原与纯化沙眼衣原体（CT）的混合物引起免疫应答。这暗示了霍乱毒素 B 亚单位作为免疫佐剂的有效性（Dreesen et al.，2010）。诸如抗体 Fc 段等效应器结构域能够诱导复杂的分子反应，同时成为疫苗抗原的融合肽。抗体交联形成的粒子可以与通过抗原递呈细胞（APC）在机体传导的抗原结合，从而强化疫苗抗原的免疫原性。叶绿体除成功地表达了完整的单克隆抗体之外，还表达了抗体的 Fc 段（Tran et al.，2009）。因此，对这个平台来讲，效应子结构域的利用具有无限的潜力。

叶绿体翻译蛋白质的能力十分强大，以至于被用来表达各种蛋白质分子，从小型抗原到复杂的人单克隆抗体。这也使得在重组叶绿体中生产低成本的预防型和治疗型疫苗成为可能。另外，由于该平台能够快速生产口服疫苗，因此在受到生物恐怖主义威胁的情况下或者发生自然灾难时，该平台极有可能获得应用。然而，为了让叶绿体转化技术全面、快速地发挥潜力，人们必须加强对该技术的功能性评价研究，实现叶绿体生产的抗原的有效口服给药。

致谢　感谢阿诺德和梅布尔·贝克曼基金会、詹姆斯·S.纽给予的资金支持；感谢来自美国农业部州际研究、教育和推广合作局（2009-39200-19972）、美国农业部国家食品与农业研究院（2010-39200-21704）、美国国立卫生研究院（R01 GM 63879-08）和亨利·丹尼尔的资助。

参 考 文 献

Aide P, Bassat Q, Alonso PL (2007) Towards an effective malaria vaccine. Arch Dis Child 92: 476–479

Apel W, Schulze WX, Bock R (2010) Identification of protein stability determinants in chloroplasts. Plant J 63:636–650

Arlen PA, Falconer R, Cherukumilli S, Cole A, Cole AM, Oishi KK, Daniell H (2007) Field production and functional evaluation of chloroplast-derived interferon-alpha2b. Plant Biotechnol J 5:511–525

Arlen PA, Singleton M, Adamovicz JJ, Ding Y, Davoodi-Semiromi A, Daniell H (2008) Effective plague vaccination via oral delivery of plant cells expressing F1-V antigens in chloroplasts. Infect Immun 76:3640–3650

Bally J, Nadai M, Vitel M, Rolland A, Dumain R, Dubald M (2009) Plant physiological adaptations to the massive foreign protein synthesis occurring in recombinant chloroplasts. Plant Physiol 150:1474–1481

Boyhan D, Daniell H (2011) Low-cost production of proinsulin in tobacco and lettuce chloroplasts for injectable or oral delivery of functional insulin and C-peptide. Plant Biotechnol J 9:585–598

Chebolu S, Daniell H (2007) Stable expression of Gal/GalNAc lectin of Entamoeba histolytica in transgenic chloroplasts and immunogenicity in mice towards vaccine development for amoebiasis. Plant Biotechnol J 5:230–239

Cybulski RJ Jr, Sanz P, O'Brien AD (2009) Anthrax vaccination strategies. Mol Aspects Med 30:490–502

Daniell H (2007) Transgene containment by maternal inheritance: effective or elusive? Proc Natl Acad Sci USA 104:6879–6880

Daniell H, Lee SB, Panchal T, Wiebe PO (2001) Expression of the native cholera toxin B subunit gene and assembly as functional oligomers in transgenic tobacco chloroplasts. J Mol Biol 311: 1001–1009

Daniell H, Ruiz G, Denes B, Sandberg L, Langridge W (2009a) Optimization of codon composition and regulatory elements for expression of human insulin like growth factor-1 in transgenic chloroplasts and evaluation of structural identity and function. BMC Biotechnol 9:33

Daniell H, Singh ND, Mason H, Streatfield SJ (2009b) Plant-made vaccine antigens and biopharmaceuticals. Trends Plant Sci 14:669–679

Davoodi-Semiromi A, Schreiber M, Nalapalli S, Verma D, Singh ND, Banks RK, Chakrabarti D, Daniell H (2010) Chloroplast-derived vaccine antigens confer dual immunity against cholera and malaria by oral or injectable delivery. Plant Biotechnol J 8:223–242

DiMichele DM (2006) Inhibitor treatment in haemophilias A and B: inhibitor diagnosis. Haemophilia 12(Suppl 6):37–41, discussion 41–32

Dreesen IA, Charpin-El Hamri G, Fussenegger M (2010) Heat-stable oral alga-based vaccine protects mice from Staphylococcus aureus infection. J Biotechnol 145:273–280

Eibl C, Zou Z, Beck A, Kim M, Mullet J, Koop HU (1999) In vivo analysis of plastid psbA, rbcL and rpl32 UTR elements by chloroplast transformation: tobacco plastid gene expression is controlled by modulation of transcript levels and translation efficiency. Plant J 19:333–345

Fernandez-San Millan A, Ortigosa SM, Hervas-Stubbs S, Corral-Martinez P, Segui-Simarro JM, Gaetan J, Coursaget P, Veramendi J (2008) Human papillomavirus L1 protein expressed in tobacco chloroplasts self-assembles into virus-like particles that are highly immunogenic. Plant Biotechnol J 6:427–441

Forman S, Le Gall F, Belton D, Evans B, Francois JL, Murray G, Sheesley D, Vandersmissen A, Yoshimura S (2009) Moving towards the global control of foot and mouth disease: an opportunity for donors. Rev Sci Tech 28:883–896

Geyer M, Peterlin BM (2001) Domain assembly, surface accessibility and sequence conservation in full length HIV-1 Nef. FEBS Lett 496:91–95

Glenz K, Bouchon B, Stehle T, Wallich R, Simon MM, Warzecha H (2006) Production of a recombinant bacterial lipoprotein in higher plant chloroplasts. Nat Biotechnol 24:76–77

Gonzalez-Rabade N, McGowan EG, Zhou F, McCabe MS, Bock R, Dix PJ, Gray JC, Ma JK (2011) Immunogenicity of chloroplast-derived HIV-1 p24 and a p24-Nef fusion protein following subcutaneous and oral administration in mice. Plant Biotechnol J. doi:10.1111/ j.1467-7652.2011.00609.x

Gorantala J, Grover S, Goel D, Rahi A, Jayadev Magani SK, Chandra S, Bhatnagar R (2011) A plant based protective antigen [PA(dIV)] vaccine expressed in chloroplasts demonstrates protective immunity in mice against anthrax. Vaccine. doi:10.1016/j.vaccine.2011.03.082

Goronzy JJ, Weyand CM (2007) The innate and adaptive immune systems. In: Goldman L, Ausiello D (eds) Cecil medicine, 23rd edn. Saunders Elsevier, Philadelphia, chap 42

Greenwood BM, Bojang K, Whitty CJ, Targett GA (2005) Malaria. Lancet 365:1487–1498

He DM, Qian KX, Shen GF, Zhang ZF, Li YN, Su ZL, Shao HB (2007) Recombination and expression of classical swine fever virus (CSFV) structural protein E2 gene in Chlamydomonas reinhardtii chroloplasts. Colloids Surf B Biointerfaces 55:26–30

Herman RA, Korjagin VA, Schafer BW (2005) Quantitative measurement of protein digestion in simulated gastric fluid. Regul Toxicol Pharmacol 41:175–184

Herman RA, Storer NP, Gao Y (2006) Digestion assays in allergenicity assessment of transgenic proteins. Environ Health Perspect 114:1154–1157

Hills CE, Brunskill NJ (2009) Cellular and physiological effects of C-peptide. Clin Sci (Lond) 116:565–574

Kanagaraj AP, Verma D, Daniell H (2011) Expression of dengue-3 premembrane and envelope polyprotein in lettuce chloroplasts. Plant Mol Biol 76:323–333

Kang TJ, Loc NH, Jang MO, Jang YS, Kim YS, Seo JE, Yang MS (2003) Expression of the B subunit of E. coli heat-labile enterotoxin in the chloroplasts of plants and its characterization. Transgenic Res 12:683–691

Kang TJ, Han SC, Kim MY, Kim YS, Yang MS (2004) Expression of non-toxic mutant of Escherichia coli heat-labile enterotoxin in tobacco chloroplasts. Protein Expr Purif 38: 123–128

Kirk DD, Webb SR (2005) The next 15 years: taking plant-made vaccines beyond proof of concept. Immunol Cell Biol 83:248–256

Koya V, Moayeri M, Leppla SH, Daniell H (2005) Plant-based vaccine: mice immunized with chloroplast-derived anthrax protective antigen survive anthrax lethal toxin challenge. Infect Immun 73:8266–8274

Langeveld JP, Casal JI, Osterhaus AD, Cortes E, de Swart R, Vela C, Dalsgaard K, Puijk WC, Schaaper WM, Meloen RH (1994) First peptide vaccine providing protection against viral infection in the target animal: studies of canine parvovirus in dogs. J Virol 68:4506–4513

Lee MY, Zhou Y, Lung RW, Chye ML, Yip WK, Zee SY, Lam E (2006) Expression of viral capsid protein antigen against Epstein-Barr virus in plastids of Nicotiana tabacum cv. SR1. Biotechnol Bioeng 94:1129–1137

Lee SB, Li B, Jin S, Daniell H (2010) Expression and characterization of antimicrobial peptides Retrocyclin-101 and Protegrin-1 in chloroplasts to control viral and bacterial infections. Plant Biotechnol J 9:100–115

Lentz EM, Segretin ME, Morgenfeld MM, Wirth SA, Dus Santos MJ, Mozgovoj MV, Wigdorovitz A, Bravo-Almonacid FF (2009) High expression level of a foot and mouth disease virus epitope in tobacco transplastomic plants. Planta 231:387–395

Limaye A, Koya V, Samsam M, Daniell H (2006) Receptor-mediated oral delivery of a bioencapsulated green fluorescent protein expressed in transgenic chloroplasts into the mouse circulatory system. FASEB J 20:959–961

Loemba H, Brenner B, Parniak MA, Ma'ayan S, Spira B, Moisi D, Oliveira M, Detorio M, Wainberg MA (2002) Genetic divergence of human immunodeficiency virus type 1 Ethiopian clade C reverse transcriptase (RT) and rapid development of resistance against nonnucleoside inhibitors of RT. Antimicrob Agents Chemother 46:2087–2094

Lossl AG, Waheed MT (2011) Chloroplast-derived vaccines against human diseases: achievements, challenges and scopes. Plant Biotechnol J 9:527–539

Lotter H, Khajawa F, Stanley SL Jr, Tannich E (2000) Protection of gerbils from amebic liver abscess by vaccination with a 25-mer peptide derived from the cysteine-rich region of Entamoeba histolytica galactose-specific adherence lectin. Infect Immun 68:4416–4421

Lowy FD (1998) Staphylococcus aureus infections. N Engl J Med 339:520–532

Lowy FD (2003) Antimicrobial resistance: the example of Staphylococcus aureus. J Clin Invest 111:1265–1273

Ma JK, Drake PM, Christou P (2003) The production of recombinant pharmaceutical proteins in plants. Nat Rev Genet 4:794–805

Madesis P, Osathanunkul M, Georgopoulou U, Gisby MF, Mudd EA, Nianiou I, Tsitoura P, Mavromara P, Tsaftaris A, Day A (2009) A hepatitis C virus core polypeptide expressed in chloroplasts detects anti-core antibodies in infected human sera. J Biotechnol 145: 377–386

Maher B (2008) Malaria: the end of the beginning. Nature 451:1042–1046

Matsui K, Gromowski GD, Li L, Barrett AD (2010) Characterization of a dengue type-specific epitope on dengue 3 virus envelope protein domain III. J Gen Virol 91:2249–2253

Molina A, Hervas-Stubbs S, Daniell H, Mingo-Castel AM, Veramendi J (2004) High-yield expression of a viral peptide animal vaccine in transgenic tobacco chloroplasts. Plant Biotechnol J 2:141–153

Molina A, Veramendi J, Hervas-Stubbs S (2005) Induction of neutralizing antibodies by a tobacco chloroplast-derived vaccine based on a B cell epitope from canine parvovirus. Virology 342: 266–275

Morgenfeld M, Segretin ME, Wirth S, Lentz E, Zelada A, Mentaberry A, Gissmann L, Bravo-Almonacid F (2009) Potato virus X coat protein fusion to human papillomavirus 16 E7 onco-protein enhance antigen stability and accumulation in tobacco chloroplast. Mol Biotechnol 43:243–249

Nagata M, Santamaria P, Kawamura T, Utsugi T, Yoon JW (1994) Evidence for the role of CD8+ cytotoxic T cells in the destruction of pancreatic beta-cells in nonobese diabetic mice. J Immunol 152:2042–2050

Oey M, Lohse M, Kreikemeyer B, Bock R (2009a) Exhaustion of the chloroplast protein synthesis capacity by massive expression of a highly stable protein antibiotic. Plant J 57:436–445

Oey M, Lohse M, Scharff LB, Kreikemeyer B, Bock R (2009b) Plastid production of protein antibiotics against pneumonia via a new strategy for high-level expression of antimicrobial proteins. Proc Natl Acad Sci USA 106:6579–6584

Ortigosa SM, Fernandez-San Millan A, Veramendi J (2009) Stable production of peptide antigens in transgenic tobacco chloroplasts by fusion to the p53 tetramerisation domain. Transgenic Res 19:703–709

Passalacqua KD, Bergman NH (2006) Bacillus anthracis: interactions with the host and establish-ment of inhalational anthrax. Future Microbiol 1:397–415

Patti JM, Hook M (1994) Microbial adhesins recognizing extracellular matrix macromolecules. Curr Opin Cell Biol 6:752–758

Pohle T, Domschke W (2003) Gastric function measurements in drug development. Br J Clin Pharmacol 56:156–164

Que YA, Moreillon P (2004) Infective endocarditis. Nat Rev Cardiol 8:322–336

Rasala BA, Muto M, Lee PA, Jager M, Cardoso RM, Behnke CA, Kirk P, Hokanson CA, Crea R, Mendez M, Mayfield SP (2010) Production of therapeutic proteins in algae, analysis of expres-sion of seven human proteins in the chloroplast of Chlamydomonas reinhardtii. Plant Biotechnol J 8:719–733

Rigano MM, Manna C, Giulini A, Pedrazzini E, Capobianchi M, Castilletti C, Di Caro A, Ippolito G, Beggio P, De Giuli MC, Monti L, Vitale A, Cardi T (2009) Transgenic chloroplasts are efficient sites for high-yield production of the vaccinia virus envelope protein A27L in plant cellsdagger. Plant Biotechnol J 7:577–591

Rosales-Mendoza S, Alpuche-Solis AG, Soria-Guerra RE, Moreno-Fierros L, Martinez-Gonzalez L, Herrera-Diaz A, Korban SS (2009) Expression of an Escherichia coli antigenic fusion pro-tein comprising the heat labile toxin B subunit and the heat stable toxin, and its assembly as a functional oligomer in transplastomic tobacco plants. Plant J 57:45–54

Ruhlman T, Ahangari R, Devine A, Samsam M, Daniell H (2007) Expression of cholera toxin B-proinsulin fusion protein in lettuce and tobacco chloroplasts–oral administration protects against development of insulitis in non-obese diabetic mice. Plant Biotechnol J 5:495–510

Ruhlman T, Verma D, Samson N, Daniell H (2010) The role of heterologous chloroplast sequence elements in transgene integration and expression. Plant Physiol 152:2088–2104

Rweyemamu MM, Astudillo VM (2002) Global perspective for foot and mouth disease control. Rev Sci Tech 21:765–773

Scotti N, Alagna F, Ferraiolo E, Formisano G, Sannino L, Buonaguro L, De Stradis A, Vitale A, Monti L, Grillo S, Buonaguro FM, Cardi T (2009) High-level expression of the HIV-1 Pr55gag polyprotein in transgenic tobacco chloroplasts. Planta 229:1109–1122

Sim J-S, Pak H-K, Kim D-S, Lee S-B, Kim Y-H, Hahn B-S (2009) Expression and characterization of synthetic heat-labile enterotoxin B subunit and hemagglutinin–neuraminidase-neutralizing epitope fusion protein in Escherichia coli and tobacco chloroplasts. Plant Mol Biol Rep 27: 388–399

Soria-Guerra RE, Alpuche-Solis AG, Rosales-Mendoza S, Moreno-Fierros L, Bendik EM, Martinez-Gonzalez L, Korban SS (2009) Expression of a multi-epitope DPT fusion protein in transplastomic tobacco plants retains both antigenicity and immunogenicity of all three components of the functional oligomer. Planta 229:1293–1302

Staub JM, Garcia B, Graves J, Hajdukiewicz PT, Hunter P, Nehra N, Paradkar V, Schlittler M, Carroll JA, Spatola L, Ward D, Ye G, Russell DA (2000) High-yield production of a human therapeutic protein in tobacco chloroplasts. Nat Biotechnol 18:333–338

Streatfield SJ (2005) Mucosal immunization using recombinant plant-based oral vaccines. Methods Mucosal Immun 38:150–157

Thoren KL, Krantz BA (2011) The unfolding story of anthrax toxin translocation. Mol Microbiol 80:588–595

Tran M, Zhou B, Pettersson PL, Gonzalez MJ, Mayfield SP (2009) Synthesis and assembly of a full-length human monoclonal antibody in algal chloroplasts. Biotechnol Bioeng 104:663–673

Tregoning JS, Nixon P, Kuroda H, Svab Z, Clare S, Bowe F, Fairweather N, Ytterberg J, van Wijk KJ, Dougan G, Maliga P (2003) Expression of tetanus toxin Fragment C in tobacco chloroplasts. Nucleic Acids Res 31:1174–1179

Tregoning JS, Clare S, Bowe F, Edwards L, Fairweather N, Qazi O, Nixon PJ, Maliga P, Dougan G, Hussell T (2005) Protection against tetanus toxin using a plant-based vaccine. Eur J Immunol 35:1320–1326

Verhounig A, Karcher D, Bock R (2010) Inducible gene expression from the plastid genome by a synthetic riboswitch. Proc Natl Acad Sci USA 107:6204–6209

Verma D, Daniell H (2007) Chloroplast vector systems for biotechnology applications. Plant Physiol 145:1129–1143

Verma D, Kanagaraj A, Jin S, Singh ND, Kolattukudy PE, Daniell H (2010a) Chloroplast-derived enzyme cocktails hydrolyse lignocellulosic biomass and release fermentable sugars. Plant Biotechnol J 8:332–350

Verma D, Moghimi B, LoDuca PA, Singh HD, Hoffman BE, Herzog RW, Daniell H (2010b) Oral delivery of bioencapsulated coagulation factor IX prevents inhibitor formation and fatal anaphylaxis in hemophilia B mice. Proc Natl Acad Sci USA 107:7101–7106

Vines RR, Ramakrishnan G, Rogers JB, Lockhart LA, Mann BJ, Petri WA Jr (1998) Regulation of adherence and virulence by the Entamoeba histolytica lectin cytoplasmic domain, which contains a beta2 integrin motif. Mol Biol Cell 9:2069–2079

Waheed MT, Thones N, Muller M, Hassan SW, Razavi NM, Lossl E, Kaul HP, Lossl AG (2010) Transplastomic expression of a modified human papillomavirus L1 protein leading to the assembly of capsomeres in tobacco: a step towards cost-effective second-generation vaccines. Transgenic Res 20:271–282

Walker BD, Burton DR (2008) Toward an AIDS vaccine. Science 320:760–764

Wang X, Brandsma M, Tremblay R, Maxwell D, Jevnikar AM, Huner N, Ma S (2008) A novel expression platform for the production of diabetes-associated autoantigen human glutamic acid decarboxylase (hGAD65). BMC Biotechnol 8:87

Watson J, Koya V, Leppla SH, Daniell H (2004) Expression of Bacillus anthracis protective antigen in transgenic chloroplasts of tobacco, a non-food/feed crop. Vaccine 22:4374–4384

Weiner HL, da Cunha AP, Quintana F, Wu H (2011) Oral tolerance. Immunol Rev 241:241–259

Worlds Health Organization (2008) Global Burden of Diseae (GBD). The global burden of diseases 2004 update. World Health Organization, Geneva. Available from http://www.who.int/healthinfo/global_burden_disease/2004_report_update/en/index.html

Young KR, McBurney SP, Karkhanis LU, Ross TM (2006) Virus-like particles: designing an effective AIDS vaccine. Methods 40:98–117

Zhou YX, Lee MY, Ng JM, Chye ML, Yip WK, Zee SY, Lam E (2006) A truncated hepatitis E virus ORF2 protein expressed in tobacco plastids is immunogenic in mice. World J Gastroenterol 12:306–312

Zhou F, Badillo-Corona JA, Karcher D, Gonzalez-Rabade N, Piepenburg K, Borchers AM, Maloney AP, Kavanagh TA, Gray JC, Bock R (2008) High-level expression of human immunodeficiency virus antigens from the tobacco and tomato plastid genomes. Plant Biotechnol J 6:897–913

第5章 用于分子药田的种子表达系统

Allison R. Kermode

摘要 植物种子有潜力成为大规模生产工业用和药用重组蛋白最经济的系统之一。总的来说，与现有的酵母、真菌、昆虫细胞、哺乳动物细胞培养和转基因动物等生物制药生产系统相比，植物系统具有其他系统无法比拟的优势。这些优势包括：第一，具有翻译后修饰的功能；第二，由于其易于规模化并且可以使用现有的收获、运输、贮存和加工方案，因此能够进行重组蛋白的低成本、高效益生产；第三，产品受到动物和（或）人病原体污染的概率最小。植物种子还具有一个更加突出的优势，即为重组蛋白提供稳定的贮藏库。尽管在使用转基因植物和种子生产治疗性蛋白方面已经取得了巨大进步，但是在这些系统作为大规模生产生物制品和其他产品的切实可行的替代方案被完全接受之前，仍有技术上的难题需要先行得到解决。这些技术难题包括：①提高重组蛋白的产量，使其经济可行性最大化；②控制植物或种子的翻译后修饰机制，使重组蛋白在结构和功能上接近天然蛋白；③开发重组蛋白下游加工的有效方法，包括外源氨基酸特征结构的移除、翻译后体外修饰和蛋白质纯化；④解决监管问题，例如，建立合理的机制来控制转基因材料以防止偶然性基因漂移。特别是在过去的5年中，在解决这些问题方面已经取得了巨大的进步。目前，一些用植物表达系统生产的药用蛋白，包括抗体、疫苗、人血液产品和生长调节因子，已经进入临床前研究或者商业开发阶段，并且有希望生产出首例人胃肠外给药的植物药用糖蛋白。接下来，本章将回顾这一发展，重点讨论种子内蛋白质产量的增加和种子重组蛋白中 N-聚糖的控制。

5.1 引　　言

随着对人类生理、病理机制的进一步探索和更为深刻的理解，治疗用重组蛋白的开发出现了一个蓬勃的发展时期。过去的30年，获得开发并被认证的蛋白质治疗药物数量的明显增加，而且进入临床试验阶段的蛋白质治疗药物数量更是大幅度的增加。在此期间，远远超过100种新型治疗蛋白，或肽（"生物制剂"）已经获得生产许可。但是，这些蛋白质主要是利用微生物系统和哺乳动物细胞培养［如人成纤维细胞或者中国仓鼠卵巢（CHO）细胞］作为生产宿主。然而，在一些年里，用于疾病治疗而受到人们寻求的目标蛋白的数量急剧上升，但却因为生产能力有限，导致出现了一些药物奇缺的情况。面对这一问题，行业的策略是增加治疗性蛋白生产的设备数量，利用已有的生产宿主改善蛋白质产量、提高重组蛋白纯化和加工的效率（Karg and Kallio，2009）。同时，各家公司和学术研究人员也在寻求有希望克服传统生产系统存在的某些生化、技术和经济性问题的替代生产宿主，包括转基因植物、植物培养和种子（Reviewed in Gomord and Faye，2004；Faye and Gomord，2010；Gomord et al.，2010）。

对于一种适当的、用于生产某种特定治疗性重组蛋白系统的选择，取决于外源宿主（如酵母、真菌、植物/种子、动物或培养的细胞系统）能够在多大程度对蛋白质进行翻译后修饰，使其等同或非常接近天然蛋白。在这一点上，植物细胞一般都能够进行正确折叠和翻译后修饰，然而却又以类似于哺乳动物表达系统的方式表达和翻译重组蛋白。的确，从近期的一些评论来看，利用植物或种子系统进行生物蛋白药物生产所取得的成功是显而易见的。评论中所罗列的一些蛋白质目前已经进入临床试验阶段，有的已经上市或者即将上市（Lau and Sun，2009；Karg and Kallio，2009）。而且，过去 20 年里利用植物作为宿主生产生物制药产品的相关论文发表数量的增加也佐证了利用植物或种子系统生产生物制药蛋白所取得的成功（Faye and Gomord，2010）。利用植物和种子系统生产生物制药的优势包括：①具有进行重组蛋白低成本、高效益生产的潜力；②产品受动物/人源病原体污染的概率最小，因此人及动物病毒和朊病毒的传播概率也最小；③具有可使用的天然贮藏器官如块茎、果实和种子等，它们可协助重组蛋白的稳定积累（Twyman et al.，2003；Fischer et al.，2004）。利用植物种子作为重组蛋白生产的宿主系统具有更多的优势（Giddings et al.，2000；Twyman et al.，2003）。发育中的种子已经为蛋白质的高效融合和稳定积累做好了准备；而在成熟、干燥状态下，种子仍长时间具有活力，从而有助于转基因材料的贮存和运输（Stoger et al.，2005；Ma et al.，2003）。种子在干燥、休眠的存贮状态下仍然保持活力的能力使其具备了另外一种优势，即从转基因种子的生成和收获及获取纯化重组蛋白材料过程中的去耦合状态；而且可以在药品生产管理规范（good manufacturing practice，GMP）的管辖范围内设计出用于种子生物制药且兼具低成本、高效益的生产方法（Boothe et al.，2010）。

尽管植物和植物种子生产系统具有很多优势，但是这些系统仍然面临巨大的挑战。在其作为切实可行的替代方案进行大规模生物药品及其他产品的生产被完全接受之前，这些挑战必须得以解决。这些挑战包括：①提高重组蛋白的产量，从而使其经济可行性最大化；②控制植物或种子的翻译后机制，使重组蛋白在结构和功能方面接近天然蛋白；③开发重组蛋白下游加工的有效方法，包括纯化和翻译后体外加工；④解决相关的管理问题，例如，建立有效的机制来管理控制转基因材料以防止基因漂移。接下来本章将回顾种子生产系统方面所取得的进步，重点论述种子内蛋白质产量的增加和种子重组蛋白中 N-聚糖状态的控制。本章将把利用种子生产的人重组溶酶体酶治疗溶酶体贮积症用作一个实例来加以说明。

5.2　低成本高效益并且更安全的重组蛋白生产系统的需求

开发具有低成本、高效益又能够生产出安全、优质生物药物的系统的重要性不容小觑。最近，一家名为"Genzyme Corporation"的大型制药公司遇到了很多在哺乳动物[中国仓鼠卵巢（Chinese hamster ovary，CHO）]细胞培养环节产品受到污染的问题。其中就有一种病毒污染，既降低了所培养细胞中的蛋白质产量，又导致了用于生产治疗性重组酶的蛋白质生产系统在 2009 年和 2010 年被关闭数月（Allison，2010）。结果，重组蛋白的短缺导致患者治疗的中断和用药剂量的减少，最终迫使人们开始寻求替代疗法。但是这些问题随着重组蛋白的植物和种子生产系统的开发迎刃而解。另外一个大问题通常是异源生产系统所生成的药物成本问题，尤其是哺乳动物细胞生产系统。毫无疑问，在所有的生产平台中，大部分成本通常都用在了重组蛋白的下游加工和纯化。有一个极端的例子，即已经获得批准、用于溶酶体贮积症这一罕见疾病的治疗定价问题。溶酶体贮积症是一种范围很广的进行性遗传疾病，它可以表现为 50 多种紊乱形态，在儿童期新陈代谢疾病中占很大比例。大多数溶酶体贮积症都是由缺乏一种存在于溶酶体中的单水解酶所引起的。而此缺陷阻碍了某些高分子逐步地分解代谢，而此分解代谢又对于组织的生长和动态平衡至关重要。这些疾病很独特，因为一般情况下它们都适应酶疗法（enzyme therapies，ERT 或 enzyme replacement therapy）（Desnick and Schuchman，2002），即静脉（非肠道）注射纯化重组酶。目前，用于此目的的重组溶酶体酶生产系统通常为人成纤维细胞或者中国仓鼠卵巢细胞。其中一些已经获得批准并且生产出了用于治疗几种溶酶体贮积症的重组溶酶体酶。然而这些生产系统昂贵得令人无法接受。平均每个患者每年要花费 17 万美元（Werber，2004），而且往往会花费更多。例如，一个普通的 40kg 重的 8 岁儿童每年购买拉罗尼酶的药物花销就会超过 40 万美元。拉罗尼酶是通过中国仓鼠卵巢细胞培养生产的一种重组α-L-艾杜糖醛酸酶，用于治疗名为 I 型黏多糖贮积症（mucopolysaccharidosis I）的溶酶体贮积症。毫无无疑，治疗的昂贵费用会给卫生保健系统带来巨大的负担。此外，从商业的角度看，对于那些被认为是"极其罕见"的溶酶体贮积症，寻求开发相关治疗法也无利可图。

5.3 通过改善基因表达和蛋白质的稳定积累来提高种子生产重组蛋白的产量

对于重组蛋白生产而言，种子是通用型宿主，能够生产出从较简单的短肽到较大而且复杂的多种类型的多亚基蛋白等。各种抗体和其他各种免疫球蛋白、胰岛素、人生长激素、溶菌酶、乳铁蛋白，以及溶酶体酶、β-葡糖脑苷脂酶和α-L-艾杜糖醛酸酶等均是种子生产的生物药物（reviewed in Kermode，2006；Lau and Sun，2009；Boothe et al.，2010）。目前，主要谷物的种子都已经被作为宿主系统来生产具有临床意义的重组蛋白。这些被研究者选为主要研究对象的谷类包括玉米、水稻、大麦和小麦等。同样的，如大豆、红花、拟南芥和烟草等各种双子叶植物的种子也是重组蛋白生产的便利宿主，分别拥有各自的优势和劣势。显然，某一种子平台是否具有经济可行性最终将部分取决于目的重组蛋白的产量或者积累水平。因为，这将影响下游纯化的效率。截至目前，通过对功能基因组学研究的信息进行剖析，种子表达水平已经并且将继续获得大幅度改善。功能基因组研究的目的是为了阐明控制种子特异基因表达的因子，如激活种子基因启动子的转录因子及其他调节控制点。然而，致力改善重组蛋白积累的努力不应仅局限于转录水平，我们需要的是对基因表达的整体评价，以及对于从基因到功能蛋白整个通路和过程中相互依赖特性的识别，因为在这一过程中，每一步和相邻一步之间都具有功能上的联系。最近人们已经对通过仔细筛选启动子和其他转录控制因素来提高种子重组蛋白产量的问题进行了评论（Stoger et al.，2005；Stoger，2005；Lau and Sun，2009；Boothe et al.，2010），所以这里不再赘述。在本节，可参考表 5-1。该表列出了一些目前被采用在种子和其他植物系统中获得高产量重组蛋白的策略。

表 5-1　转基因种子中获取更多重组蛋白积累的策略

控制水平	加强策略
转录	启动子：种子特异
	用转录因子调节共同表达
	3'UTR
	核基质附着区（MAR）序列
	协调（多顺反性）表达
	改变种子蛋白质组平衡
转录后	内含子介导增强
	3'UTR（mRNA 稳定性）
	同源依赖性基因沉默
	消除 mRNA 不稳定序列
翻译	5'UTR 和 AUG 上下游序列
	密码子的使用
共翻译	信号肽替换
翻译后	靶定：质外体（apoplast）
（蛋白质折叠和稳定性）	内质网和内质网衍生蛋白体
	蛋白贮存液泡（vacuoles）
	油体
	泛素融合
	蛋白质运输/稳定性的化学性增强
	基因编码蛋白的稳定子或分子伴侣的共同表达

注：经加拿大科学出版公司或许可人准许，改编自 Kermode（2006）© 2006

　　除了这样的挑战，包括人溶酶体酶在内的多种蛋白质已经被证实，在成熟干燥的储备种子里具有稳定性（Reggi et al.，2005；Downing et al.，2007；Boothe et al.，2010）。在拟南芥种子中表达的重组溶酶体酶、艾杜糖醛酸酶和葡糖脑苷脂酶可以充分证明这一点（Downing et al.，2007；He et al.，未发表）。随着成熟种子被置入阴凉干燥的环境，这些酶的活性大部分保留了下来。这的确是种子作为生产系统的主要优势之一，即为治疗性蛋白提供了一个稳定的贮藏室。

5.3.1　通过转录因子的共表达或者化学品刺激开启基因转录的诱导系统

　　已经取得一定成功的一种机制是在植物宿主中共同表达两种转基因——一种基因是编码能够反式激活驱动目的基因表达的特异启动子的转录因子（表 5-1）。例如，当嵌合基因在转基因水稻中和水稻亮氨酸拉链（bZIP）转录因子、水稻胚乳亮氨酸拉链（rice endosperm bZIP，REB）共同表达时，由水稻贮藏蛋白（球蛋白）基因启动子驱动的人溶菌酶基因表达几乎提高了 4 倍（Yang et al.，2001）。脱落酸不敏感型突变体 3（abscisic acid insensitive3，ABI3），一种"作用较广的"转录因子，控制着多种脱落酸（abscisic acid，ABA）调节的种子发育基因，可以被用于诱导植物营养组织中重组蛋白的表达。这一点在一些类似情况时会很重要——诸如需要严格防护、将食用的粮食作物和用于生物制药的粮食作物隔离等监管问题时，营养组织会比种子具有相对的优势（Reviewed in Fox，2006）。现在，转录因子的异位表达已经被用作一种触发植物宿主营养组织内诱导表达的机制。通常情况下，人溶酶体酶 α-艾杜糖醛酸酶在转基因烟草叶片组织中非常不稳定，并且以组成方式合成时受蛋白水解作用的影响。在转基因烟草叶片中脱落酸不敏感型突变体 3 的异位表达，尤其是当接触到脱落酸时，能够启动重组 α-艾杜糖醛酸酶的高水平表达（在种子特异性 5′和 3′调控片段的驱动下）（图 5-1）（Kermode et al.，2007）。该方法也已经成功地应用于加强 65kDa 谷氨酸脱羧酶（65kDa glutamic acid decarboxylase isoform，GAD 65）在叶片中的表达。65kDa 谷氨酸脱羧酶是 1 型糖尿病病理生理学研究中的一种主要自身抗原（Jayaraj et al.，未发表）。同样的策略除了促进重组蛋白在叶片中的积累增强，也可用于在幼苗中诱导表达。因此，人们可以充分利用成熟、干燥的贮藏种子作为重组蛋白稳定贮藏室的种种优势。一旦重组蛋白需要纯化，共表达目的基因和脱落酸不敏感型突变体 3 基因的种子就可以在脱落酸存在的情况下发芽、生长；而经脱落酸处理的幼苗可用作纯化重组蛋白的材料，从中提取重组蛋白产品。

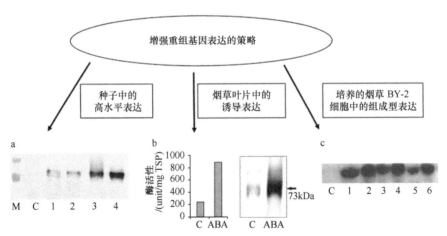

图 5-1　以重组溶酶体酶、α-L-艾杜糖醛酸酶为例的用于增强人重组生物药用蛋白在植物或
种子宿主中合成的策略

在拟南芥种子中利用 arcelin 基因启动子序列（Downing et al.，2006，2007），在叶片和其他营养组织中利用与一个异位表达的脱落酸不敏感型突变体 3 基因共表达（Kermode et al.，2007），以及在烟草 BY-2 细胞培养体系中利用花椰菜花叶病毒（CaMV）35S（组成型）启动子（Fu et al.，2009）获得高水平积累

大豆种子已经作为模型系统用于重组基因表达的化学诱导转录（Semenyuk et al.，2010）。其"基因开关"背后的潜在机制参与一种敏感、稳定的配体与受体的复合物（ligand-receptor complex）在细胞内的生成。人们已经利用一种嵌合合成转录因子 VGE 对该系统进行了试验。该嵌合合成转录因子 VGE 是通过连接到大豆球蛋白 G1 启动子上来驱动它的表达，使之适用于大豆种子。这种组合式转录激活子包括 3 部分：单纯性疱

疹 VP16 激活域（V），酵母 Gal4 结合域（G）和云杉蚜虫蜕皮激素受体的配体结合域（E）。没有配体时，作为基因转录活化子的 VGE 是不活跃的。但是，一旦与化学诱导物，即一种非类固醇结构的蜕皮激素类似物互相作用，这种包含 3 个部分的转录因子 VGE 就结合到目的基因的特定合成启动子上游区，从而获得基因表达。编码内质网（ER）靶定［绿色荧光蛋白-内质网滞留信号（GFP-KDEL）］报道蛋白的基因结构利用转基因大豆植物培养的体细胞和合子胚中的化学诱导系统得以激活；这种化学诱导系统同样也可以发生在温室转基因植物生成的种子内。利用诱导物诱导绿色荧光蛋白（GFP）表达的效率深受种子的发育阶段影响；内质网衍生的、包含绿色荧光组织的蛋白体在种子的贮存薄壁细胞中的形成与诱导表达的水平具有相关性（Semenyuk et al.，2010）。

5.3.2　改变种子“蛋白质组平衡”以提高重组蛋白水平

一个令人感兴趣、有潜力提高种子内任何转基因表达的策略是，利用转录后基因沉默机制下调主要种子蛋白基因。该策略已经在大豆和拟南芥种子中进行了尝试；通过对种子主要贮藏蛋白的抑制使得“蛋白质组再平衡”，从而提高重组蛋白的生产水平。在拟南芥中，当编码内源性种子贮藏蛋白的反义基因 2S 白蛋白获得共表达时，外源基因［菜豆（*Phaseolus vulgaris*）的完整 *arcelin5-I* 基因］的表达就会得到提高（Goossens et al.，1999b）。在对照组转基因植物中，Arc5-I 蛋白的积累可高达总种子蛋白的 15%；而与反义 2S 基因结构共同转化的植株显示出更高的 arcelin 蛋白积累水平（高达 24%总种子蛋白）。由此推断，下调 2S 白蛋白贮藏蛋白基因使得翻译机制更加适用于 arcelin 信使核糖核酸（mRNA）的表达。与其他种子转录子相比，arcelin 信使核糖核酸更具有效竞争力。在大豆种子中，抑制 β-伴大豆球蛋白（β-conglycinin）的 α-/α′-亚单位的合成可以使得大豆球蛋白贮藏蛋白的合成和积累获得相应增加。其中一些大豆球蛋白贮藏蛋白以原大豆球蛋白的形式进入新内质网衍生的蛋白体中。连接大豆球蛋白基因 5′和 3′调节区域侧翼的嵌合型绿色荧光蛋白-内质网滞留信号结构的表达，可以生成一种能够在大豆种子中形成内质网衍生蛋白体的融合蛋白。当基因渗入到 β-伴大豆球蛋白抑制骨架结构时，绿色荧光蛋白-内质网滞留信号融合蛋白在内质网衍生的蛋白体中的积累量增加了 4 倍。与此同时，生成的大豆球蛋白在全部种子蛋白中所占比例超过了 7%（Schmidt and Herman，2008）。

5.3.3　提高转录稳定性、加强翻译和共翻译过程及从基因到蛋白质调控路径的协同作用

转录后水平的各种策略中（表 5-1）包括：①使用最佳 3′UTR（3′侧翼区）来增强信使核糖核酸的稳定性，并且消除使信使核糖核酸不稳定的信号；②使用内含子；③使用各种来自植物基因或者植物病毒基因的 5′UTR，因为这两种基因的 5′UTR 在信使核糖核酸的 5′区中不含二级结构，并且可以促进核糖体对翻译起始的扫描；④使用最优化的甲硫氨酸（AUG）起始密码子序列，因为在该序列中围绕在甲硫氨酸起始密码子周围的核苷酸可以促进翻译起始；⑤使用宿主偏爱的最佳密码子，或者使用那些不受相应氨酰基

转运核糖核酸（aminoacyl-tRNA）可利用性限制的密码子，从而提高翻译效率；⑥使用植物信号肽（而非天然信号肽）以促进信号肽在重组蛋白向内质网腔转移期间的有效裂解。该过程有可能促进更有效的蛋白质折叠。

避免信使核糖核酸不稳定序列从而提高重组蛋白的产量对于提高大肠杆菌 LT-B 抗原（*E. coli* LT-B antigen）的产量关系重大（Chikwamba et al.，2002）。当靶定目标为原核基因和原生生物基因时，高 AU 成分和 RNA 不稳定序列的存在对于植物宿主中转录的稳定性具有重要的意义（Lau and Sun，2009）。

有几项研究对内含子增强报道基因的表达或者增强编码具有药学意义的重组蛋白的基因表达进行了报告。事实上，大多数在双子叶植物中活跃的启动子，如果想在单子叶植物中有效发挥作用，需要通过添加一种内含子对其进行修饰（Stoger et al.，2005）；大多数情况下，内含子被插到可读框上游的非翻译区。例如，单子叶植物 *ADH1*、*SH1*、*UBU1* 基因和 *ACT1* 基因的内含子提高了花椰菜花叶病毒（CaMV）35S 启动子在转基因玉米和蓝草中的功能，而且，同样的，双子叶植物内含子（CHS A）可使这一启动子驱动的表达增加 100 倍（Vain et al.，1996）。尽管由内含子介导的增强效果可以高达 100 倍，但是，通常情况下，这种效果往往只是 2～10 倍，并且在单子叶植物中的效果往往要好于双子叶植物。尽管至今人们还不知道这种加强效果是如何获得的，但最可能的机制是通过增强信使核糖核酸的稳定性（尽管对此也存在例外）；内含子在没有显著影响转录起始速率的情况下似乎增加了信使核糖核酸的稳态水平。同样显而易见的是，尽管剪切对于获得内含子的增强效果既不是必要条件，也不是充分条件，但是通过剪切生成的信使核糖核酸能够更快、更有效地由细胞核输出进入到细胞质。

各种不同的 5′UTR 已经被用于促进种子系统和转基因植物中外源基因的翻译起始。其中就包括烟草花叶病毒 RNA（omega）、马铃薯病毒 X RNA 和普通大豆中的大豆 *arcelin5-I* 基因的 5′UTR（Gallie et al.，1987；Pooggin and Skryabin，1992；De Jaeger et al.，2002）。为了明确它们在转基因水稻种子中促进重组蛋白高产的功效，人们在谷蛋白（GluC）启动子驱动的葡糖苷酸酶（GUS）报道基因中引入了 6 种种子贮藏蛋白基因的 5′UTR 来增强表达（Liu et al.，2010）。这项研究使用了 3 个谷蛋白基因（*GluA-1*、*GluA-2* 和 *GluC*）的 5′UTR、2 个醇溶谷蛋白基因（10kDa 和 6kDa）及球蛋白基因 *Glb-1*。所有这些 5′UTR 都极大地提高了葡糖苷酸酶的表达水平，同时又没有改变谷蛋白启动子固有的表达模式。*Glb-1* 和 *GluA-1* 基因的 5′UTR 分别使葡糖苷酸酶的表达水平增加了大约 3.36 倍和 3.11 倍。产生这种效果的原因是信使核糖核酸的翻译效率得到了提高（Liu et al.，2010）。

现在有这样一种倾向，即忽视在成熟、有效的蛋白质产品的最终生产过程中所涉及的各调节步骤间的关联性。在转基因拟南芥 cgl（complex-glycan-deficient）种子中生产重组人溶酶体酶 α-L-艾杜糖醛酸酶就是一个很好的例子。该实例阐明了基因调节序列如何发挥功能协调作用来提高重组蛋白的累积（图 5-2）（Downing et al.，2007）。被称为黏多糖贮积症（mucopolysaccharidosis，MPS）Ⅰ的溶酶体贮积症患者体内就缺乏这种酶（参见前述）。因为缺乏这种酶，黏多糖的逐步降解过程遭到破坏。极严重的患者，由于骨骼、心脏和神经的严重障碍，在幼儿时就会失去生命（Clarke，2008）。图 5-2 显示了可用于在拟南芥 cgl 种子中表达人 α-L-艾杜糖醛酸酶的结构图。在这些包含 *arcelin* 基因启动子的结构中，通过交换 α-艾杜糖醛酸酶和 *arcelin* 基因各自的 5′UTR 及信号肽序列，大幅度地增加了 α-艾杜糖醛酸酶的活性（图 5-2）。这种活性的增加也反映在蛋白积累的增加和在信使核糖核酸水平上的稳定性。据预测，在 *ARC5* 和 *ARC5-3* 转录时，*ARC5s* 和 *ARC5s3* 信使核糖核酸中存在一个含有 13 个核苷酸的 5′UTR，而期望该 5′UTR 可以含有 20 个核苷酸。极短 5′UTR（少于 20 个核苷酸）可能会抑制核糖体 43S 转录起始前复合体的进入，或者阻碍甲硫氨酸起始密码子的识别（Kozak，1991；Kawaguchi and Bailey-Serres，2005）。然而，关于 *arcelin* 基因，很明显，其短 5′UTR 并没有阻碍翻译起始，因为该基因可在菜豆种子中得到大量表达，并且，作为外源基因，在其他物种的种子中的表达量也很大（Goossens et al.，1999a；De Jaeger et al.，2002）。此外，用烟草花叶病毒 68 个核苷酸长的 5′UTR（翻译增强子）替换短的 *arcelin* 基因的 5′UTR（Gallie，2002），对外源基因的表达几乎没有影响（De Jaeger et al.，2002）。另外，5′UTR 的高 GC 含量（大于 50%）显著地减少了核糖体加载，而低 GC 含量（小于 33%）则能够提高核糖体的加载（Kawaguchi and Bailey-Serres，2005）。与 α-艾杜糖苷酸酶 5′UTR 的 GC 含量（大约 60%）相比，*arcelin* 基因的 5′UTR 的 GC 含量比预测要低得多（38%），这或许可以加强核糖体的加载，并因此增加翻译起始。

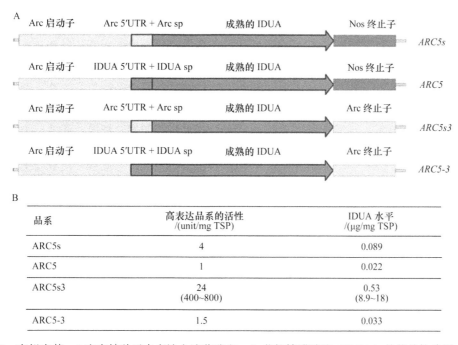

图 5-2　在拟南芥 cgl 突变株种子中表达人溶菌酶和 α-L-艾杜糖醛酸酶（IDUA）的载体构建图，基因结构在 5′UTR 信号肽序列和 3′UTR 侧翼序列方面不同（A）。对每个基因结构至少收集 30 个独立转化系的种子，经检测后表达量最高的转化系种子提取物中 α-L-艾杜糖醛酸酶活性（unite/mg TSP）和 α-L-艾杜糖醛酸酶蛋白含量表（B）。该表也显示了在 α-L-艾杜糖醛酸酶表达水平绝对高的 3 个非典型 ARC5s3 株系中 α-L-艾杜糖醛酸酶活性[经加拿大科学出版公司或许可人准许，重印自 Kermode（2006）© 2006]（彩图请扫封底二维码）

对起始密码子甲硫氨酸的核糖体募集是翻译过程中的速率控制步骤，因为通过这种机制，小核糖体亚单位可以在合适的序列中为最初的起始密码子甲硫氨酸扫描信使核糖核酸（Kawaguchi and Bailey-Serres，2002）；紧邻起始密码子的上游（A_{-3}）和下游（G_{+4}）的序列是重要的。如果认为双子叶植物最佳翻译甲硫氨酸序列为：aaA(A/C)aATGGCTNCC(T/A)C（Joshi et al.，1997；Sawant et al.，2001；Niimura et al.，2003），那么与 arcelin 基因中的序列（TGATCATGGCTTCCTC）相比，人 α-艾杜糖苷酸酶的基因序列（TGGCCATGCGTCCCT），尤其在–3 和+4 位置上，离理想要求还差得很远。实际上，arcelin 基因中预测的甲硫氨酸序列与已发现的高度表达的植物基因中的权威序列最匹配（Sawant et al.，2001），并且优于其他种子蛋白基因内的相似序列，包括那些编码油菜籽蛋白和豌豆球蛋白的基因序列。

在密码子使用偏好和基因表达水平之间存在着正相关（Duret and Mouchiroud，1999）。这可能反映了在基因表达时可用的 tRNA 池的构成。在翻译期间，稀有密码子会耗尽相应的 tRNA，导致核糖体暂停工作，引发转录不稳定，并最终导致翻译效率越来越低（Gustafsson et al.，2004）。在一些植物宿主内，如烟草，稀有密码子的存在似乎不会影响信使核糖核酸的稳定性（Van Hoof and Green，1997）。然而，如果稀有密码子正好位于起始密码子的下游区，或者在整个转录期间频繁出现，那么稀有密码子有可能会产生影响。一些研究人员已经对密码子进行了修饰，以使植物宿主中人和微生物基因的表达达到最佳效果（Huang et al.，2002）。对于高水平表达人 α-艾杜糖苷酸酶，这并不是必要条件（Downing et al.，2006，2007）。在 α-艾杜糖苷酸酶极高水平的表达中对 3 个 ARC5s3系的分离，意味着能够编码成熟 α-艾杜糖苷酸酶蛋白且富含 GC 成分的序列并不妨碍蛋白质合成的效率，甚至还可能是一种优势。

在多肽共翻译转运进入内质网的过程中，信号肽加工的准确性和有效性可能会影响植物宿主中蛋白质积累的水平（Kermode，1996）。在植物宿主细胞内，动物和人的蛋白质的天然信号肽能够被准确地移除（Gomord and Faye，2004）。然而，在某些情况下，植物基因中衍生的信号肽具有的共翻译裂解功效可能更大。arcelin 信号肽被准确地从 ARC5s3系中衍生的前 α-艾杜糖苷酸酶中移除（Downing et al.，2006），但是还不能确定这是否适用于拟南芥种子中的天然 α-艾杜糖苷酸酶信号肽。的确，包括 arcelin 信号肽（和5′UTR）的这两种结构产出的蛋白质积累水平更高（Downing et al.，2007）。固有信号肽（如人的蛋白质）错误和无效地裂解会造成新生蛋白的不恰当折叠，并且导致由内质网质量控制系统介导下的蛋白质降解。当异源信号肽其中之一是植物来源并取代先天信号肽时，烟草叶片中重组血栓调节蛋白的表达会增加（Schinkel et al.，2005）。同样，在转基因马铃薯和烟草植物中，一种 N 端植物蛋白衍生的信号肽会以正确的方式从人血清白蛋白中得到分离；而天然信号肽只是经过了部分加工（Sijmons et al.，1990）。

用 arcelin 基因 3′端（3′UTR 和侧翼序列）替换胭脂碱合酶（nopaline synthase，nos）基因 3′端会显著增加 α-艾杜糖苷酸酶的活性。然而，当 arcelin 基因的其他基因调节序列存在时（5′UTR 和信号肽），这种活性会增至最大。这似乎是发挥了协同作用，从而增强了蛋白质的表达和活性水平。一般认为，因为核基质附着区（matrix attachment region，MAR）基序的存在，arcelin 启动子 5′侧翼区与核基质附着区序列相互作用，导致 arcelin 基因 3′端在转录水平上可能会发挥它的作用（Goossens et al.，1999a；De Jaeger et al.，2002）。对于一些植物基因来说，3′UTR 区在控制转录稳定性方面似乎是重要的；然而，由于 3′端多腺苷酸尾和转录的 5′端帽子结构相互作用，3′UTR 对翻译的影响可能也发挥着作用。此外，人们也报道了一些由 3′UTR 序列对外源基因表达进行定量调节的实例（Ali and Taylor，2001；Richter et al.，2000）。α-艾杜糖苷酸酶（活性和蛋白质水平）在 3 种 ARC5s3 系中极高的积累，可能是由于外源基因偶然融入拟南芥基因组的转录活性点位，以及数个转录后因子造成的（Downing et al.，2007）。

　　诸多结果总体上表明，转录后事件的发生对人 α-艾杜糖苷酸酶的积累水平有着巨大的影响。该系统的瓶颈之一可能在于翻译起始步骤；增强此步骤的效率也可以提高蛋白质积累水平。翻译后修饰作用方面，如可以增强蛋白质稳定性，原因是信号肽的裂解会更有效，从而使蛋白质折叠不会被消除。对一些具有极高表达能力品系的鉴定表明，发育期种子的内膜系统具有高度的正确加工、折叠及分泌有活性的 α-艾杜糖苷酸酶的能力。

5.3.4　利用亚细胞定位和其他翻译后策略提高种子内重组蛋白的稳定积累

　　各种翻译后策略已经被用于并且能够被用于试图改善转基因植物中生物制药蛋白的加工过程，提高它们的稳定性（表 5-1）。重组蛋白在植物宿主内的特异性靶点不但能够决定它们的功能、稳定性和正确的翻译后修饰（如正确的折叠和组装、二硫键形成，以及免受蛋白酶影响的保护），而且能够发挥众多功能，包括最小化外源蛋白对转基因植物宿主的有害影响，促进包括纯化在内的下游加工。尽管存在例外，但是许多人重组蛋白在天然宿主中经历的各种翻译后修饰的类型（如 N-连接糖基化）要求在异源宿主分泌路径中得到同样或类似的合成和运输。有几个关于获得稳定积累的重组蛋白的实例。当重组蛋白被靶定到一个质外体位置时，也就是说，通过添加 N 端信号肽被分泌时，重组蛋白在转基因种子内便能够获得稳定的积累。但是，在有些情况下，控制重组蛋白的亚细胞定位和沉积位点会对产量产生巨大的影响。因此，通过掺入特异性靶向基序，或者把重组蛋白融合到非常稳定的伴侣蛋白上才能够得到阳性的结果。

5.3.4.1　重组蛋白靶定到内质网膜

　　尽管尚未在种子内进行过尝试，但是使用尾锚域的策略已经被用于提高人体免疫缺陷病毒蛋白负调控因子（negative factor，Nef）的产量。负调控因子是一种有前景的开发抗病毒疫苗的靶点。这种抗病毒蛋白是一种细胞溶质蛋白，在转基因烟草植物的细胞质中积累水平很低，并且被引入分泌途径时状态极不稳定（Barbante et al.，2008）。为提高该蛋白质的稳定性，通过使用哺乳动物细胞内质网细胞色素 b5 的 C 端域，一种长寿尾锚定蛋白（long-lived，tail-anchored protein），把该蛋白质靶定到内质网膜的细胞溶质表面，它的积累水平可以得到极大的提高。经过设计的凝血酶位点可使负调控因子蛋白在体外就可很方便地从它的尾锚上移除（Barnante et al.，2008）。

5.3.4.2　利用内质网滞留信号（KDEL）或者类似基序把重组蛋白靶定到内质网内腔

　　有几个这样的实例——添加 C 端内质网滞留基序（KDEL/HDEL）可以提高目的蛋白的积累水平，尤其是当表达系统是转基因植物的营养组织时。该策略同样适用于在转基因烟草叶片和马铃薯块茎中合成人白细胞介素-4（Ma et al.，2005），也适用于完整的免疫球蛋白和单链可变区片段（Fv）（reviewed in Twyman et al.，2003；De Muynck et al.，2010）。利用 *arcelin5-1* 基因的调节序列，人们已经在油菜（*Brassica napus*）和烟草（*Nicotiana tabacum*）种子中生产出两种人溶酶体酶 α-L-艾杜糖苷酸酶——一种使用了 C 端内质网滞留序列（SEKDEL），另一种则没有使用（Galpin et al.，2010）。人溶酶体酶的 C 端修饰对它的稳定性或活性几乎没有影响；在这两种植物的种子中生产并纯化的人溶酶体酶的活性保持在 3.2 万～4 万 nmol/(min·mg 蛋白质)。因此，重要的是，添加这种靶向基序没有使重组酶的生物活性丢失。KDEL 序列提高产量的作用并不是特异性针对营养组织；这种靶定基序对提高种子内重组蛋白的产量也同样具有积极的效果，其中包括疫苗抗原（Moravec et al.，2007）和一种在拟南芥种子中生产的人嵌合 GAD-76/65 突变体。该突变体产量可达到总可溶性蛋白总量的 7.7%（Morandini et al.，2011）。

值得注意的是，添加 C 端 HDEL/KDEL 基序并不能确保对内质网腔内蛋白的限制，并且内质网腔内蛋白质的定位取决于蛋白质装配的状态，甚至可能在不同的宿主物种和组织内各不相同（reviewed in Stoger et al.，2005）。在某些情况下，谷类作物中预测的定位模式尤其不同。这说明应该掌握更多关于谷类作物和其他宿主内蛋白运输途径的基本知识。KDEL 作为标签的重组人血清白蛋白与哺乳动物细胞 N 端信号肽融合后被靶定在叶片细胞的内质网内腔，但却被沉积在小麦胚乳细胞液泡内的贮藏蛋白聚集体中（Arcalis et al.，2004）。据推测，重组蛋白的运输途径与大多数的内源性谷蛋白和醇溶谷蛋白的运输路径一样，都存在于小麦胚乳细胞聚集体和胚芽中，之后通过类似自噬的过程合并入液泡。

在水稻胚乳细胞中合成的以 KDEL 作为标签的重组抗体片段，与信号肽一起，最终主要存在于蛋白体内，并且一定程度上存在于蛋白贮藏液泡内（Torres et al.，2001）。当分泌型免疫球蛋白 A（IgA）的不同亚单位在水稻胚乳细胞中合成时，亚细胞的定位取决于亚单位蛋白质的组装状态（Nicholson et al.，2005）。更确切地说，未组装的蛋白质（轻链、重链和分泌成分）主要积累在内质网衍生的蛋白体内，而组装过的、具备抗原结合能力的抗体则特意地积累在蛋白贮藏液泡内。

5.3.4.3　充分利用蛋白质和蛋白质基序使融合蛋白在内质网衍生的蛋白体中得到稳定积累

最近，人们已经开发出一些策略使重组蛋白滞留在内质网蛋白体中，从而提高它们的积累水平（蛋白质产量），同时利用这些策略可以协助随后对它们的纯化（reviewed in Floss et al.，2010；Conley et al.，2011）。融合伴侣固有的独特物化性质似乎利用了隔离重组蛋白的内质网机制，从而把它们从分泌路径和降解路径（液泡或者 ERAD）分离出来（Vitale and Boston，2008）。类弹性蛋白多肽是由重复五肽"VPGXG"序列组成的热反应生物多聚体；迄今为止，多数对植物宿主的研究使用的都是这种添加到目的重组蛋白上、序列在 25～125 个五肽的多聚体。它们的一些有益特性就包括具有热应答可逆相变的能力。即使当弹性蛋白和类弹性蛋白被融合到重组蛋白时，该种能力也被保留了下来。这种温度依赖、可逆的自身聚集（被称为逆相变）发生于 2～3℃ 的温度，并且由于聚集而导致的蛋白质溶液浊度的增加，可以利用分光光度计进行监测。因此，当温度低于转变温度时，弹性蛋白为单体并且可溶；当温度高于转变温度时，蛋白质聚集而且变得不可溶。由于具有此种特性，对这些蛋白质的一些潜在应用包括：药物递送（如细胞毒类药物准确地靶向肿瘤细胞）、形成具有独特生物力学和化学性能的新型分子（如类丝肽弹力共聚物）、组织工程和修复，以及同本节论述最相关的——为重组蛋白纯化提供便利机制的同时提高重组蛋白的产量（reviewed in Floss et al.，2010；Conley et al.，2011）。正如最近一些评论所提到的，该策略的一些治疗靶标已经包括了白细胞介素-10、小鼠白细胞介素-4、红细胞生成素、单链抗体片段和一种全长、抗人免疫缺陷病毒中和抗体。生产这些蛋白质主要使用了烟草叶片和以本氏烟草（*Nicotiana benthamiana*）为宿主的瞬时表达系统。一项系统的分析对绿色荧光蛋白（GFP）-类弹性蛋白融合蛋白的亚细胞定位（例如，靶定到细胞质、叶绿体、质外体和内质网）及积累特征进行了描述。该分析报告显示，只有把蛋白靶定并滞留到内质网中（通过 C 端 KDEL 基序）才能够增加作为融合体的重组蛋白的积累（Conley et al.，2009）。在这种情况下，本氏烟草中瞬时表达的融合蛋白会诱导新型蛋白体的形成。形成的新型蛋白体与水稻和玉米种子胚乳中积累醇溶谷蛋白贮藏蛋白的内质网衍生的蛋白体在尺寸和特性方面相似。融合蛋白在这些细胞器中的稳定沉积极有可能就是类弹性蛋白能对重组蛋白积累产生积极影响的原因，也就是说，通过把异源蛋白与正常生理代谢或细胞内调节蛋白的各种降解路径（例如，ERAD 和其他路径）相隔离。

尽管该策略主要应用于在转基因叶片或整体植物中表达重组蛋白，但是也有人报道利用该策略提高种子中重组蛋白的产量。在单链可变区（Fv）抗体片段（single-chain Fv antibody fragment，scFv）上添加一种类弹性蛋白（ELP），可以把融合蛋白的积累量增加 40 倍。融合蛋白的水平在转基因烟草中接近可溶种子蛋白总量的 25%。此外，该抗体片段的抗原结合特性并未因此受到影响（Scheller et al.，2006）。在转基因烟草种子中表达时，一种抗人免疫缺陷病毒（HIV）-1 且具有中和活性的重组 "ELPylated" [(Val-Pro-Gly-Xaa-Gly)$_{100}$] 抗体，与非 ELPylated 对照组相比，积累量更大（Floss et al.，2009）。*N*-聚糖属性与主要位于内质网衍生的蛋白体中的融合蛋白相一致；而对照组的（"游离的"）重组抗体则主要在蛋白贮藏液泡内积累。重要的是，该蛋白质在成熟、干燥的贮藏种子中具有稳定性。同样重要的是，无论什么纯化方法，类弹性蛋白的添加都不会影响该抗体的结合亲和力，但是会对轻链的人免疫缺陷病毒（HIV）中和能力产生轻微的负面影响（Floss et al.，2009，2010）。类弹性蛋白的尺寸、位置、肽序列或组成都会影响从植物提取物中回收重组蛋白的效率（Conley et al.，2009，2011）。控制类弹性蛋白的尺寸，微调重组蛋白纯化的过程，并且使用能够自我切割的类弹性蛋白内含肽标签（Banki et al.，2005；Fong et al.，2009）等都可以起到改善这种策略的作用，从而可能会增加靶重组蛋白的生物活性，并且提高纯化和回收的效率（Floss et al.，2009，2010）。

同样的，玉米种子贮藏蛋白 γ-玉米醇溶蛋白（γ-zein）结构域可以诱导蛋白贮藏体的形成，因而可以使用密度分离法促进融合蛋白的回收（reviewed in Conley et al.，2011）。γ-玉米醇溶蛋白是醇溶谷蛋白类贮藏蛋白，在谷物成熟期间，与 α 和 β 玉米醇溶蛋白一起积累在玉米种子的胚乳贮藏组织中。γ-玉米醇溶蛋白贮藏蛋白具有独特的生物物理特性，该特性在一定程度上使得 γ-玉米醇溶蛋白贮藏蛋白在内质网内滞留，并且组装入内质网衍生的蛋白体中。内质网衍生的蛋白体是一个高度重复、富含脯氨酸的序列 (PPPVHL)$_8$ 和一个 Pro-X 基序。其中前者能够采用两性分子的螺旋构象进行自我组装，并且可以参与生物物理介导的内质网滞留过程（Kogan et al.，2001；Geli et al.，1994）。当 γ-玉米醇溶蛋白中含有 112 个氨基酸-N 端富含脯氨酸的结构域（所谓的"Zera"序列）融合到重组目的蛋白时，它可以使得融合蛋白在转基因植物叶片和种子内的内质网衍生的蛋白体内获得稳定的积累（Torrent et al.，2009a，2009b）。γ-玉米醇溶蛋白融合蛋白（也就是包含"Zera"序列）已经被用于促进各种重组治疗性蛋白在转基因烟草叶片中的积累。结果，人生长激素增长了大约 13 倍（最大量可达每千克鲜重含 3.2g），表皮生长因子增长了大约 100 倍（最大量可达每千克鲜重含 0.5g）（Torrent et al.，2009a，2009b）。令人惊奇的是，不仅仅是在植物细胞中，在多个真核系统中，γ-玉米醇溶蛋白结构域也能够在内质网衍生的细胞器中稳定地滞留重组蛋白。这些真核系统包括：昆虫细胞、真菌细胞、中国仓鼠卵巢细胞和其他哺乳动物细胞系统（Torrent et al.，2009a）。利用在已建立的真核宿主系统中 ER-PB 滞留的精湛方法和技术，可以为提高生产效率创造特有的机会（Torrent et al.，2009a）。利用本氏烟草作为宿主及一种青色荧光标记蛋白，对 γ-玉米醇溶蛋白中富含脯氨酸结构域的详细描述揭示了富含脯氨酸结构域中的两个半胱氨酸（Cys）残基（半胱氨酸 7 和半胱氨酸 9）对低聚反应至关重要。因为低聚反应是蛋白体形成的第一步。疏水中心区似乎会促进横向蛋白质间的相互作用，从而允许富含脯氨酸结构域的排列（"疏水封包"），也通过分子间的二硫键获得稳定的排列（Llop-Tous et al.，2010）。Zera 序列中 8 个单位的 PPPVHL 似乎为自我组装提供最佳长度。

由一部分 γ-玉米醇溶蛋白和大豆贮藏蛋白菜豆球蛋白组成的重组"融合"贮藏蛋白（Zeolin）在转基因烟草叶片中的积累量很高，并且形成了内质网蛋白体（"Zeolin 蛋白体"）。Zeolin 蛋白体和结合蛋白（BiP）通过 ATP 敏感机制结合在一起，或许可以部分地导致嵌合蛋白的稳定积累和积累量的增加，积累量可以达到可溶性蛋白总量的 3.5%（Mainieri et al.，2004）。人免疫缺陷性病毒抗原负调控因子（Nef）是一种不稳定的重组蛋白。为了增加它的产量，人们做了一项 γ-玉米醇溶蛋白和"Zeoline"融合的比较分析（De Virgilio et al.，2008）。烟草植物中，Zeoline-负调控因子融合蛋白在小型蛋白体中的积累量最多可达总可溶性蛋白的 15%；相比之下，γ-玉米醇溶蛋白负调控因子融合蛋白却被内质网质量控制系统降解。原因可能是，与 Zeoline-负调控因子融合蛋白相比，该融合蛋白被识别为结构性缺陷。与双子叶植物的转基因组织相类似，在转基因水稻中，醇溶谷蛋白与绿色荧光蛋白融合蛋白的聚集并不需要种子特异性因子；它与结合蛋白互相反应后会在任何组织即种子、根和叶片中形成内质网蛋白体（Saito et al.，2009）。

而另一类具有类似优势的蛋白是疏水蛋白。疏水蛋白是小型真菌蛋白，能够改变它们各自融合伴侣的疏水性。部分疏水蛋白含有一个裸露的疏水斑区，以及能形成 4 个分子内二硫健的 8 个保守性半胱氨酸残基（Hakanpaa et al.，2004）；疏水蛋白的种种不同特性使它们易于自我组装到亲水性与疏水性界面的两性蛋白膜内（Wang et al.，2005）。这些小蛋白可以通过基于表面活性剂的双水相系统来促进高效纯化；其中包括从植物细胞提取物中回收疏水融合蛋白（Joensuu et al.，2010；reviewed in Conley et al.，2011）。人们已经报道了诸如重组疏水蛋白融合蛋白在转基因植物叶片中（例如，利用本氏烟草的瞬时表达系统中）产量增加的结果（Joensuu et al.，2010）；同 γ-玉米醇溶蛋白融合蛋白和弹性蛋白融合蛋白一样，疏水蛋白融合蛋白也是在内质网蛋白体中积累。这种稳定的积累在多个层面上似乎都是有利的。例如，在某些情况下，非嵌合式内质网靶定蛋白

（例如，那些经过基因工程改造的含有 C 端 H/KDEL 的蛋白）能够获得高水平积累。然而，其结果是触发内质网内的毒性反应（Joensuu et al.，2010）。

尽管人们已经开始对靶向重组蛋白（例如，与类弹性蛋白、γ-玉米醇溶蛋白或者疏水蛋白进行融合的蛋白）的生物活性进行测试，但是人们可能需要更多的测试，以确定这些融合技术在临床或工业应用中的可行性（reviewed in Conley et al.，2011）。

5.3.4.4　把重组蛋白靶定到蛋白贮藏液泡内

在某些情况下，重组人源蛋白会被靶定到种子的蛋白贮藏液泡内。对重组人源蛋白而言，那里似乎是一个适当的积累场所。人胰岛素生长因子结合蛋白-3 能够负性调控细胞增殖，诱导细胞凋亡。使用一种菜豆蛋白信号肽和 C 端四肽 AFVY，把这种重组蛋白靶定到转基因烟草种子的蛋白贮藏液泡内，可以获得高水平的蛋白积累（800 lg/g 干重）（Cheung et al.，2009）。把人胰岛素原靶定到转基因大豆种子的蛋白贮藏液泡内，可以获得稳定的积累。即使在 7 年之后，在室温中贮存、成熟干燥的种子仍然保存了高水平的蛋白质（Cunha et al.，2010）。

与内质网定位一样，靶定蛋白的亚细胞位置并不总是可以预测的（reviewed in Stoger et al.，2005）。在谷物和双子叶植物宿主中的表达似乎印证了这一点。例如，当使用信号肽合成重组蛋白，并且没有额外的靶定信息时，结果并不总是分泌到质外体中。在谷物胚乳细胞中表达重组蛋白时，这种情况尤其突出。这种情况也可能出现在双子叶宿主中。例如，使用 N 端信号肽在水稻胚乳细胞中合成的人溶菌酶在蛋白贮藏液泡中积累（Yang et al.，2003）；在小麦胚乳细胞中合成的重组蛋白似乎也在蛋白贮藏液泡中积累（Arcalis et al.，2004）。转基因烟草种子中的人溶酶体酶葡糖脑苷脂酶，通过大豆碱性 7S 球蛋白信号肽，被靶定到蛋白贮藏液泡上（Reggi et al.，2005）。

一些蛋白质分类信号具有物种依赖性或组织依赖性功能（Vitale and Hinz，2005）；此外，一种在玉米种子胚乳中表达的报道糖蛋白显示，种子发育期间在其细胞内的运输路径上可能存在变位（Arcalis et al.，2010）。在水稻中表达的真菌植酸酶在叶片组织的质外体中很容易被检测到，但该蛋白质却被保持在内质网蛋白体中和种子胚乳的蛋白贮藏液泡内（Drakakaki et al.，2006）。正如前面所指出的，对于种子中重组蛋白的稳定积累来说，液泡是一个适宜的贮存位点，但是，往往在植物的营养组织中，当蛋白质被靶定到液泡上时会变得异常不稳定。例如，在拟南芥中表达的蜘蛛拖丝蛋白（spider dragline silk protein，DP1B）的积累水平（Yang et al.，2005）表明了液泡靶定对重组蛋白稳定性和产量的影响。尽管这种丝蛋白在种子贮藏液泡中的积累量可以达到总可溶性蛋白的 8%，但是在叶片细胞液泡中却检测不到。以类似的方式把同样的蛋白质靶定到质外体后，在叶片中的产量很高，而在种子中的产量却很低（Yang et al.，2005）。因此，有必要对每个重组蛋白的亚细胞定位和在靶定组织中的表达进行实证和个案评估（Benchabane et al.，2008）。

现在，人们正在开发种子中其他的蛋白贮藏液泡分类路径。例如，一个靶向重组蛋白经过修饰后可具备 BP-80 跨膜结构域，以及 α-液泡膜内在蛋白（α-tonoplast intrinsic protein，α-TIP）的胞质尾。这两者可分别用作膜锚定和液泡分类信号。把它们添加在靶向重组蛋白上，可使靶向重组蛋白定位到蛋白贮藏液泡的亚细胞区室内，从而获得稳定积累（Jiang et al.，2000；Jiang and Sun，2002）。人们利用该策略，通过把溶酶体酶葡糖脑苷脂酶靶定到拟南芥种子的蛋白贮藏液泡内，已经成功地获取了该蛋白质的稳定积累。然而，重组酶的水平却非常低（占可溶种子蛋白总量的 0.02%）（He et al.，未发表）。

5.3.4.5　通过与油体蛋白融合表达把重组蛋白靶定到油体中

当油体蛋白与胰岛素融合表达被靶定到拟南芥种子油体上时，重组人胰岛素前体的积累水平非常高（占种子蛋白总量的 0.13%），并且能够经过体外酶切而生成与预测产品质量相同的产品（Nykiforuk et al.，2006）。使用油体靶定方法在油菜籽中也生产出了人生长激素。蛋白质积累量为种子蛋白总量的 0.44%～1.58%；与它在质外体的积累量相比，油体靶定大大提高了这种重组蛋白的产量。在质外体的蛋白质积累量仅占种子蛋白总量的 0.28%（reviewed in Boothe et al.，2010）。由于移除了超过 90%的宿主细胞蛋白，液液分离技术显著地提高了重组蛋白的产量；在回收过程中的这一环节，所有的油体蛋白融合蛋白还只是油体颗粒的一部分；用胰蛋白酶对纯化的油体进行处理，在油体蛋白和重组蛋白融合伴侣之间裂出一个胰蛋白酶敏感性位点，从而使重组蛋白可以方便地回收。通常，部分纯化的提取物需要更进一步的下游纯化加工以使蛋白质达到均一（Boothe et al.，2010）。

利用油体蛋白融合表达策略所进行的修饰，包含添加一个 N 端融合伴侣到目的重组蛋白上以促进融合蛋白在种子油体上的靶定和提取后的纯化及蛋白质的捕获，从而简化了下游纯化并降低了成本（Van Roojen and Moloney，1995）。人们已经尝试使用该策略生产胰岛素。其中所采用的融合伴侣为抗油体蛋白单链可变区抗体片段（ScFv）（reviewed in Boothe et al.，2010）。

5.4　控制种子中重组蛋白的 N-糖基化

控制植物细胞翻译后加工机制是一个具有挑战性的领域。具有重要药学意义的人的蛋白质在具备功能之前需要进行多次复杂的翻译后修饰和加工（如二硫键形成、蛋白质水解加工、N-或 O-连接糖基化和其他的修饰）。尽管糖基化仅仅是这些修饰和加工过程之一，但它是确保蛋白聚糖与已被确认的蛋白质的糖链结构相类似的最重要的过程。人们已经开发出新的策略来控制植物和种子中的 N-连接糖基化，尤其是控制 N-聚糖加工的新策略已经得到开发。然而，该领域仍然存在着巨大的挑战。人们对 N-聚糖异质性和微观不均一性的功能，特别是有关蛋白质功能、稳定性和蛋白质运输，还知之甚少，然而对这些方面的诠释却是细胞生物学的一个重要领域。此外，多种证据表明，N-糖基化模式取决于植物和种子的发育阶段，并且还受到组织特异性、宿主特异性和环境因子的影响。或许，重要的是要知道，这些挑战并不独存于植物生产系统。例如，即使在中国仓鼠卵巢细胞中，这种最常用于生成人治疗蛋白的系统，在某些条件下，如当培养的细胞过度表达了重组蛋白时，治疗的质量也会打折扣。此外，尽管人们已经付出巨大的努力对不同的细胞系进行糖基化工程改造，但是重组蛋白的糖链异质体还是会随着培养条件的变化而变化，在不同细胞系之间也会存在差异（reviewed in Hossler et al.，2009）。

在获批的生物制药中至少有 1/3 为糖蛋白。这一事实凸显了糖基化的核心重要性

（Walsh and Jefferis，2006），而其中的一大部分糖蛋白都要经历 N-糖基化过程（Gomord et al.，2010）。尽管转基因植物和种子能够完成许多必要的、对于蛋白质的翻译后修饰，但是位于高尔基体上的酶介导的不同糖基化模式却阻碍了植物作为生物工厂生产治疗性蛋白。当蛋白质通过高尔基体时，植物和哺乳动物细胞内 N-聚糖加工方面的差异就会在内膜系统转运过程中出现。在该区室内，依赖具有聚糖链装配能力的高尔基体加工机制，通过一系列的序列反应，酶把原始的高甘露糖型 N-聚糖蛋白转换成复合型 N-聚糖。Β(1,2)木糖和核心 α(1,3)岩藻糖残基被分别组装到剪切后的植物合成蛋白的 N-聚糖上（图 5-3A、B）；核心 α(1,6)岩藻糖残基和末端唾液酸残基被添加到哺乳动物细胞内。此外，β(1,3)半乳糖和 α(1,4)岩藻糖被连接到植物 N-聚糖的末端 GlcNAc（N-乙酰氨基葡萄糖）上，形成了所谓的 Lewis^a（Le^a）低聚糖结构；相比之下，β(1,4)半乳糖残基通常会在哺乳动物体内与唾液酸结合（Lerouge et al.，1998）。图 5-3A 列举了植物糖蛋白上存在的典型 N-聚糖。另外，图 5-3B 列举了人天然抗体中的典型 N-聚糖，并与包括植物在内的各种异源宿主中生产的 N-聚糖进行了比较（Comord et al.，2010；Beck et al.，2008）。

　　从在植物和种子中生产治疗性蛋白药物的角度来看，N-聚糖加工中的差异至少反映在两个层面上：①在对 N-聚糖成熟不加控制的情况下，植物或种子生产的重组糖蛋白中将会含有致使糖蛋白在哺乳动物体内产生免疫性的、不期望添加的糖［如 β(1,2)木糖、α(1,3)岩藻糖和 Le^{a}寡糖的聚糖表位］。尤其在该治疗性蛋白药物为非肠道给药的情况下，这种特性至关重要（Gomord et al.，2010）。②具有高甘露糖型 N-聚糖的重组治疗性糖蛋白容易受到从血流中快速清除的影响，因此对它们的功效打了折扣。然而，还会有如下的情况出现，即重组治疗性蛋白药物较短的半衰期可能是一种有利的因素（reviewed in Gomord et al.，2010）。此外，某些治疗性蛋白药物的功效取决于末端为甘露糖的 N-聚糖（如葡糖脑苷脂酶）。体内较短的半衰期或许可以避免细胞毒性或者免疫反应。这对于被动免疫治疗中使用的抗体是重要的，因为该疗法中抗体的持久性能够干扰患者循环系统内的主动免疫过程。在这些情况下，以甘露糖为末端的抗体可能会减少这种干扰（Ko et al.，2003）。对于癌症免疫疗法中使用的抗体偶联剂，从血流中的快速清除能够减少它们的非特异性毒性（Kogelberg et al.，2007）。对于治疗溶酶体贮积症的酶替换疗法（ERT），有报道指出 ERT 注射会在患者体内引起对给药蛋白的免疫反应（De Vries et al.，2010）。血流中任何交叉反应免疫球蛋白 G（IgG）抗体的循环会通过捕获新给药的酶来降低治疗效果，而且只要在组织病理学的相关性上不受危害，对于某些重组溶酶体酶来说，较短的体内半衰期可能会转变成一种优势。

　　一直以来，各种旨在操控植物重组糖蛋白 N-聚糖状态的策略都指向两个不同的目标或者说最终产品上。目标之一是生产仅含有高甘露糖 N-聚糖或者仅含有寡甘露糖苷 N-聚糖（-GlcNac$_2$-Man$_{5-9}$）的人源重组蛋白。这种生产主要依赖于靶糖蛋白在该状态中的稳定性和生物活性，或者取决于其能否被下游加工进行适当的修饰。第二个目标是生产含有复合 N-聚糖的人重组蛋白。该重组蛋白中不含木糖和岩藻糖，但含有人糖蛋白特征的末端 N-聚糖，如唾液酸、半乳糖。

A. 植物 N-聚糖

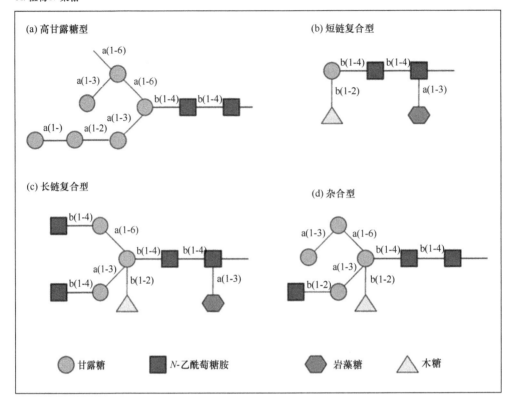

B. 人天然N-聚糖和在不同宿主中生产的重组抗体多糖

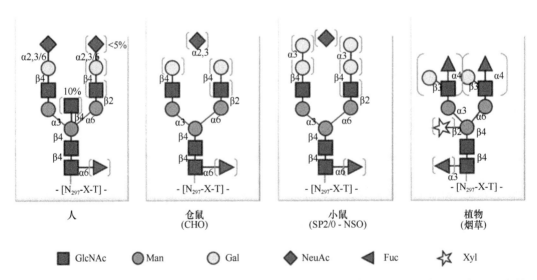

图 5-3 （A）植物糖蛋白中发现的 N-连接聚糖的例子。（a）高甘露糖型；（b）短链复合型；（c）长链复合型；（d）杂合性。In（a）-（d）：a＝α；b＝β。经 Elsevier 出版公司准许，摘自 Twyman et al.，2003。（B）人天然抗体的 N-聚糖和在不同的异源宿主中生产的重组抗体，包括中国仓鼠卵巢（CHO）细胞，小鼠细胞（SP2/0 或者 NSO 细胞系），或者烟草植物（经 John Wiley and Sons 出版公司准许，改编自 Beck et al.，2008 和 Gomord et al.，2010）（彩图请扫封底二维码）

5.4.1　高甘露糖末端人糖蛋白的生产

5.4.1.1　基因敲除（knock-out）或基因沉默（knock-down）的方法避免加入不期望的糖残基

人们在很多策略中使用基因失活或者基因沉默来降低或者消除植物特异性糖基转移酶［如 α(1,3)岩藻糖基转移酶和 β(1,2)木糖基转移酶］的活性。应用这些策略最成功的例子是可以在小立碗藓（*Physcomitrella patens*）（Koprivova et al.，2004）和浮萍（*Lemna minor*）（Cox et al.，2006）体内完成同源重组。在这些物种内，糖蛋白的 *N*-聚糖链不含 α(1,3)岩藻糖和/或 β(1,2)木糖残基。例如，人单克隆抗体（Cox et al.，2006）和重组人血管内皮细胞生长因子上的 *N*-聚糖链（Koprivova et al.，2004）。这与在紫花苜蓿（*Medicago sativa*）和本氏烟草中，用 RNAi 技术使糖基转移酶表达下调，致使功能不完整形成了鲜明对照（Sourrouille et al.，2008；Strasser et al.，2008）。值得注意的是，那些不期望的残基［α(1,3)岩藻糖基和/或 β(1,2)木糖基残基］在这些宿主生产的重组蛋白内的量多到使得重组蛋白产生特异性。这一点或许反映了目的蛋白 *N*-聚糖链对加工酶的易感能力，或者因为其他原因出现这种情况（Gomord et al.，2010）。例如，即使不完全下调 α(1,3)岩藻糖基转移酶和 β(1,2)木糖基转移酶的活性，仍然可以生成不含 α(1,3)岩藻糖和 β(1,2)木糖残基的免疫球蛋白 G（IgG）。因此，免疫球蛋白 G（IgG）-Fc 和免疫球蛋白 G 抗体或许不是最好的评估糖基化工程策略整体功效的报道蛋白（reviewed in Gomord et al.，2010）。

突变的转基因种子已经被用于生产具有可控制 N 端糖基化模式的单克隆抗体（Loos et al.，2011a）。人们在野生型拟南芥植株的转基因种子和不含植物特异性 *N*-聚糖残基的三倍糖基化突变体中对两种抗病毒单克隆抗体进行了比较研究。其中一种是抗甲型肝炎病毒抗体，另一种是抗人免疫缺陷病毒（HIV）抗体。两种蛋白质都获得了有效的分泌。特异性糖基化突变体中不含植物特异性 α(1,3)岩藻糖基转移酶和 β(1,2)木糖基转移酶，这被称为"三倍基因剔除（triple knock out，TKO）"，并且显示出"接近人类"的 GnGn *N*-糖基化模式（Schähs et al.，2007）。有趣的是，*N*-糖基化模式取决于目标蛋白。野生和糖基化变异都能生成含有复合 *N*-聚糖的抗人免疫缺陷病毒（HIV）单克隆抗体，而这两种抗体分别由各自的单结构域的 *N*-聚糖构成，分别为 GnGnXF 和 GnGn。相反，抗甲型肝炎单克隆抗体同时包含了复杂型 *N*-聚糖和寡甘露糖型 *N*-聚糖。带有 KDEL 标签的抗人免疫缺陷病毒（HIV）单克隆抗体呈现的是一种内质网典型性 *N*-聚糖模式（即主要是寡甘露糖型 *N*-聚糖），但是重组蛋白却转运到了蛋白贮藏液泡内。对同一个三重突变的重组单链可变区抗体片段（scFv）抗体特性的描述揭示了蛋白质的异常亚细胞定位。其中一种单链可变区抗体片段（scFv）抗体（抗人免疫缺陷病毒 scFv-Fc），不管它是否含有 C 端 KDEL 序列，都会沉积在新形成的内质网囊泡内。该抗体只含有寡甘露糖型 *N*-聚糖，但是，就病毒中和能力而言，它却是不活跃的（Loos et al.，2011b）。

换一种方法，通过下调 GDP-D-甘露糖 4,6-脱水酶基因编码一种在本氏烟草中与 GDP-L-岩藻糖生物合成相关的酶，也成功地降低了重组鼠粒细胞巨噬细胞集落刺激因子中 N-聚糖上的核心 α(1,3)岩藻糖和 α(1,4)岩藻糖残基的水平（Matsuo and Matsumura，2011）。

5.4.1.2　初期高尔基体修饰酶缺陷的突变体种子中重组蛋白表达

　　研究还发现了其他类型的复合聚糖缺陷的突变体植物或种子（如拟南芥）（Downing et al.，2006；Strasser et al.，2004；Frank et al.，2008）。在这些植物或种子中，参与复合聚糖形成的第一个酶，N-乙酰氨基葡萄糖转移酶Ⅰ，不是缺失就是有缺陷（图 5-4）。植物中的一些高尔基体修饰酶包括：α-甘露糖苷酶Ⅰ、N-乙酰氨基葡萄糖转移酶Ⅰ、α-甘露糖苷酶Ⅱ、N-乙酰氨基葡萄糖转移酶 Ⅱ，以及岩藻糖基、半乳糖基和木糖基转移酶（Lerouge et al.，1998）。岩藻糖基和木糖基转移酶要求 N-连接聚糖上至少有一个 N-乙酰氨基葡萄糖残基（图 5-4 方框内的 GlcNAc）。因此，据预测，与拟南芥 cgl 突变体中出现的情形一

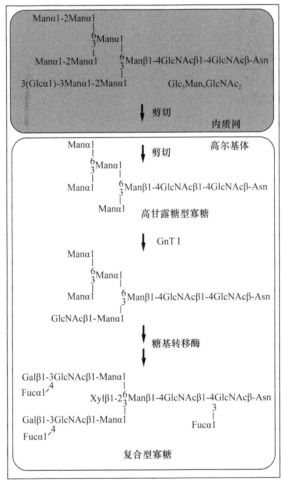

图 5-4　N-乙酰氨基葡萄糖转移酶Ⅰ（GnTⅠ）在复合型 N-聚糖形成第一步中的作用

在缺失突变时，如没有加 cgl，GlcNAc（N-乙酰氨基葡萄糖）到修饰后的 N-连接聚糖上，那么，不同的糖基转移酶（如木糖和岩藻糖基转移酶）不加它们各自的糖（如木糖和岩藻糖）。简单地说，图中显示的 N-连接复合聚糖是植物 Lewis[a] 型聚糖。不同植物生产系统中生产的生物药物，其复合聚糖结构显示出异质性；然而，所有植物种属有能力添加等分的 β(1,2)木糖和核心 α(1,3)岩藻糖残基到修饰的聚糖上（经 John Wiley and Sons 出版公司准许，摘自 Downing et al. 2006）

样，N-乙酰氨基葡萄糖转移酶 I（N-acetylglucosamine transferase I，GnT I）的缺陷生成了含有高甘露糖 N-聚糖（主要是 Man$_5$-GlcNAc$_2$，兼有少量的 Man$_6$、Man$_7$ 和 Man$_8$）的重组蛋白（图 5-4）（Von Schaewen et al.，1993）；cgl 的表型点突变（被称为 cgl C5）已经得到描述（Strasser et al.，2004）。这种方法已经被用于合成活性人 α-艾杜糖苷酸酶（Downing et al.，2006，2007）。在该重组蛋白中，大约有 93% 的 N-聚糖以高甘露糖或寡甘露糖苷形式存在（He et al.，未发表）。这种独特的拟南芥突变体的产生是由于点突变为 N-乙酰氨基葡萄糖转移酶 I 中的 N-糖基化生成了一个额外的点位。由于在蛋白质折叠上发生了错误，相应地导致了这种酶的缺陷，因而变得不稳定（Frank et al.，2008）。然而，如果经衣霉素处理或者使寡糖转移酶复合体突变导致不稳定 N-聚糖到 N-乙酰氨基葡萄糖转移酶 I 的转移被抑制，那么 N-乙酰氨基葡萄糖转移酶 I 就会重新具有活性（Frank et al.，2008）。因此，cgl C5 系是一种条件性突变体。cgl C6 系是另外一种拟南芥 N-乙酰氨基葡萄糖转移酶 I 突变体（Frank et al.，2008），包含一个导致蛋白质产品移码的内含子剪切位点突变，因此该系是一种无条件性突变体。cgl C5 突变的条件性特点有可能解释为什么在种子中生产的重组人 α-艾杜糖苷酸酶和葡糖脑苷脂酶上存在 N-聚糖木糖和岩藻糖残基（He et al.，未发表）。例如，在种子发育期间，当贮藏蛋白合成异常活跃时，该突变体的 N-乙酰氨基葡萄糖转移酶 I 也会存在一定的活性。

　　拟南芥的 ALG3 基因是一种 α(1,3)甘露糖基转移酶参与长醇连接的高甘露糖型聚糖在内质网形成的（Henquet et al.，2008；Kajiura et al.，2010）。纯合 T-DNA 插入突变体 alg3-2 呈现出非常低的转移酶活性，而且从长醇中间体到新生糖蛋白 Asn 残基的转移过程中，大多数是被删节的突变 Man$_5$GlcNAc$_2$ N-聚糖，而不是 Man$_9$GlcNAc$_2$ N-聚糖。因此，突变的植物内质网固有糖蛋白几乎都被异常 Man$_5$GlcNAc$_2$ 聚糖所修饰（Henquet et al.，2008）。内质网固有糖蛋白的 N-聚糖异质性在种子中也被削弱。最近，人们在野生和 alg3-2 植物的种子中表达了用 KDEL 作为标签的单链可变区抗体片段(scFv)-Fc（Henquet et al.，2010）。相对于野生种子生产的重组蛋白上的 Man$_8$GlcNAc$_2$ 和 Man$_7$ GlcNAc$_2$ 亚型，突变的种子生产的抗体内 N-聚糖主要由 Man$_5$GlcNAc$_2$ 构成；突变的 N-聚糖构成并没有给抗原结合试验带来负面影响。有趣的是，与在野生型植物种子中的存在比例相比，糖基化不足的重组蛋白和内源性蛋白在突变体中所占比例更大（Henquet et al.，2010）。

5.4.1.3　通过控制亚细胞靶点避免高尔基体转运

　　通过控制内膜系统的亚细胞靶向定位阻止重组蛋白通过高尔基复合体转运，代表了控制重组蛋白 N-聚糖结构的另一种策略。其中的一个例子是，利用 HDEL/KDEL 序列（或者这些序列的扩展序列）实现内质网滞留（Tekoah et al.，2004；Ko et al.，2003；Sriraman et al.，2004；Petruccelli et al.，2006；reviewed in Gomord et al.，2010）。如果没有控制糖基化的机制，带有 C 端 KDEL 序列的植物生产的单克隆抗体就不包含任何已知的由哺乳动物衍生的单克隆抗体或由植物生产的重组蛋白的抗原性聚糖表位。然而，在某些情况下，仍然能够在带有 KDEL 标签的抗体中检测到相当比例的复合（即成熟的）N-聚糖。原因可能是其逃避了正常的修复机制造成的，也可能是由于某种程度上 KDEL 标签的蛋白酶裂解导致的（Tekoah et al.，2004；Gomord et al.，2010）。在转基因玉米种子的胚乳中表达、带 KDEL 标签的抗人免疫缺陷病毒抗体，在它的 N-聚糖上含有一些木糖和岩藻糖。令人意想不到的是，大部分 N-聚糖都含有一个单一 GlcNac 残基。这或许暗示了未知葡萄糖苷酶的大量剪切（Rademacher et al.，2008），也可能是由于质谱分析的假象（Karnoup et al.，2007；Karg and Kallio，2009）。转基因烟草种子和甘蓝型油菜（*Brassica napus*）种子中生产的重组溶菌酶 α-L-艾杜糖苷酸酶内含有 N-聚糖木糖和岩藻糖残基；而内质网滞留序列 SEKDEL 可有效、大幅度地减少这两种残基的数量（Galpin et al.，2010）。因此，含有成熟的组成型 N-连接聚糖（因为成熟而致使具有潜在免疫原性的糖）的重组蛋白的比例降低了，但不会由于内质网滞留基序的存在而被完全消除。显然，重组蛋白羧基末端上的 HDEL/KDEL 序列未必能够通过修复机制来保证植物细胞内质网滞留（参见上述内容），而且重组蛋白可以积累在后内质网（post-ER）、可能发生 N-聚糖成熟和进一步加工的区室。之前已经讨论了带 KDEL 标签的重组蛋白在种子内的异常亚细胞转运。例如，在该转运过程中重组蛋白累积在蛋白贮藏液泡内，这往往体现在蛋白质的组成型 N-聚糖上。

在双子叶植物种子中，独特的跨膜结构域和胞质尾序列能够用作锚，把重组蛋白经由不同的囊泡转运路径运送到特异性液泡区室内，从而使蛋白质获得稳定积累（Jiang and Sun，2002）。该机制绕开了通过高尔基复合体的蛋白质转运，从而避免了高尔基体特异性 N-聚糖成熟化。对于以这种方式靶定到蛋白贮藏液泡上的重组葡糖脑苷脂酶的 N-聚糖结构特征正在研究当中。

5.4.2 "人源化"（复合型）N-聚糖重组蛋白的生产

因为大部分循环人糖蛋白所包含的 N-聚糖都被位于倒数第二位置的 β(1,4)半乳糖残基上的神经氨酸加帽，所以人们为生产含有半乳糖基化和唾液酸化 N-聚糖的重组蛋白付出了很多的努力。

5.4.2.1 植物生产的重组蛋白的体外修饰

当两个末端 GlcNac 残基都出现在植物重组蛋白上时，可通过体外半乳糖基化作用[例如，使用纯化的人 β(1,4)-半乳糖基转移酶]对其 N-聚糖作进一步的修饰，从而生产出含有半乳糖残基的 N-聚糖（reviewed in Karg and Kallio，2009）。植物半乳糖化重组蛋白的体外唾液酸化也已经获得论证（Misaki et al.，2003）。

5.4.2.2 人 β(1,4)半乳糖基转移酶的异源表达

人 β(1,4)半乳糖基转移酶的异源表达已经被用于在转基因植物中生产带有半乳糖拓展聚糖的重组蛋白（如各种抗体）。β(1,4)半乳糖基转移酶是 N-乙酰氨基葡萄糖转移酶 Ⅰ和Ⅱ作用之后，哺乳动物细胞中第一个启动复合 N-连接聚糖进一步分支的糖基转移酶（Palacpac et al.，1999）。该策略在烟草悬浮培养 BY2 细胞和烟草植株中成功地生成了半乳糖基化的糖蛋白（Palacpac et al.，1999；Bakker et al.，2001），但是生产效率稍显低下。以这种方式在烟草 BY2 悬浮细胞中生成含有聚糖的糖蛋白，与蓖麻（*Ricinus communis*）凝集素 120 反应[由于 β(1,4)半乳糖的特异性]，但是不与含有 β(1,2)木糖残基的复合聚糖特异性的抗体反应，并且聚糖中未检测出 β(1,3)岩藻糖残基（HPLC 和 IS-MS/MS 检测）。

通过把人 β(1,4)半乳糖基转移酶的催化域融合到植物葡糖基转移酶的高尔基体定位域上，极大地提高了人 β(1,4)半乳糖基转移酶的效能（Bakker et al.，2006；Vezina et al.，2009；Gomord et al.，2010）。

5.4.2.3　人唾液酸化的 N-聚糖糖蛋白的异源表达

最近，哺乳动物唾液酸生物合成路径中的 6 个基因（包括一个 CMP-N-乙酰神经氨酸合成酶和一个 CMP-唾液酸转运子）与一个重组单克隆抗体同时在本氏烟草中得到了表达，生产出了唾液酸化产品（Castilho et al.，2010）。这表明本氏烟草可以作为一种理想的表达系统用于基因工程开发植物 N-聚糖生物合成路径的快速理论验证研究。

5.4.2.4　GnT Ⅲ 的异源表达

在大多数哺乳动物细胞中，β(1,4)N-乙酰氨基葡萄糖转移酶Ⅲ（N-acetyl glucosaminyl transferase Ⅲ，GnT Ⅲ）促使在 N-连接聚糖的 β-甘露糖上添加一个等分 GlcNAc，从而生成一种等分的复合或杂交寡糖。已经获得应用、把 N-聚糖池转变成杂交结构，并且进一步减少植物特异性核心木糖和岩藻糖残基增加的策略，是在植物细胞中表达异源 N-乙酰氨基葡萄糖转移酶Ⅲ基因。为达到该目的，在转基因烟草中把表达了鼠 N-乙酰氨基葡萄糖转移酶Ⅲ的催化活性部分作为含有拟南芥甘露糖苷酶Ⅱ高尔基体定位域的嵌合式蛋白（Frey et al.，2009）。飞行时间质谱（MALDI-TOF MS）分析（Karg et al.，2009）表明，植物 N-聚糖的木糖基化和岩藻糖基化的水平急剧减少。相比于野生植物中只占到大约 13%，在转基因植物中不含木糖和岩藻糖的糖含量急剧增加，大约为 60%；N-聚糖结构池由复合聚糖转换成了杂交 N-聚糖结构。

5.5　结　　论

植物分子药田领域激动人心的时刻已经到来，因为首例基于植物、治疗溶酶体贮积症的注射用药物正在 Protalix 和 Pfizer 两家公司的共同努力下实现商业化。该药物是一种从胡萝卜悬浮细胞培养中衍生，并且用于治疗溶酶体贮积症和戈谢病的重组葡糖脑苷脂酶（Shaaltiel et al.，2007）。目前，美国食品和药物管理局（FDA）正在对以植物为基础的治疗药物进行批准前的附加试验；由于 Genzyme 公司的中国仓鼠卵巢细胞培养在 2009～2010 年出现了生产问题，因此当时该药物只是被美国食品和药物管理局批准给予快速通道地位。除了在提高植物和种子系统内重组蛋白产量方面面临挑战外，为了使生产出的重组蛋白与天然蛋白类似或相同并具有生物活性、稳定性和功能性，对植物细胞内翻译后加工的控制，也是一项严峻的挑战。在所有的真核系统中，N-聚糖异质性和微观不均一性功能，尤其是与蛋白质功能、稳定性和运输有关的 N-聚糖异质性和微观不均一性功能，仍了解甚少。尽管近期在这些激动人心的领域取得了进步，但是与植物特异性 N-聚糖成熟化、O-连接糖基化控制，以及其他形式的蛋白质加工相关的诸多问题却并非无关紧要的小问题。如今人们满怀兴趣地期待着重组蛋白特异性下游体外加工方法的开发，期待着重组蛋白纯化效率的提高，期待着生成不含有外源氨基酸序的天然成熟重组蛋白方法的改进。这些更进一步的开发将有助于植物和种子系统作为适当、可行的替代系统的全面兴起，从而取代现有的系统，进行大规模的生物制药生产。

致谢　感谢加拿大国家自然科学基金和迈克尔·史密斯健康研究基金会资深学者奖金所给予的支持与帮助。以此献给弗吉尼亚。

参 考 文 献

Ali S, Taylor WC (2001) The 3′ non-coding region of a C_4 photosynthesis gene increases transgene expression when combined with heterologous promoters. Plant Mol Biol 46:325–333

Allison M (2010) As Genzyme flounders, competitors and activist investors swoop in. Nat Biotechnol 28:3–4

Arcalis E, Marcel S, Altmann F, Kolarich D, Drakakaki G, Fischer R, Christou P, Stoger E (2004) Unexpected deposition patterns of recombinant proteins in post-endoplasmic reticulum compartments of wheat endosperm. Plant Physiol 136:3457–3466

Arcalis E, Stadlmann J, Marcel S, Drakakaki G, Winter V, Rodriguez J, Fischer R, Altmann F, Stoger E (2010) The changing fate of a secretory glycoprotein in developing maize endosperm. Plant Physiol 153:693–702

Bakker H, Bardor M, Molthoff JW, Gomord V, Elbers I, Stevens LH, Jordi W, Lommen A, Faye L, Lerouge P, Bosch D (2001) Galactose-extended glycans of antibodies produced by transgenic plants. Proc Natl Acad Sci USA 98:2899–2904

Bakker H, Rouwendal GA, Karnoup AS, Florack DEA, Stoopen GM, Helsper JPF, Van Ree R, Van Die I, Bosch D (2006) An antibody produced in tobacco expressing a hybrid beta-1,4-galactosyltransferase is essentially devoid of plant carbohydrate epitopes. Proc Natl Acad Sci USA 103:7577–7582

Banki MR, Feng L, Wood DW (2005) Simple bioseparations using self-cleaving elastin-like polypeptide tags. Nat Methods 2:659–661

Barbante A, Irons S, Hawes C, Frigerio L, Vitale A, Pedrazzini E (2008) Anchorage to the cytosolic face of the endoplasmic reticulum membrane: a new strategy to stabilize a cytosolic recombinant antigen in plants. Plant Biotechnol J 6:560–575

Beck A, Wagner-Rousset E, Bussat MC, Lokteff M, Klinguer-Hamour C, Haeuw JF, Goetsch L, Van Dorsselaer A, Corvaïa N (2008) Trends in glycosylation, glycoanalysis and glycoengineering of therapeutic antibodies and Fc-fusion proteins. Curr Pharm Biotechnol 9:482–501

Benchabane M, Goulet C, Rivard D, Faye L, Gomord V, Michaud D (2008) Preventing unintended proteolysis in plant protein biofactories. Plant Biotechnol J 6:633–648

Boothe J, Nykiforuk C, Shen Y, Zaplachinski S, Szarka S, Kuhlman P, Murray E, Morck D, Moloney MM (2010) Seed-based expression systems for plant molecular farming. Plant Biotechnol J 8:588–606

Castilho A, Strasser R, Stadlmann J, Grass J, Jez J, Gattinger P, Kunert R, Quendler H, Pabst M, Leonard R, Altmann F, Steinkellner H (2010) *In planta* protein sialylation through overexpression of the respective mammalian pathway. J Biol Chem 285:15923–15930

Cheung SC, Sun SS, Chan JC, Tong PC (2009) Expression and subcellular targeting of human insulin-like growth factor binding protein-3 in transgenic tobacco. Transgenic Res 18:943–951

Chikwamba R, McMurray J, Shou H, Frame B, Pegg SE, Scott P, Mason H, Wang K (2002) Expression of a synthetic E. coli heat-labile enterotoxin B sub-unit (LT-B) in maize. Mol Breed 10:253–265

Clarke LA (2008) The mucopolysaccharidoses: a success of molecular medicine. Expert Rev Mol Med 10:e 1

Conley AJ, Joensuu JJ, Menassa R, Brandle JE (2009) Induction of protein body formation in plant leaves by elastin-like polypeptide fusions. BMC Biol 7:48

Conley AJ, Joensuu JJ, Richman A, Menassa R (2011) Protein body-inducing fusions for high-level production and purification of recombinant proteins in plants. Plant Biotechnol J 9: 419–433

Cox KM, Sterling JD, Regan JT, Gasdaska JR, Frantz KK, Peele CG, Black A, Passmore D, Moldovan-Loomis C, Srinivasan M, Cuison S, Cardarelli PM, Dickey LF (2006) Glycan optimization of a human monoclonal antibody in the aquatic plant *Lemna minor*. Nat Biotechnol 24:1591–1597

Cunha NB, Araújo ACG, Leite A, Murad AM, Vianna GR, Rech EL (2010) Correct targeting of proinsulin in protein storage vacuoles of transgenic soybean seeds. Genet Mol Res 9: 1163–1170

De Jaeger G, Scheffer S, Jacobs A, Zambre M, Zobell O, Goossens A, Depicker A, Angenon G (2002) Boosting heterologous protein production in transgenic dicotyledonous seeds using *Phaseolus vulgaris* regulatory sequences. Nat Biotechnol 20:1265–1268

De Muynck B, Navarre C, Boutry M (2010) Production of antibodies in plants: status after twenty years. Plant Biotechnol J 8:529–563

de Virgilio M, De Marchis F, Bellucci M, Mainieri D, Rossi M, Benvenuto E, Arcioni S, Vitale A (2008) The human immunodeficiency virus antigen Nef forms protein bodies in leaves of transgenic tobacco when fused to zeolin. J Exp Bot 59:2815–2829

de Vries JM, van der Beek NAME, Kroos MA, Özkan L, van Doorn PA, Richards SM, Sung CCC, Brugma J-D C, Zandbergen AAM, van der Ploeg AT, Reuser AJJ (2010) High antibody titer in an adult with Pompe disease affects treatment with alglucosidase alfa. Mol Genet Metab 101:338–345

Desnick RJ, Schuchman EH (2002) Enzyme replacement and enhancement therapies: lessons from lysosomal disorders. Nat Rev Genet 3:954–966

Downing WL, Galpin JD, Clemens S, Lauzon SM, Samuels AL, Pidkowich MS, Clarke A, Kermode AR (2006) Synthesis of enzymatically active human alpha-L-iduronidase in *Arabidopsis* cgl (complex glycan-deficient) seeds. Plant Biotechnol J 4:169–181

Downing WL, Hu X, Kermode AR (2007) Post-transcriptional factors are important for high-level expression of the human α-L-iduronidase gene in Arabidopsis *cgl* (*complex-glycan-deficient*) seeds. Plant Sci 172:327–334

Drakakaki G, Marcel S, Arcalis E, Altmann F, Gonzalez-Melendi P, Fischer R, Christou P, Stoger E (2006) The intracellular fate of a recombinant protein is tissue dependent. Plant Physiol 141: 578–586

Duret L, Mouchiroud D (1999) Expression pattern and, surprisingly, gene length shape codon usage in *Caenorhabditis*, *Drosophila* and *Arabidopsis*. Proc Natl Acad Sci USA 96: 4482–4487

Faye L, Gomord V (2010) Success stories in molecular farming – a brief overview. Plant Biotechnol J 8:525–528

Fischer R, Stoger E, Schillberg S, Christou P, Twyman RM (2004) Plant-based production of biopharmaceuticals. Curr Opin Plant Biol 7:152–158

Floss DM, Sack M, Arcalis E, Stadlmann J, Quendler H, Rademacher T, Stoger E, Scheller J, Fischer R, Conrad U (2009) Influence of elastin-like peptide fusions on the quantity and quality of a tobacco-derived human immunodeficiency virus-neutralizing antibody. Plant Biotechnol J 7:899–913

Floss DM, Schallau K, Rose-John S, Conrad U, Scheller J (2010) Elastin-like polypeptides revolutionize recombinant protein expression and their biomedical application. Trends Biotechnol 28:37–45

Fong BA, Wu W-Y, Wood DW (2009) Optimization of ELP-intein mediated protein purification by salt substitution. Protein Expr Purif 66:198–202

Fox JL (2006) Turning plants into protein factories. Nat Biotechnol 24:1191–1193

Frank J, Kaulfürst-Soboll H, Rips S, Koiwa H, von Schaewen A (2008) Comparative analyses of Arabidopsis complex glycan1 mutants and genetic interaction with staurosporin and temperature sensitive3a. Plant Physiol 148:1354–1367

Frey AD, Karg SR, Kallio PT (2009) Expression of rat beta(1,4)-N-acetylglucosaminyltransferase III in *Nicotiana tabacum* remodels the plant-specific *N*-glycosylation. Plant Biotechnol J 6:33–48

Fu LH, Miao Y, Lo SW, Seto TC, Sun SSM, Xu Z-F, Clemens S, Clarke LA, Kermode AR, Jiang L (2009) Production and characterization of soluble human lysosomal enzyme α-iduronidase with high activity from culture media of transgenic tobacco BY-2 cells. Plant Sci 177: 668–675

Gallie DR (2002) The 5′-leader of tobacco mosaic virus promotes translation through enhanced recruitment of eIF4F. Nucleic Acids Res 30:3401–3411

Gallie DR, Sleat DE, Watts JW, Turner PC, Wilson TM (1987) A comparison of eukaryotic viral 5′-leader sequences as enhancers of mRNA expression in vivo. Nucleic Acids Res 15: 8693–8711

Galpin JD, Clemens S, Kermode AR (2010) The carboxy-terminal ER-retention motif, SEKDEL, influences the N-linked glycosylation of recombinant human α-L-iduronidase but has little effect on enzyme activity in seeds of *Brassica napus* and *Nicotiana tabacum*. Plant Sci 178: 440–447

Geli MI, Torrent M, Ludevid D (1994) Two structural domains mediate two sequential events in [Gamma]-zein targeting: protein endoplasmic reticulum retention and protein body formation. Plant Cell 6:1911–1922

Giddings G, Allison G, Brooks D, Carter A (2000) Transgenic plants as factories for biopharmaceuticals. Nat Biotechnol 18:1151–1155

Gomord V, Faye L (2004) Post-translational modification of therapeutic proteins in plants. Curr Opin Plant Biol 7:171–181

Gomord V, Fischette A-C, Menu-Bouaouiche L, Saint-Jore-Dupas C, Plasson C, Michaud D, Faye L (2010) Plant-specific glycosylation patterns in the context of therapeutic protein production. Plant Biotechnol J 8:564–587

Goossens A, Dillen W, De Clercq J, Van Montagu M, Angenon G (1999a) The *arcelin-5* gene of *Phaseolus vulgaris* directs high seed-specific expression in transgenic *Phaseolus acutifolius* and Arabidopsis plants. Plant Physiol 20:1095–1104

Goossens A, Van Montagu M, Angenon G (1999b) Co-introduction of an antisense gene for an endogenous seed storage protein can increase expression of a transgene in *Arabidopsis thaliana* seeds. FEBS Lett 456:160–164

Gustafsson C, Govindarajan S, Minshull J (2004) Codon bias and heterologous protein expression. Trends Biotechnol 22:346–353

Hakanpää J, Paananen A, Askolin S, Nakari-Setälä T, Parkkinen T, Penttilä M, Linder MB, Rouvinen J (2004) Atomic resolution structure of the hfbii hydrophobin, a self-assembling amphiphile. J Biol Chem 279:534–539

Henquet M, Lehle L, Schreuder M, Rouwendal G, Molthoff J, Helsper J, Van Der Krol S, Bosch D (2008) Identification of the gene encoding the alpha1,3-mannosyltransferase (ALG3) in *Arabidopsis* and characterization of downstream *N*-glycan processing. Plant Cell 20:1652–1664

Henquet M, Eigenhuijsen J, Hesselink T, Spiegel H, Schreuder M, van Duijn E, Cordewener J, Depicker A, van der Krol A, Bosch D (2010) Characterization of the single-chain Fv-Fc antibody MBP10 produced in Arabidopsis *alg3* mutant seeds. Transgenic Res. doi:10.1007/s11248-010-9475-5

Hossler P, Khattak SF, Li ZJ (2009) Optimal and consistent protein glycosylation in mammalian cell culture. Glycobiology 19:936–949

Huang J, Wu L, Yalda D, Adkins Y, Kelleher SL, Crane M, Lonnerdal B, Rodriguez RL, Huang N (2002) Expression of functional recombinant human lysozyme in transgenic rice culture. Transgenic Res 11:229–239

Jiang L, Sun SS (2002) Membrane anchors for vacuolar targeting. application in plant bioreactors. Trends Biotechnol 20:99–102

Jiang L, Phillips TE, Rogers SW, Rogers JC (2000) Biogenesis of the protein storage vacuole crystalloid. J Cell Biol 150:755–770

Joensuu JJ, Conley AJ, Lienemann M, Brandle JE, Linder MB, Menassa R (2010) Hydrophobin fusions for high-level transient protein expression and purification in *Nicotiana Benthamiana*. Plant Physiol 152:622–633

Joshi CP, Zhou H, Huang X, Chiang VL (1997) Context sequences of translation initiation codon in plants. Plant Mol Biol 35:993–1001

Kajiura H, Seki T, Fujiyama K (2010) *Arabidopsis thaliana ALG3* mutant synthesizes immature oligosaccharides in the ER and accumulates unique N-glycans. Glycobiology 20:736–751

Karg SR, Kallio PT (2009) The production of biopharmaceuticals in plant systems. Biotechnol Adv 27:879–894

Karg SR, Frey AD, Ferrara C, Streich DK, Umaña P, Kallio PT (2009) A small-scale method for the preparation of plant N-linked glycans from soluble proteins for analysis by MALDI-TOF mass spectrometry. Plant Physiol Biochem 47:160–166

Karnoup AS, Kuppannan K, Young SA (2007) A novel HPLC-UV-MS method for quantitative analysis of protein glycosylation. J Chromatogr B Anal Technol Biomed Life Sci 859:178–191

Kawaguchi R, Bailey-Serres J (2002) Regulation of translation initiation in plants. Curr Opin Plant Biol 5:460–465

Kawaguchi R, Bailey-Serres J (2005) mRNA sequence features that contribute to translational regulation in Arabidopsis. Nucleic Acids Res 33:955–965

Kermode AR (1996) Mechanisms of intracellular protein transport and targeting. Crit Rev Plant Sci 15:285–423

Kermode AR (2006) Plants as factories for production of biopharmaceutical and bioindustrial proteins: lessons from cell biology. Can J Bot 84:679–694

Kermode AR, Zeng Y, Hu X, Lauson S, Abrams SR, He X (2007) Ectopic expression of a conifer *Abscisic Acid Insensitive3* transcription factor induces high-level synthesis of recombinant human α-L-iduronidase in transgenic tobacco leaves. Plant Mol Biol 63:763–776

Ko K, Tekoah Y, Rudd PM, Harvey DJ, Dwek RA, Spitsin S, Hanlon CA, Rupprecht C, Dietzschold B, Golovkin M, Koprowski H (2003) Function and glycosylation of plant-derived antiviral monoclonal antibody. Proc Natl Acad Sci USA 100:8013–8018

Kogan MJ, Dalcol I, Gorostiza P, Lopez-Iglesias C, Pons M, Sanz F, Ludevid D, Giralt E (2001) Self-assembly of the amphipathic helix (VHLPPP)$_8$. A mechanism for zein protein body formation. J Mol Biol 312:907–913

Kogelberg H, Tolner B, Sharma SK, Lowdell MW, Qureshi U, Robson M, Hillyer T, Pedley RB, Vervecken W, Contreras R, Begent RH, Chester KA (2007) Clearance mechanism of a mannosylated antibody-enzyme fusion protein used in experimental cancer therapy. Glycobiology 17:36–45, Erratum in: Glycobiol 17: 1030

Koprivova A, Stemmer C, Altmann F, Hoffmann A, Kopriva S, Gorr G, Reski R, Decker EL (2004) Targeted knockouts of *Physcomitrella* lacking plant-specific immunogenic N-glycans. Plant Biotechnol J 2:517–523

Kozak M (1991) A short leader sequence impairs the fidelity of initiation by eukaryotic ribosomes. Gene Expr 1:111–115

Lau OS, Sun SSM (2009) Plant seeds as bioreactors for recombinant protein production. Biotechnol Adv 27:1015–1022

Lerouge P, Cabanes-Macheteau M, Rayon C, Fischette-Lainé A-C, Gomord V, Faye L (1998) N-glycoprotein biosynthesis in plants: recent developments and future trends. Plant Mol Biol 38:31–48

Liu WX, Liu HL, Chai ZJ, Xu XP, Song YR, Qu LQ (2010) Evaluation of seed storage-protein gene 5' untranslated regions in enhancing gene expression in transgenic rice seed. Theor Appl Genet 121:1267–1274

Llop-Tous I, Madurga S, Giralt E, Marzabal P, Torrent M, Ludevid MD (2010) Relevant elements of a maize gamma-zein domain involved in protein body biogenesis. J Biol Chem 285: 35633–35644

Loos A, Van Droogenbroeck B, Hillmer S, Grass J, Kunert R, Cao J, Robinson DG, Depicker A, Steinkellner H (2011a) Production of monoclonal antibodies with a controlled N-glycosylation pattern in seeds of *Arabidopsis thaliana*. Plant Biotechnol J 9:179–192

Loos A, Van Droogenbroeck B, Hillmer S, Grass J, Pabst M, Castilho A, Kunert R, Liang M, Arcalis E, Robinson DG, Depicker A, Steinkellner H (2011b) Expression of antibody fragments with a controlled N-glycosylation pattern and induction of endoplasmic reticulum-derived vesicles in seeds of *Arabidopsis thaliana*. Plant Physiol 155:2036–2048

Ma JK-C, Drake PMW, Christou P (2003) The production of recombinant pharmaceutical proteins in plants. Nat Rev Genet 4:794–805

Ma S, Huang Y, Davis A, Yin Z, Mi Q, Menassa R, Brandle JE, Jevnikar AM (2005) Production of biologically active human interleukin-4 in transgenic tobacco and potato. Plant Biotechnol J 3:309–318

Mainieri D, Rossi M, Archinti M, Bellucci M, De Marchis F, Vavassori S, Pompa A, Arcioni S, Vitale A (2004) Zeolin. A new recombinant storage protein constructed using maize γ-zein and bean phaseolin. Plant Physiol 136:3447–3456

Matsuo K, Matsumura T (2011) Deletion of fucose residues in plant N-glycans by repression of the GDP-mannose 4,6-dehydratase gene using virus-induced gene silencing and RNA interference. Plant Biotechnol J 9:264–281

Misaki R, Kimura Y, Palacpac NQ, Yoshida S, Fujiyama K, Seki T (2003) Plant cultured cells expressing human beta-(1,4)-galactosyltransferase secrete glycoproteins with galactose-extended N-linked glycans. Glycobiology 13:199–205

Morandini F, Avesani L, Bortesi L, Van Droogenbroeck B, De Wilde K, Arcalis E, Bazzoni F, Santi L, Brozzetti A, Falorni A, Stoger E, Depicker A, Pezzotti M (2011) Non-food/feed seeds as biofactories for the high-yield production of recombinant pharmaceuticals. Plant Biotechnol J 1–11. doi:10.1111/j.1467-7652.2011.00605.x

Moravec T, Schmidt MA, Herman EM, Woodford-Thomas T (2007) Production of *Escherichia coli* heat labile toxin (LT) B subunit in soybean seed and analysis of its immunogenicity as an oral vaccine. Vaccine 25:1647–1657

Nicholson L, Gonzales-Melendi P, van Dolleweerd C, Tuck H, Perrin Y, Ma JK-C, Fischer R, Christou P, Stoger E (2005) A recombinant multimeric immunoglobin expressed in rice shows assembly-dependent subcellular localization in endosperm cells. Plant Biotechnol J 3:115–127

Niimura Y, Terabe M, Gojobori T, Miura K (2003) Comparative analysis of the base biases at the gene terminal portions in seven eukaryote genomes. Nucleic Acids Res 31:5195–5201

Nykiforuk CL, Boothe JG, Murray EW, Keon RG, Goren HJ, Markley NA, Moloney MM (2006) Transgenic expression and recovery of biologically active recombinant human insulin from *Arabidopsis thaliana* seeds. Plant Biotechnol J 4:77–85

Palacpac NQ, Yoshida S, Sakai H, Kimura Y, Fujiyama K, Yoshida T, Seki T (1999) Stable expression of human beta1,4-galactosyltransferase in plant cells modifies N-linked glycosylation patterns. Proc Natl Acad Sci USA 96:4692–4697

Petruccelli S, Otegui MS, Lareu F, Tran Dinh O, Fitchette A-C, Circosta A, Rumbo M, Bardor M, Carcamo R, Gomord V, Beachy RN (2006) A KDEL-tagged monoclonal antibody is efficiently retained in the endoplasmic reticulum in leaves, but is both partially secreted and sorted to protein storage vacuoles in seeds. Plant Biotechnol J 4:511–527

Pooggin MM, Skryabin KG (1992) The 5′-untranslated leader sequence of potato virus X RNA enhances the expression of a heterologous gene in vivo. Mol Gen Genet 234:329 331

Rademacher T, Sack M, Arcalis E, Stadlmann J, Balzer S, Altmann F, Quendler H, Stiegler G, Kunert R, Fischer R, Stoger E (2008) Recombinant antibody 2G12 produced in maize endosperm efficiently neutralizes HIV-1 and contains predominantly single-GlcNAc N-gycans. Plant Biotechnol J 6:189–201

Reggi S, Marchetti S, Patti T, De Amicis F, Cariati R, Bembi B, Fogher C (2005) Recombinant human acid β-glucosidase stored in tobacco seed is stable, active and taken up by fibroblasts. Plant Mol Biol 57:101–113

Richter LJ, Thanavala Y, Arntzen CJ, Mason HS (2000) Production of hepatitis B surface antigen in transgenic plants for oral immunization. Nat Biotechnol 18:1167–1171

Saito Y, Kishida K, Takata K, Takahashi H, Shimada T, Tanaka K, Morita S, Satoh S, Masumura T (2009) A green fluorescent protein fused to rice prolamin forms protein body-like structures in transgenic rice. J Exp Bot 60:615–627

Sawant SV, Kiran K, Singh PK, Tuli R (2001) Sequence architecture downstream of the initiator codon enhances gene expression and protein stability in plants. Plant Physiol 126:1630–1636

Schähs M, Strasser R, Stadlmann J, Kunert R, Rademacher T, Steinkellner H (2007) Production of a monoclonal antibody in plants with a humanized N-glycosylation pattern. Plant Biotechnol J 5:657–663

Scheller J, Leps M, Conrad U (2006) Forcing single-chain variable fragment production in tobacco seeds by fusion to elastin-like polypeptides. Plant Biotechnol J 4:243–249

Schinkel H, Schiermeyer A, Soeur R, Fischer R, Schillberg S (2005) Production of an active recombinant thrombomodulin derivative in transgenic tobacco plants and suspension cells. Transgenic Res 14:251–259

Schmidt MA, Herman EM (2008) Proteome rebalancing in soybean seeds can be exploited to enhance foreign protein accumulation. Plant Biotechnol J 6:832–842

Semenyuk EG, Schmidt MA, Beachy RN, Moravec T, Woodford-Thomas T (2010) Adaptation of an ecdysone-based genetic switch for transgene expression in soybean seeds. Transgenic Res 19:987–999

Shaaltiel Y, Bartfeld D, Hashmueli S, Baum G, Brill-Almon E, Galili G, Dym O, Boldin-Adamsky SA, Silman I, Sussman JL, Futerman AH, Aviezer D (2007) Production of glucocerebrosidase with terminal mannose glycans for enzyme replacement therapy of Gaucher's disease using a plant cell system. Plant Biotechnol J 5:579–590

Sijmons PC, Dekker BM, Schrammeijer B, Verwoerd TC, van den Elzen PJ, Hoekema A (1990) Production of correctly processed human serum albumin in transgenic plants. Biotechnology 8:217–221

Sourrouille C, Marquet-Blouin E, D'Aoust MA, Kiefer-Meyer M-C, Séveno M, Pagny-Salehabadi S, Bardor M, Durambur G, Lerouge P, Vezina L, Gomord V (2008) Down-regulated expression of plant-specific glycoepitopes in alfalfa. Plant Biotechnol J 6:702–721

Sriraman R, Bardor M, Sack M, Vaquero C, Faye L, Fischer R, Finnern R, Lerouge P (2004) Recombinant anti-hCG antibodies retained in the endoplasmic reticulum of transformed plants lack core-xylose and core-alpha(1,3)-fucose residues. Plant Biotechnol J 2:279–287

Stoger E, Ma JK-C, Fischer R, Christou P (2005) Sowing the seeds of success: pharmaceutical proteins from plants. Curr Opin Biotechnol 16:167–173

Strasser R, Altmann F, Mach L, Glössl J, Stadlmann J, Steinkellner H (2004) Generation of *Arabidopsis thaliana* plants with complex N-glycans lacking beta1,2-linked xylose and core alpha1,3-linked fucose. FEBS Lett 561:132–136

Strasser R, Stadlmann J, Schähs M, Stiegler G, Quendler H, Mach L, Glössl J, Weterings K, Pabst M, Steinkellner H (2008) Generation of glyco-engineered *Nicotiana benthamiana* for the production of monoclonal antibodies with a homogeneous human-like *N*-glycan structure. Plant Biotechnol J 6:392–402

Tekoah Y, Ko K, Koprowski H, Harvey DJ, Wormald MR, Dwek RA, Rudd PM (2004) Controlled glycosylation of therapeutic antibodies in plants. Arch Biochem Biophys 426:266–278

Torrent M, Llompart B, Lasserre-Ramassamy S, Llop-Tous I, Bastida M, Marzabal P, Westerholm-Parvinen A, Saloheimo M, Heifetz PB, Ludevid MD (2009a) Eukaryotic protein production in designed storage organelles. BMC Biol 7:5

Torrent M, Llop-Tous I, Ludevid MD (2009b) Protein body induction: a new tool to produce and recover recombinant proteins in plants. Methods Mol Biol 483:193–208

Torres E, Gonzales-Melendi P, Stoger E, Shaw P, Twyman RM, Nicholson L, Vaquero C, Fischer R, Christou P, Perrin Y (2001) Native and artificial reticuloplasmins co-accumulate in distinct domains of the endoplasmic reticulum and in post-endoplasmic reticulum compartments. Plant Physiol 127:1212–1223

Twyman RM, Stoger E, Schillberg S, Christou P, Fischer R (2003) Molecular farming in plants: host systems and expression technology. Trends Biotechnol 21:570–578

Vain P, Finer KR, Engler DE, Pratt RC, Finer JJ (1996) Intron-mediated enhancement of gene expression in maize (*Zea Mays* L.) and bluegrass (*Poa pratensis* L.). Plant Cell Rep 15:489–494

Van Hoof A, Green PJ (1997) Rare codons are not sufficient to destabilize a reporter gene transcript in tobacco. Plant Mol Biol 35:383–387

van Rooijen GJ, Moloney MM (1995) Plant seed oil-bodies as carriers for foreign proteins. Biotechnology (NY) 13:72–77

Vézina LP, Faye L, Lerouge P, D'Aoust MA, Marquet-Blouin E, Burel C, Lavoie PO, Bardor M, Gomord V (2009) Transient co-expression for fast and high-yield production of antibodies with human-like *N*-glycans in plants. Plant Biotechnol J 7:442–455

Vitale A, Boston RS (2008) Endoplasmic reticulum quality control and the unfolded protein response: insights from plants. Traffic 9:1581–1588

Vitale A, Hinz G (2005) Sorting of proteins to storage vacuoles: how many mechanisms? Trends Plant Sci 10:316–323

von Schaewen A, Sturm A, O'Neill J, Chrispeels MJ (1993) Isolation of a mutant *Arabidopsis* that lacks *N*-acetyl glucosaminyl transferase I and is unable to synthesize Golgi-mediated complex N-linked glycans. Plant Physiol 102:1109–1118

Walsh G, Jefferis R (2006) Post-translational modifications in the context of therapeutic proteins. Nat Biotechnol 24:1241–1252

Wang X, Shi F, Wösten HA, Hektor H, Poolman B, Robillard GT (2005) The SC3 hydrophobin self-assembles into a membrane with distinct mass transfer properties. Biophys J 88:3434–3443

Werber Y (2004) Lysosomal storage diseases market. Nat Rev 3:9–10

Yang D, Wu L, Hwang Y-S, Chen L, Huang N (2001) Expression of the REB transcriptional activator in rice grains improves the yield of recombinant proteins whose genes are controlled by a *Reb*-responsive promoter. Proc Natl Acad Sci USA 98:11438–11443

Yang DC, Guo FL, Liu B, Huang N, Watkins SC (2003) Expression and localization of human lysozyme in the endosperm of transgenic rice. Planta 216:597–603

Yang J, Barr LA, Fahnestock SR, Liu ZB (2005) High yield recombinant silk-like protein production in transgenic plants through protein targeting. Transgenic Res 14:313–324

第6章 藻类：分子药田中高等植物系统的替代品

Christoph Griesbeck, Anna Kirchmayr

摘要 微藻系统具有把植物的优势和微生物的特点结合在一起的潜力，因而成了分子药田的备选系统。微藻的优点包括：由基因转化成蛋白质的时间短、养殖廉价、生长速度快及生物安全性更高等。诸如此类的优点使它成了备受关注的新型分子药田系统候选系统。单细胞绿藻莱茵衣藻（*Chlamydomonas reinhardtii*）作为一种模式生物是该领域研究最为深入的生物体。通过对它的研究已经建立了基因转化方法及标记基因和报道基因的方法。单细胞绿藻衣藻能够表达诸如抗体、酶或抗原肽等与生物制药和生物技术相关蛋白质的能力已经在大量的案例中获得证实。截至目前，尽管未见有相关商业化产品的报道，但是在某些领域，如可食疫苗领域，藻类系统的应用越来越受到关注。除此之外，利用藻类生产医药产品可能会涉及经代谢工程改进后的代谢产物。

6.1 藻类及其分类

"藻类"并非指某一特殊的生物物种，而是指许多组具有系统多样性、能够进行光合作用的一类生物体。它们属于原核生物（蓝藻类，cyanobacteria）或真核生物。它们固定着全球大约一半的二氧化碳（Field et al.，1998），因此极具生态重要性。本章就分子药田系统而言，我们将重点讨论真核藻类。因为相对于原核生物的蓝藻来说，它们在细胞架构和遗传上与高等植物系统更具可比性。鉴于红藻紫菜（*Porphyra*）等巨型藻类是世界上一些地区的食物资源，微藻的生物技术应用也日益受到关注（Franklin and Mayfield，2004，2005；Leon-Banares et al.，2004；Mayfield and Franklin，2005；Walker et al.，2005b；Griesbeck et al.，2006；Potvin and Zhang，2010；Specht et al.，2010）。遗传操作方法作为基因药田的基础，已经被用于各种不同种属的真核藻类，如绿藻类（绿藻门 Chlorophyta）、硅藻（硅藻门 Bacillariophyta）和沟鞭藻类（沟鞭藻科 Dinophyceae）（Leon-Banares et al.，2004）等。

6.2 微藻生物技术方法

为开发微藻系统的生物技术应用，必须有可用的基因工程方法和培养方法。因此，在本章，我们将综述已经报道的微藻生物技术方法，包括基因转化、基因标记、利用报道基因和基因结构，以及 RNA 干扰技术等。除此之外，微藻培养方法也尤为重要，因为该系统的必要条件涉及光合自养生长。

6.2.1 基因转化

总体上，藻类拥有 3 种遗传体系，分别为核基因组、线粒体基因组和质体基因组。每一种体系都可以进行基因操作。大量的微藻都已用于基因修饰的研究（表 6-1）。本部分详尽列出了最新的研究成果。

表 6-1 藻类的基因转化

生物体	基因转化方法	参考文献
莱茵衣藻（*Chlamydomonas reinhardtii*）	粒子轰击	Boynton 等（1988）
莱茵衣藻（*Chlamydomonas reinhardtii*）	玻璃珠	Kindle（1990）
莱茵衣藻（*Chlamydomonas reinhardtii*）	电穿孔法	Brown 等（1991）
莱茵衣藻（*Chlamydomonas reinhardtii*）	碳化硅晶须	Dunahay（1993）
强壮团藻（*Voloox carteri*）	粒子轰击	Schiedlmerier 等（1994）
三角褐指藻（*Phaeodactylum tricornutum*）	粒子轰击	Apt 等（1996）
小球藻（*Chlorella sorokiana*）	粒子轰击	Dawson 等（1997）
椭圆小球藻（*Chlorella ellipsoidea*）	粒子轰击	Chen 等（1998）
普通小球藻（*Chlorella vulgaris*）	电穿孔法	Chow 和 Tung（1999）
小球藻（*Chlorella kessleri*）	粒子轰击	El-Sheekh（1999）
衣藻（*Chlamydomonas reinhardtii*）	根癌农杆菌	Kumar 等（2004）
杜氏盐藻（*Dunaliella salina*）	粒子轰击	Tan 等（2005）
杜氏藻（*Dunaliella tertiolecta*）	电穿孔法	Walker 等（2005a）
雨生红球藻（*Haematococcus pulvialis*）	粒子轰击	Steinbrenner 和 Sandmann（2006）
绿色杜氏藻（*Dunaliella viridis*）	电穿孔法	Sun 等（2006）
杜氏盐藻（*Dunaliella salina*）	电穿孔法	Wang 等（2007）
新月藻（*Closterium peracerosum-strigosum-littorale*）	粒子轰击	Abe 等（2008）
Lotharella amoebiformis	粒子轰击	Hirakawa 等（2008）
红藻（*Cyanidioschyzon merolae*）	玻璃珠	Ohnuma 等（2008）
眼点拟微绿球藻（*Nannochloropsis oculata*）	电穿孔法	Chen 等（2008）
杜氏盐藻（*Dunaliella salina*）	玻璃珠	Feng 等（2009）
孔石莼（*Ulva pertusa*）	粒子轰击	Kakinuma 等（2009）
胸状盘藻（*Gonium pectorale*）	粒子轰击	Lerche 和 Hallmenn（2009）
雨生红球藻（*Haematococcus pulvialis*）	根癌农杆菌	Kakinuma 等（2009）

6.2.1.1 粒子轰击

采用微粒轰击法的基因枪转化技术（Boynton et al.，1988）是将 DNA 导入叶绿体基因组最常用的技术。这种方法是利用氢手持式基因枪，将包裹 DNA 的金属粒子（通常为金粒或钨粒）迅速射入目标受体细胞内。微粒轰击法也可用于核基因组的转化。不过遗憾的是，这种方法会导致多个 DNA 拷贝在整个基因组的任意位点上的整合。这样的整合通常是人们不想看到的（Sodeinde and Kindle，1993）。

6.2.1.2　玻璃珠和碳化硅晶丝

将外源 DNA 导入藻类核基因组最常用的方法是由 Kindle 在 1990 年首次提出的。该方法使用玻璃珠撞击细胞壁从而使 DNA 进入细胞体内。为增强效果，研究者把细胞与聚乙二醇混合在一起，进行涡旋搅动。因为该方法操作简便，所需材料和仪器成本低廉，所以这种方法被广泛采用。然而，该转化过程的一个缺点是，在转化之前必须先培养细胞壁缺陷突变体或者经过酶催化处理破坏细胞壁（Kindle，1990）。另外，与粒子轰击法相比，使用玻璃珠转化法整合的 DNA 拷贝数较少（Kindle，1998）。

另外一种可行的转化方法是使用碳化硅晶丝替代玻璃珠。然而，由于这种方法所需要的材料昂贵且具有危险性，因此使用不是很普遍。但是，该方法的一个突出优势是可以使用野生型细胞来代替细胞壁缺陷突变体。而且，在旋涡搅拌时，细胞死亡率较低。这也是该方法的一个极大优势（Dunahay，1993）。

6.2.1.3　电穿孔法

还有一种把 DNA 引入藻类细胞的方法是电穿孔法。最初用于核基因转化的电穿孔法会导致较低的稳定转化率（Brown et al.，1991）。但是，目前电穿孔法已经成功地应用于野生型衣藻和细胞壁缺陷型衣藻（*C. reinhardtii*）细胞的转化中（Tang et al.，1995；Shimogawara et al.，1998）。

6.2.1.4　根癌农杆菌介导转化法

利用根癌农杆菌的 T-DNA 进行藻类细胞转化是高等植物常用的一种方法。该方法也已经在单细胞绿藻莱茵衣藻（*Chlamydomonas reinhardtii*）和雨生红球藻（*Haematococcus pluvialis*）中进行了尝试（Kumar et al.，2004；Kathiresan et al.，2009；Kathiresan and Sarada，2009）。根癌农杆菌与藻类细胞共培养能够将绿色荧光蛋白、潮霉素磷酸转移酶和 β-葡萄糖醛酸酶的基因导入藻类细胞并进行整合。对于衣藻来说，根癌农杆菌介导转化法的转化效率要比玻璃珠转化法高出 50 倍（Kumar et al.，2004）。

6.2.2　筛选标记、报道基因和启动子

6.2.2.1　筛选标记

衣藻作为模式生物体可使用的筛选标记最多，而目前其他可转化的藻类物种则只能利用少量的标记基因。表 6-2 详细列出了用于微藻的标记基因。其中大部分标记基因可用于核转化，而诸如 *aadA*（Goldschmidt-Clermont，1991；Cerutti et al.，1997）和 *aphA-6*（Bateman and Purton，2000）等标记基因在导入质体基因组时产生了抗性。采用原养型标记，如 *ARG7*（Debuchy et al.，1989）、*NIA1*（Kindle et al.，1989）、*NIC7*（Ferris，1995）和 *THI10*（Ferris，1995），或许有助于避免抗生素抗性基因整合进入藻类基因组，但是却把它的使用范围局限于了相应的营养缺陷型菌株，或者在转化前需要引入相应的营养缺陷型突变体。

表 6-2　用于微藻的筛选标记（Fuhrmann，2002；Griesbeck et al.，2006；Potvin and Zhang，2010）

标记基因	类型	生物体	参考文献
ARG7	精氨酸原养型	衣藻	Debuchy 等（1989）
NIT1（NIA1）	硝酸盐原养型	衣藻	Kindle 等（1989）
npt II	新霉素磷酸转移酶	衣藻、甲藻、三角褐指藻、前沟藻小环藻 *Cyclotella crytica*、舟形藻 *Navicula saprophila*	Hall 等（1993），Dunahay 等（1995），Ten Lohuis 和 Miller（1998）及 Zaslavskaia 等（2000）
CRY1-1	抗小穗苎麻素/吐根碱	衣藻	Nelson 等（1994）
NIC7	烟酰胺原养型	衣藻	Ferris（1995）
THI-10	硫氨酸原养型	衣藻	Ferris（1995）
ble	抗博来霉素	衣藻、三角褐指藻	Apt 等（1996），Stevens 等（1996）及 Lumbreras 等（1998）
aadA	抗壮观霉素/链霉素	衣藻	Goldschmidt-Clermont（1991）及 Cerutti 等（1998）
PPX1	抗斑状除草剂	衣藻	Randolph-Anderson 等（1998）
aphA-6	抗卡那霉素/阿米卡星	衣藻	Bateman 和 Purton（2000）
act-2	抗放线菌酮	衣藻	Stevens 等（2001）
aph VIII	抗巴龙霉素/卡那霉素	衣藻	Sizova 等（2001）
ALS	抗甲嘧磺隆	衣藻	Kovar 等（2002）
Aph7″	抗潮霉素 B	衣藻	Berthold 等（2002）
Oee-1	放氧增强子蛋白	衣藻	Mayfield 和 Kindle（1990）
cat	抗氯霉素	衣藻、三角褐指藻	Tang 等（1995）及 Apt 等（1996）
hpt	潮霉素 B 磷酸转移酶	前沟藻、甲藻	Ten Lonuis 和 Miller（1998）
nat	抗诺尔斯霉素	三角褐指藻	Zastavskaia 等（2000）
sat-1	抗诺尔斯霉素	三角褐指藻	Zastavskaia 等（2000）
ARG9	质体乙酰鸟氨酸氨基转移酶	衣藻	Remacle 等（2009）
PDS	八氢番茄红素脱氢酶	小球藻 *Chlorella zofingiensis*、血球藻	Steinbrenner 和 Sandmann（2006）及 Huang 等（2008）

6.2.2.2　报道基因

与标记基因类似，衣藻是藻类中能够应用报道基因最多的属。对于一般的转基因来说，报道基因通常需要适应该物种密码子的使用，从而可以重现并衡量表达水平。表 6-3 概括了各种微藻中常用的报道基因。绿色荧光蛋白（GFP）基因和荧光素酶基因是使用最普遍的报道基因，并已经被用于衣藻当中。在多管水母（*Aequorea victoria*）中编码绿色荧光蛋白的基因适用于核和叶绿体基因密码子，并已成功表达蛋白（Fuhrmann et al.，1999；Franklin et al.，2002）。来自海洋挠足类动物（*Gaussia princeps*）和海洋腔肠（*Renilla reniformis*）的两种荧光素酶基因经密码子优化后也被广泛应用于基因表达研究（Minko et al.，1999；Fuhrmann et al.，2004；Mayfield and Schultz，2004；Matsuo et al.，2006；Ruecker et al.，2008）。此外，芳香基硫酸酯酶内源基因也已经显示出它在衡量转基因表达水平研究领域的效用（Davies et al.，1992）。然而，只有在没有表达内源酶时，才可以观测到它的活性。

表 6-3　用于微藻的报道基因（Fuhrmann，2002；Griesbeck et al.，2006；Potvin and Zhang，2010）

报道基因	类型	生物体	参考文献
ARS	芳香基硫酸酯酶-比色测定-不用于硫饥饿	衣藻	Davies 等（1992）
crgfp	核密码子优化的 GFP	衣藻	Fuhrmann 等（1999）
rluc	来自海洋腔肠的叶绿体荧光素酶	衣藻	Minko 等（1999）
gfpCt	叶绿体密码子优化的 GFP	衣藻	Franklin 等（2002）
crluc	来自海洋腔肠的核密码子优化的荧光素酶	衣藻	Fuhrmann 等（2004）
luxCt	来自哈氏弧菌的叶绿体密码子优化的荧光素酶	衣藻	Mayfield 和 Schultz（2004）
lucCP	叶绿体优化的萤火虫荧光素酶	衣藻	Matsuo 等（2006）
cgluc	核密码子优化的 *Gaussia princeps* 荧光素酶	衣藻	Ruecker 等（2008）
luc	来自 *Horatia parvula* 的荧光酶	三角褐指藻	Falciatore 等（1999）
eGfp	适用于人密码子使用的 GFP	三角褐指藻	Zaslavskaia 等（2001）
gus	β-葡萄糖醛酸酶	三角褐指藻、前沟藻、甲藻	Ten Lohuis 和 Miller（1998）及 Zaslavskaia 等（2000）
∈-frustulin	钙结合糖蛋白	小环藻梭菌属	Fischer 等（1999）

6.2.2.3　启动子

虽然强大的病毒启动子在植物或哺乳动物系统中的应用已经相当普遍，但是由于没有适宜的藻类病毒，这类启动子目前还不能用于藻类。对于某些藻类来说，典型的植物病毒启动子（如花椰菜叶叶病毒 35S 启动子）已经证明了它们的效用（Ten Lohuis and Miller，1998）。在衣藻中，通常选择使用强内源启动子。其中最常用的核启动子包括 RBCS2 组成型启动子（a small subunit of the ribulose bisphosphat carboxylase RBCS2）（Stevens et al.，1996）和 β-2-微管蛋白启动子（Davies et al.，1992）。当需要诱导表达时，可以分别通过培养基中的硝酸盐和铜离子浓度来控制 *NIT1* 和 *CYC6*（Loppes et al.，1999；Quinn et al.，2003）。热休克启动子 *HSP70A*，可通过热休克得到进一步增强，其上游融合被证实能够促进邻近启动子元件工作（Schroda et al.，2000）。表 6-4 列举了在衣藻中使用的启动子。

表 6-4　衣藻中使用的启动子（Griesbeck et al.，2006）

启动子	类型	基因组	参考文献
β-2-TUB	β-2 微管蛋白	核	Davies 等（1992）
nos	根癌农杆菌的胭脂碱合成酶	核	Hall 等（1993）
CaMV	花椰菜花叶病毒 35S	核	Tang 等（1995）
RBCS2	核酮糖二磷酸羧化酶的小型亚单位	核	Stevens 等（1996）
NIA1	硝酸还原酶	核	Loppes 等（1999）
COP	chlamyopsin	核	Fuhrmann 等（1999）
HSP70A	热休克蛋白 70A	核	Schroda 等（2000）
PsaD	光合体系 I 复合蛋白	核	Fischer 和 Rochaix（2001）
cyc6	细胞色素 c6	核	Quinn 等（2003）
atpA	三磷酸腺苷酶α亚单位	叶绿体	Mayfield 等（2003），Sun 等（2003），以及 Mayfield 和 Schultz（2004）
psbA	光合体系 II 蛋白 D1	叶绿体	Mayfield 和 Schultz（2004）
rbcL	核酮糖二磷酸羧化酶的大型亚单位	叶绿体	Franklin 等（2002），Mayfield 等（2003）及 Mayfield 和 Schultz（2004）
cab II-1	叶绿素 II -ab 结合蛋白	叶绿体	Blankenship 和 Kindle（1992）

6.2.3　密码子使用和基因结构

即使使用强启动子，外源基因在微藻中的表达效率往往还是很低或者几乎为零。对于这样的结果，可以有几种解释。

在有关微藻三角褐指藻（*Phaeodactylum tricornuntum*）（Zaslavskaia et al., 2000, 2001）和衣藻的研究报道中，使用密码子被认为是转基因表达中的一个重要影响因素。因为衣藻具有高达 61% 的 GC 含量，所以只有具有相似高含量 GC 的基因（如 *gfp*）才能够完成转基因表达（Fuhrmann et al., 1999；Leon-Banares et al., 2004；Heitzer et al., 2007）。因此，为了在这种藻类中得到有效表达，一般要注意基因转化时密码子的使用偏性。

其他改善衣藻中转基因表达的策略还有，将内含子序列整合进入目的基因。海肾（*Renilla*）-荧光素酶基因可作为一种报道基因来对各种不同的内部结构进行研究。在组成型嵌合启动子 HSP70A/RBCS2 的控制下，将 RBCS2 内含子整合进入目的基因，具有最佳刺激作用的 3 个内含子的生理编码和序列显著影响了蛋白质的表达水平（Eichler-Stahlberg et al., 2009）。

研究证明，使用线性化 DNA 进行转化也可以增加转基因在衣藻中的表达水平（Kindle et al., 1998）。因此，人们建立了一套用于快速构建线性转基因结构的模式化系统。该系统将标记基因与目的基因组合在一起。利用 Cre/lox 位点特异性重组使两种质粒进行体外融合，有助于为不同启动子序列控制下的转基因表达快速构建大型串联载体。此时不再需要细菌载体序列，所以可以从线性载体中将它们敲除。该结构显著提高了标记基因和目的基因的共表达效率（Heitzer and Zschoering, 2007）。

6.2.4　转录后的基因调控

在许多真核生物中，转录后的基因沉默对于基因调控来说是一个重要的机制。研究证明，在单细胞生物衣藻中，微小 RNA（miRNA）和小干扰 RNA（siRNA）同样参与了其转录后基因沉默机制（Molnar et al., 2007）。一方面，因为衣藻具有有效的转基因识别和沉默机制，所以由核基因组表达重组蛋白时，基因沉默使表达不稳定，进而使重组蛋白低产（Schroda, 2005）。另一方面，这些机制可用于内源基因的靶向下调。衣藻中也建立了利用基因沉默进行调控的方法。反义结构的整合诱导了相应视黄醛蛋白的沉默（Fuhrmann et al., 2001）。2005 年，Koblenz 和 Lechtreck 研究了具有 NIT1 启动子的诱导型 RNAi。人工 miRNAi 已经用于高特异性的基因沉默，并可能有助于高通量的研究（Molnar et al., 2009）。这些策略可能不仅有助于基因功能的研究，而且有助于代谢工程的研究。例如，某些情况下，糖基化模式必须通过糖基化机制的基因下调进行修饰。

6.2.5　培养

微藻的光合自养性质使其培养成为一个具有挑战性的问题。尤其是在扩大培养规模

（放大培养）时，光照强度和二氧化碳浓度是两个大难题。一般情况下，微藻可以在开放和封闭两种系统中培养。而这两种系统各有优缺点。

6.2.5.1 开放系统

开放式培养系统，如水槽、圆形池塘、回旋池或者斜曲光生物反应器等，是一种简单、廉价的微藻培养方式（Borowitzka，1999；Pulz，2001）。它的主要缺点是，通常缺乏搅拌和层厚度较大时光照不足，导致营养物质传递受限。此外，细胞易被高强度的日光破坏。因此，与具备搅拌设施和人工照明设备的封闭式生物反应器相比，目前开放系统可获得的细胞密度较低，仅大约为 1g/L（Pulz，2001）。由于细胞密度和层厚度都低，因此这种培养方式需要大量的空间。根据常识，我们知道开放系统不能在无菌环境中运行。而在开放环境中只能培养对条件选择性高的藻类（如盐度的要求）。在如此高污染风险下生产生物制药产品实际上是行不通的。

6.2.5.2 封闭系统

由于上述开放系统的种种缺点，越来越多的微藻培养都选择在封闭式光生物反应器中进行。这些形式的反应器将污染风险降至最低。由于是密封式的构造，因此培养可以在高浓度的二氧化碳中进行。一般来说，与开放式培养相比，诸如温度等生长条件都可以准确调控并且可以复制（Pulz，2001）。虽然，传统生物反应器系统的使用经验可以用来优化一些问题，如气体交换、搅拌和杀菌等，但是在设计光生物反应器中最具挑战的事情仍然是如何提供最佳的照明。最适宜的照明效果可以通过人造光、日光或是两者的结合来获得。不同类型的封闭式光生物反应器包括：平板型、水平/蛇形管气升式、管状光生物反应器、气柱式、气升式、搅拌式、螺旋管式、圆锥形、圆环体和海草型反应器等（Eriksen，2008；Ugwu et al.，2008）。光生物反应器系统的日趋复杂化增加了投资和操作的成本，但也确实提高了细胞密度。

6.3 微藻中表达的重组蛋白

6.3.1 衣藻内表达的蛋白质

要证实新型表达系统的潜力，途径只能是通过表达各种用于生物制药和生物技术的蛋白质，并检测这些被表达蛋白的功能和性质。就衣藻而言，它作为研究最为充分的藻类已经成功表达了很多不同种类的蛋白质，但是至今没有哪一种蛋白质的应用发展至经济和临床领域。表 6-5 详细概括了在衣藻中成功表达的重要重组蛋白。根据它们的功能，这些蛋白质可以用作抗原蛋白、抗体、酶或者激素。

过去的几年中，在该系统中表达并被测试的蛋白质数量和种类骤增。这表明了人们对其作为一种生物技术工具越来越感兴趣。近期的一项研究中，研究者在叶绿体中成功地表达出多种人治疗性蛋白，其中包括一种细胞因子、几种类抗体蛋白和一种血管内皮生长因子（Rasala et al.，2010）。

表 6-5　衣藻内表达的重组蛋白

重组蛋白	定位	蛋白质类别	产量/表达水平	参考文献
禽金属硫蛋白 II 型	核/周质	金属结合	未标明	Cai 等（1999）
蛾豆Δ(1)-六茜素-5-羧酸盐合酶	核	酶	未标明	Siripornadulsil 等（2002）
病原性 *Rennibacterium salmoninarum* 的抗原肽 P57	叶绿体、核/周质	抗原蛋白	未标明	Sayre 等（2003）
白斑综合征病毒的抗原蛋白 VP19、VP24、VP26、VP28	叶绿体/核/周质/细胞质	抗原蛋白	未标明	Sayre 等（2003），Surzycki 等（2009）
口蹄疫病毒 VP1 融合霍乱毒素 B 亚单位	叶绿体	抗原蛋白	未标明	Sun 等（2003）
单纯疱疹病毒大型单链抗体（人 IgA）的抗糖蛋白 D ［风疹病毒的糖蛋白抗体 D 的大型单链抗体（人 IgA）］	叶绿体	抗体	未标明	Mayfield 等（2003）
人金属硫蛋白-2	核	金属结合	未标明	Zhang 等（2006）
抗兔 IgG 单链抗体融合荧光素酶	核/培养基	抗体/酶	未标明	Criesbeck 等（2006）
人肿瘤坏死因子相关凋亡诱导配体	叶绿体	配体	0.43%～0.67%	Yang 等（2006）
牛乳腺相关血清淀粉样蛋白	叶绿体	血清蛋白	约 5% TSP	Manuell 等（2007）
猪瘟病毒 E2 病毒蛋白	叶绿体	抗原蛋白	约 2% TSP	He 等（2007）
人谷氨酸脱羧酶 65	叶绿体	抗原蛋白	约 3% TSP	Wang 等（2008）
人红细胞生成素	核	激素	100μg/L 培养基	Eichler-Stahlberg 等（2009）
抗炭疽保护性抗原 83 抗体	叶绿体	抗体	0.01%干藻生物量	Tran 等（2009）
金黄色葡萄球菌的 D2 纤连蛋白结合域融合霍乱毒素 B 亚单位	叶绿体	抗原蛋白	0.7% TSP	Dreesen 等（2010）
人纤连蛋白（域 10 和 14）	叶绿体	抗体模拟	14FN3：3% TSP 10FN3：可检测	Rasala 等（2010）
胰岛素原	叶绿体	激素	可检测	Rasala 等（2010）
人血管内皮生长因子同种型 121（VEGF）	叶绿体	激素	2% TSP	Rasala 等（2010）
高迁移性蛋白 B1（HMGB1）	叶绿体	细胞因子	2.5% TSP	Rasala 等（2010）

注：TSP. 总可溶性蛋白

　　衣藻不但能够大量表达重组蛋白，而且表达的是具有功能和生物活性的蛋白质。一个与此相关的实例是，一种抗炭疽热保护抗原 83 的抗体在藻类中获得表达后具有结合亲和能力。这种亲和力近似于由哺乳动物细胞表达的抗体的结合亲和能力（Tran et al.，2009）。衣藻用于生物药田还有一个有趣的例子——金黄色葡萄球菌（*Staphylococcus aureus*）与霍乱毒素 B 亚单位融合后，金黄色葡萄球菌的 D2 纤连蛋白结合域获得了稳定表达。藻类的疫苗接种引起了特异性黏膜免疫应答和系统性免疫应答，从而保护小鼠免受这种致死剂量致病病菌的危害。此外，藻类生产的疫苗在室温下可以保持超过一年时间的稳定性（Dreesen et al.，2010）。

　　总而言之，这些成果可以看作衣藻表达系统的验证。然而，尽管有报道表明叶绿体内表达的、可观测的产量足以进行商业生产（He et al.，2007；Manuell et al.，2007；Rasala et al.，2010），但是核表达的产量仍然相当低，需要大幅度地提高。另外一个亟待解决的问题依然是衣藻中核表达和核分泌蛋白的糖基化模式。对于这种藻类翻译后机制的研究有助于把它开发成一个用藻类生产蛋白质的途径。

6.3.2　在其他微藻中表达的重组蛋白

虽然大部分重组蛋白在模式藻——衣藻中都已经得到表达，但是有关其他藻类转基因表达的报道仍旧很少，因为用于其他藻类基因工程的方法和工具还没有发展到与衣藻同等的水平。藻类所具有的系统发育多样性和结构多样性使得适用于衣藻的方法还不能简单地应用于其他种类，而是通常需要做出重大调整。此外，诸如基因组序列等有用的信息只能应用于有限的微藻种类（Grossman，2007）。其中一个生产重组蛋白的实例是在小球藻（*Chlorella vulgaris*）核内表达重组蛋白——人生长激素（human growth hormone，hGH）。该激素被分泌到培养基里，产量为 200～600ng/mL（Hawkins and Nakamura，1999）。另一个实例是在拟球藻（*Nannochloropsis oculata*）中表达鱼生长激素（growth hormone，GH），产量为 0.42～0.27µg/mL。用这些藻类喂养红色罗非鱼鱼苗后，鱼苗体长和体重都有所增加（Chen et al.，2008）。

6.3.3　藻类作为异源表达系统的优势

在藻类中生产生物制药产品具有各种优势。一方面，藻类堪比植物系统，如生产蛋白质并进行翻译后修饰的能力。此外，许多藻类一般都被公认为是安全的（generally regarded as safe，GRAS），不含毒素或者人病原体（Mayfield and Franklin，2005；Walker et al.，2005b），这使得下游加工时可以省去某些生产系统中所必需的纯化步骤。

另一方面，藻类作为类微生物体展示出很高的生长率，从基因转化到产品形成只需要很短的时间，包括规模扩大在内的整个过程在几周内即可完成。与高等植物相比，藻类另外一个优势是营养繁殖，能够以相当的生产率产生均一的克隆体。用于藻类的无机盐培养基成本低，所以培养藻类的成本也低。与植物系统相比，藻类系统最突出的优势是使用封闭型光生物反应器。这种方法降低了污染风险，并且阻止转基因漂移到环境中去。

治疗性蛋白可以在微藻的叶绿体中生产，也可以在其核基因组中生产。这两个系统都有各自显著的优势。目前，叶绿体中表达的蛋白质积累量非常高，因为目的基因通常以多拷贝的形式被插入到叶绿体基因组中，而且在该细胞器中没有发现基因沉默（Specht et al.，2010）。然而，在叶绿体内生产蛋白质时不能进行翻译后修饰和分泌。相反，在核基因组中能够进行翻译后修饰和分泌，这成了目的基因表达时的巨大优势。但是目前核基因组的表达率仍旧相当低，而且会出现基因沉默。

6.4　藻类用于分子药田的未来和展望

6.4.1　重组蛋白

尽管已经有大量蛋白质通过转基因微藻（尤其是衣藻）系统成功地得到了表达，但是藻类仍然无法取代已经被接受并且商业化的细菌及哺乳动物表达系统。尤其是从药品监管的角度看，新型表达系统要被用来生产新产品时，必须得表现出超越传统系统的巨大优势。在药用蛋白生产领域如下两个方面使转基因微藻系统具有竞争力。

一个方面是与产品质量相关的优势，例如，在微藻中已被证实可以进行翻译后修饰，产品具有稳定性和生物安全性。另一方面，可能会在生产过程中节约成本。这一点满足了某些特别领域需大规模、低成本生产产品的要求。这一点也适用于重组抗体或兽药产品。

可食疫苗兼具生物安全、低生产成本和易于贮藏等诸多优势，将有可能成为藻类表达系统的一个应用领域。如上文所述，抗原肽和蛋白质在藻类中已经得到表达。再者，许多藻类已经得到了"被公认为是安全的"（GRAS）认证（Mayfield and Franklin，2005；Walker et al.，2005b）。如果能够降低疫苗的生产和配送成本并且使疫苗能够长时间室温贮存，那么使用在微藻中表达的重组抗原来生产疫苗用于重大传染性疾病的防治将更容易被发展中国家的人们所接受（Dreesen et al.，2010；Specht et al.，2010）。

6.4.2　微藻中生产的其他产品

尽管利用转基因微藻生产治疗性蛋白的年代尚未完全到来，但是微藻已经成为可以生产大量用作食品添加剂或者化妆品的次生代谢产物的生产系统（Plaza et al.，2009）。作为光合自养型的活性生物体，藻类必须接触光和氧气，也因此发育出多样化的色素和抗氧化剂。其中一个与商业相关的实例是利用杜氏盐藻（*Dunaliella salina*）生产胡萝卜素（Hosseini Tafreshi and Shariati，2009）。为获得生物活性物质而对形形色色的藻类进行筛选时，发现了大量与医疗或营养相关的新型合成物。因此，在过去的几年里，可能成为生产系统的藻类受到越来越多的关注。一些实例也证实了这一点，例如，在多个微藻物种内发现了大量可作为抗氧化剂和食用色素的叶黄素，其数量比传统来源高很多（Fernandez-Sevilla et al.，2010）。大量海生藻类的抗病毒能力已经获得验证。许多物质作为可开发的抗病毒药物已经进入了临床前和临床阶段（Rechter et al. 2006；Yasuhara-Bell and Lu，2010）。将用于药物生产的藻类系统用于新型生物活性物质的生产领域，尤其是当这些物质性质独特而且不能用其他系统进行生产时，其意义就会变得非常重大。藻类系统制药潜力的全面开发将包括对含有生物活性物质的生产菌株进行代谢工程研究，以便于对这些代谢产物进行取舍和产量优化。

致谢　感谢 MCI 博士资助计划提供的支持；同时感谢伊恩·华莱士先生对本文的审校所做出的努力。

参 考 文 献

Abe J, Hiwatashi Y, Ito M, Hasebe M, Sekimoto H (2008) Expression of exogenous genes under the control of endogenous HSP70 and CAB promoters in the *Closterium peracerosum-strigosum-littorale* complex. Plant Cell Physiol 49:625–632

Apt KE, Kroth-Pancic PG, Grossman AR (1996) Stable nuclear transformation of the diatom *Phaeodactylum tricornutum*. Mol Gen Genet 252:572–579

Bateman JM, Purton S (2000) Tools for chloroplast transformation in *Chlamydomonas*: expression vectors and a new dominant selectable marker. Mol Gen Genet 263:404–410

Berthold P, Schmitt R, Mages W (2002) An engineered *Streptomyces hygroscopicus aph 7″* gene mediates dominant resistance against hygromycin B in *Chlamydomonas reinhardtii*. Protist 153:401–412

Blankenship JE, Kindle KL (1992) Expression of chimeric genes by the light-regulated cabII-1 promoter in *Chlamydomonas reinhardtii*: a cabII-1/nit1 gene functions as a dominant selectable marker in a nit1- nit2- strain. Mol Cell Biol 12:5268–5279

Borowitzka MA (1999) Commercial production of microalgae: ponds, tanks, tubes and fermenters. J Biotechnol 70:313–321

Boynton JE, Gillham NW, Harris EH, Hosler JP, Johnson AM, Jones AR, Randolph-Anderson BL, Robertson D, Klein TM, Shark KB, Sanford JC (1988) Chloroplast transformation in *Chlamydomonas* with high velocity microprojectiles. Science 240:1534–1538

Brown LE, Sprecher SL, Keller LR (1991) Introduction of exogenous DNA into *Chlamydomonas reinhardtii* by electroporation. Mol Cell Biol 11:2328–2332

Cai XH, Brown C, Adhiya J, Traina SJ, Sayre R (1999) Growth and heavy metal binding properties of transgenic *Chlamydomonas* expressing a foreign metallothionein gene. Int J Phytoremediation 1:53–65

Cerutti H, Johnson AM, Gillham NW, Boynton JE (1997) A eubacterial gene conferring spectinomycin resistance on *Chlamydomonas reinhardtii*: integration into the nuclear genome and gene expression. Genetics 145:97–110

Chen Y, Li WB, Bai QH, Sun YR (1998) Study on transient expression of GUS gene in *Chlorella ellipsoidea* (Chlorophyta), by using biolistic particle delivery system. Chin J Oceanol Limnol 47:9–16

Chen HL, Li SS, Huang R, Tsai HJ (2008) Conditional production of a functional fish growth hormone in the transgenic line of *Nannochloropsis oculata* (Eustigmatophyceae). J Phycol 44: 768–776

Chow KC, Tung WL (1999) Electrotransformation of *Chlorella vulgaris*. Plant Cell Rep 18: 778–780

Davies JP, Weeks DP, Grossman AR (1992) Expression of the arylsulfatase gene from the beta 2-tubulin promoter in *Chlamydomonas reinhardtii*. Nucleic Acids Res 20:2959–2965

Dawson HN, Burlingame R, Cannons AC (1997) Stable transformation of *Chlorella*: rescue of nitrate reductase-deficient mutants with the nitrate reductase gene. Curr Microbiol 35:356–362

Debuchy R, Purton S, Rochaix JD (1989) The argininosuccinate lyase gene of *Chlamydomonas reinhardtii*: an important tool for nuclear transformation and for correlating the genetic and molecular maps of the ARG7 locus. EMBO J 8:2803–2809

Dreesen IA, Charpin-El Hamri G, Fussenegger M (2010) Heat-stable oral alga-based vaccine protects mice from Staphylococcus aureus infection. J Biotechnol 145:273–280

Dunahay TG (1993) Transformation of *Chlamydomonas reinhardtii* with silicon carbide whiskers. Biotechniques 15:452–455

Dunahay TG, Eric E, Jarvis EE, Roessler PG (1995) Genetic transformation of the diatons *Cyclotella cryptica* and *Navicula saprophila*. J Phycol 31:1004–1012

Eichler-Stahlberg A, Weisheit W, Ruecker O, Heitzer M (2009) Strategies to facilitate transgene expression in *Chlamydomonas reinhardtii*. Planta 229:873–883

El-Sheekh M-M (1999) Stable transformation of the intact cells of *Chlorella kessleri* with high velocity microprojectiles. Biol Plant Prague 42:209–216

Eriksen NT (2008) The technology of microalgal culturing. Biotechnol Lett 30:1525–1536

Falciatore A, Casotti R, Leblanc C, Abrescia C, Bowler C (1999) Transformation of nonselectable reporter genes in marine diatoms. Mar Biotechnol (NY) 1:239–251

Feng S, Xue L, Liu H, Lu P (2009) Improvement of efficiency of genetic transformation for *Dunaliella salina* by glass beads method. Mol Biol Rep 36:1433–1439

Fernandez-Sevilla JM, Acien Fernandez FG, Molina Grima E (2010) Biotechnological production of lutein and its applications. Appl Microbiol Biotechnol 86:27–40

Ferris PJ (1995) Localization of the *nic-7*, *ac-29* and *thi-10* genes within the mating-type locus of *Chlamydomonas reinhardtii*. Genetics 141:543–549

Field CB, Behrenfeld MJ, Randerson JT, Falkowski P (1998) Primary production of the biosphere: integrating terrestrial and oceanic components. Science 281:237–240

Fischer N, Rochaix JD (2001) The flanking regions of PsaD drive efficient gene expression in the nucleus of the green alga *Chlamydomonas reinhardtii*. Mol Genet Genomics 265:888–894

Fischer H, Robl I, Sumper M, Kröger N (1999) Targeting and covalent modification of cell wall and membrane proteins heterologously expressed in the diatom *Cylindrotheca fusiformis* (Bacillariophyceae). J Phycol 35:113–120

Franklin SE, Mayfield SP (2004) Prospects for molecular farming in the green alga *Chlamydomonas reinhardtii*. Curr Opin Plant Biol 7:159–165

Franklin SE, Mayfield SP (2005) Recent developments in the production of human therapeutic proteins in eukaryotic algae. Expert Opin Biol Ther 5:225–235

Franklin S, Ngo B, Efuet E, Mayfield SP (2002) Development of a GFP reporter gene for *Chlamydomonas reinhardtii* chloroplast. Plant J 30:733–744

Fuhrmann M (2002) Expanding the molecular toolkit for *Chlamydomonas reinhardtii* – from history to new frontiers. Protist 153:357–364

Fuhrmann M, Oertel W, Hegemann P (1999) A synthetic gene coding for the green fluorescent protein (GFP) is a versatile reporter in *Chlamydomonas reinhardtii*. Plant J 19:353–361

Fuhrmann M, Stahlberg A, Govorunova E, Rank S, Hegemann P (2001) The abundant retinal protein of the *Chlamydomonas* eye is not the photoreceptor for phototaxis and photophobic responses. J Cell Sci 114:3857–3863

Fuhrmann M, Hausherr A, Ferbitz L, Schödl T, Heitzer M, Hegemann P (2004) Monitoring dynamic expression of nuclear genes in *Chlamydomonas reinhardtii* by using a synthetic luciferase reporter gene. Plant Mol Biol 55:869–881

Goldschmidt-Clermont M (1991) Transgenic expression of aminoglycoside adenine transferase in the chloroplast: a selectable marker of site-directed transformation of *Chlamydomonas*. Nucleic Acids Res 19:4083–4089

Griesbeck C, Kobl I, Heitzer M (2006) *Chlamydomonas reinhardtii*: a protein expression system for pharmaceutical and biotechnological proteins. Mol Biotechnol 34:213–223

Grossman AR (2007) In the grip of algal genomics. Adv Exp Med Biol 616:54–76

Hall LM, Taylor KB, Jones DD (1993) Expression of a foreign gene in *Chlamydomonas reinhardtii*. Gene 124:75–81

Hawkins RL, Nakamura M (1999) Expression of human growth hormone by the eukaryotic alga, *Chlorella*. Curr Microbiol 38:335–341

He DM, Qian KX, Shen GF, Zhang ZF, Li YN, Su ZL, Shao HB (2007) Recombination and expression of classical swine fever virus (CSFV) structural protein E2 gene in *Chlamydomonas reinhardtii* chroloplasts. Colloids Surf B Biointerfaces 55:26–30

Heitzer M, Zschoernig B (2007) Construction of modular tandem expression vectors for the green alga *Chlamydomonas reinhardtii* using the Cre/lox-system. Biotechniques 43:324–332

Heitzer M, Eckert A, Fuhrmann M, Griesbeck C (2007) Influence of codon bias on the expression of foreign genes in microalgae. Adv Exp Med Biol 616:46–53

Hirakawa Y, Kofuji R, K-i I (2008) Transient transformation of a chlorarachinophyta alga, Lotharella amoebiformis (Chlorarachiophyceae), with uidA and egfp reporter genes. J Phycol 44:814–820

Hosseini Tafreshi A, Shariati M (2009) *Dunaliella* biotechnology: methods and applications. J Appl Microbiol 107:14–35

Huang J, Liu J, Li Y, Chen F (2008) Isolation and characterization of the phytoene desaturase gene as a potential selective marker for genetic engineering of the astaxanthin-producing green alga Chlorella zofingiensis (Chlorophyta). J Phycol 44:684–690

Kakinuma M, Ikeda M, Coury D, Tominaga H, Kobayashi T, Amano H (2009) Isolation and characterization of the rbcS genes from a sterile mutant of *Ulva pertusa* (Ulvales, Chlorophyta) and transient gene expression using the rbcS gene promoter. Fish Sci 75:1015–1028

Kathiresan S, Sarada R (2009) Towards genetic improvement of commerically important microalga *Haematococcus pluvialis* for biotech applications. J Appl Phycol 21:553–558

Kathiresan S, Chandrashekar A, Ravishankar A, Sarada R (2009) *Agrobacterium*-mediated transformation in the green alga *Haematococcus pluvialis* (Chlorophyceae volvocales). J Phycol 45: 642–649

Kindle KL (1990) High-frequency nuclear transformation of *Chlamydomonas reinhardtii*. Proc Natl Acad Sci USA 87:1228–1232

Kindle KL (1998) Nuclear transformation: technology and applications. In: Rochaix JD, Goldschmidt-Clermont M, Merchant S (eds) The molecular biology of chloroplasts and mitochondria in *Chlamydomonas*. Kluwer Academic, Dordrecht pp 42–61

Kindle KL, Schnell RA, Fernandez E, Lefebvre PA (1989) Stable nuclear transformation of *Chlamydomonas* using the *Chlamydomonas* gene for nitrate reductase. J Cell Biol 109: 2589–2601

Koblenz B, Lechtreck K-F (2005) The *NIT1* promoter allows inducible and reversible silencing of centrin in *Chlamydomonas reinhardtii*. Eukaryot Cell 4:1959–1962

Kovar JL, Zhang J, Funke RP, Weeks DP (2002) Molecular analysis of the acetolactate synthase gene of *Chlamydomonas reinhardtii* and development of a genetically engineered gene as a dominant selectable marker for genetic transformation. Plant J 29:109–117

Kumar SV, Misquitta RW, Reddy VS, Rao BJ, Rajam MV (2004) Genetic transformation of the green alga-*Chlamydomonas reinhardtii* by *Agrobacterium tumefaciens*. Plant Sci 166:731–738

Leon-Banares R, Gonzalez-Ballester D, Galvan A, Fernandez E (2004) Transgenic microalgae as green cell-factories. Trends Biotechnol 22:45–52

Lerche K, Hallmann A (2009) Stable nuclear transformation of *Gonium pectorale*. BMC Biotechnol 9:64–81

Loppes R, Radoux M, Ohresser MC, Matagne RF (1999) Transcriptional regulation of the *Nia1* gene encoding nitrate reductase in *Chlamydomonas reinhardtii*: effects of various environmental factors on the expression of a reporter gene under the control of the *Nia1* promoter. Plant Mol Biol 41:701–711

Lumbreras V, Stevens DR, Purton S (1998) Efficient foreign gene expression in *Chlamydomonas reinhardtii* mediated by an endogenous intron. Plant J 14:441–447

Manuell A, Beligni MV, Elder JH et al (2007) Robust expression of a bioactive mammalian protein in *Chlamydomonas* chloroplast. Plant Biotechnol J 5:402–412

Matsuo T, Onai K, Okamoto K, Minagawa J, Ishiura M (2006) Real-time monitoring of chloroplast gene expression by a luciferase reporter: evidence for nuclear regulation of chloroplast circadian period. Mol Cell Biol 26:863–870

Mayfield SP, Franklin SE (2005) Expression of human antibodies in eukaryotic micro-algae. Vaccine 23:1828–1832

Mayfield SP, Kindle KL (1990) Stable nuclear transformation of Chlamydomonas reinhardtii by using a C. reinhardtii gene as the selectable marker. Proc Natl Acad Sci USA 87:2087–2091

Mayfield SP, Schultz J (2004) Development of a luciferase reporter gene, *luxCt*, for *Chlamydomonas reinhardtii* chloroplast. Plant J 37:449–458

Mayfield SP, Franklin SE, Lerner RA (2003) Expression and assembly of a fully active antibody in algae. Proc Natl Acad Sci USA 100:438–442

Minko I, Holloway SP, Nikaido S, Carter M, Odom OW, Johnson CH, Herrin DL (1999) *Renilla* luciferase as a vital reporter for chloroplast gene expression in *Chlamydomonas*. Mol Gen Genet 262:421–425

Molnar A, Schwach F, Studholme DJ, Thuenemann EC, Baulcombe DC (2007) miRNAs control gene expression in the single-cell alga Chlamydomonas reinhardtii. Nature 447:1126–1129

Molnar A, Bassett A, Thuenemann E, Schwach F, Karkare S, Ossowski S, Weigel D, Baulcombe D (2009) Highly specific gene silencing by artificial microRNAs in the unicellular alga *Chlamydomonas reinhardtii*. Plant J 58:165–174

Nelson JAE, Savereide PB, Lefebvre PA (1994) The CRY1 gene in *Chlamydomonas reinhardtii*: structure and use as a dominant selectable marker for nuclear transformation. Mol Cell Biol 14:4011–4019

Ohnuma M, Yokoyama T, Inouye T, Sekine Y, Tanaka K (2008) Polyethylene glycol (PEG)-mediated transient gene expression in a red alga, *Cyanidioschyzon merolae 10D*. Plant Cell Physiol 49:117–120

Plaza M, Herrero M, Cifuentes A, Ibanez E (2009) Innovative natural functional ingredients from microalgae. J Agric Food Chem 57:7159–7170

Potvin G, Zhang Z (2010) Strategies for high-level recombinant protein expression in transgenic microalgae: a review. Biotechnol Adv 28:910–918

Pulz O (2001) Photobioreactors: production systems for phototrophic microorganisms. Appl Microbiol Biotechnol 57:287–293

Quinn JM, Kropat J, Merchant S (2003) Copper response element and *Crr1*-dependent Ni(2+)-responsive promoter for induced, reversible gene expression in *Chlamydomonas reinhardtii*. Eukaryot Cell 2:995–1002

Randolph-Anderson BL, Sato R, Johnson AM, Harris EH, Hauser CR, Oeda K, Ishige F, Nishio S, Gillham NW, Boynton JE (1998) Isolation and characterization of a mutant protoporphyrino-gen oxidase gene from *Chlamydomonas reinhardtii* conferring resistance to porphyric herbicides. Plant Mol Biol 38:839–859

Rasala BA, Muto M, Lee PA, Jager M, Cardoso RM, Behnke CA, Kirk P, Hokanson CA, Crea R, Mendez M, Mayfield SP (2010) Production of therapeutic proteins in algae, analysis of expression of seven human proteins in the chloroplast of *Chlamydomonas reinhardtii*. Plant Biotechnol J 8:719–733

Rechter S, Konig T, Auerochs S, Thulke S, Walter H, Dornenburg H, Walter C, Marschall M (2006) Antiviral activity of Arthrospira-derived spirulan-like substances. Antiviral Res 72:197–206

Remacle C, Cline S, Boutaffala L, Gabilly S, Larosa V, Barbieri MR, Coosemans N, Hamel PP (2009) The ARG9 gene encodes the plastid-resident N-acetyl ornithine aminotransferase in the green alga Chlamydomonas reinhardtii. Eukaryot Cell 8:1460–1463

Ruecker O, Zillner K, Groebner-Ferreira R, Heitzer M (2008) Gaussia-luciferase as a sensitive reporter gene for monitoring promoter activity in the nucleus of the green alga *Chlamydomonas reinhardtii*. Mol Genet Genomics 280:153–162

Sayre R, Wagner R, Siripornadulsil S, Farias C (2003). Transgenic algae for delivering antigens to an animal. US Patent 7,410,637

Schiedlmeier B, Schmitt R, Muller W, Kirk MM, Gruber H, Mages W, Kirk DL (1994) Nuclear transformation of *Volvox carteri*. Proc Natl Acad Sci USA 91:5080–5084

Schroda M (2005) RNA silencing in *Chlamydomonas*: mechanisms and tools. Curr Genet 49:69–84

Schroda M, Blocker D, Beck CF (2000) The HSP70A promoter as a tool for the improved expression of transgenes in *Chlamydomonas*. Plant J 21:121–131

Shimogawara K, Fujiwara S, Grossman A, Usuda H (1998) High-efficiency transformation of *Chlamydomonas reinhardtii* by electroporation. Genetics 148:1821–1828

Siripornadulsil S, Traina S, Verma DP, Sayre RT (2002) Molecular mechanisms of proline-mediated tolerance to toxic heavy metals in transgenic microalgae. Plant Cell 14:2837–2847

Sizova I, Fuhrmann M, Hegemann P (2001) A *Streptomyces rimosus aphVIII* gene coding for a new type phosphotransferase provides stable antibiotic resistance to *Chlamydomonas reinhardtii*. Gene 277:221–229

Sodeinde OA, Kindle KL (1993) Homologous recombination in the nuclear genome of *Chlamydomonas reinhardtii*. Proc Natl Acad Sci USA 90:9199–9203

Specht E, Miyake-Stoner S, Mayfield S (2010) Micro-algae come of age as a platform for recombinant protein production. Biotechnol Lett 32:1373–1383

Steinbrenner J, Sandmann G (2006) Transformation of the green alga *Haematococcus pluvialis* with a phytoene desaturase for accelerated astaxanthin biosynthesis. Appl Environ Microbiol 72:7477–7484

Stevens DR, Rochaix JD, Purton S (1996) The bacterial phleomycin resistance gene *ble* as a dominant selectable marker in *Chlamydomonas*. Mol Gen Genet 251:23–30

Stevens DR, Atteia A, Franzen LG, Purton S (2001) Cycloheximide resistance conferred by novel mutations in ribosomal protein L41 of *Chlamydomonas reinhardtii*. Mol Gen Genet 264:790–795

Sun M, Qian K, Su N, Chang H, Liu J, Chen G (2003) Foot-and-mouth disease virus VP1 protein fused with cholera toxin B subunit expressed in *Chlamydomonas reinhardtii* chloroplast. Biotechnol Lett 25:1087–1092

Sun Y, Gao X, Li Q, Zhang Q, Xu Z (2006) Functional complementation of a nitrate reductase defective mutant of a green alga *Dunaliella viridis* by introducing the nitrate reductase gene. Gene 377:140–149

Surzycki R, Greenham K, Kitayama K, Dibal F, Wagner R, Rochaix JD, Ajam T, Surzycki S (2009) Factors effecting expression of vaccines in microalgae. Biologicals 37:133–138

Tan C, Qin S, Zhang Q, Jiang P, Zhao F (2005) Establishment of a micro-particle bombardment transformation system for Dunaliella salina. J Microbiol 43:361–365

Tang DK, Qiao SY, Wu M (1995) Insertion mutagenesis of *Chlamydomonas reinhardtii* by electroporation and heterologous DNA. Biochem Mol Biol 36:1025–1035

Ten Lohuis MR, Miller DJ (1998) Genetic transformation of dinoflagellates (Amphidinium and Symbiodinium): expression of GUS in microalgae using heterologous promoter constructs. Plant J 13:427–435

Tran M, Zhou B, Pettersson PL et al (2009) Synthesis and assembly of a full-length human monoclonal antibody in algal chloroplasts. Biotechnol Bioeng 104:663–673

Ugwu CU, Aoyagi H, Uchiyama H (2008) Photobioreactors for mass cultivation of algae. Bioresour Technol 99:4021–4028

Walker TL, Becker DK, Dale JL, Collet C (2005a) Towards the development of a nuclear transformation system for *Dunaliella tertiolecta*. J Appl Phycol 17:363–368

Walker TL, Purton S, Becker DK, Collet C (2005b) Microalgae as bioreactors. Plant Cell Rep 24:629–641

Wang T, Xue L, Hou W, Yang B, Chai Y, Ji X, Wang Y (2007) Increased expression of transgene in stably transformed cells of *Dunaliella salina* by matrix attachment regions. Appl Microbiol Biotechnol 76:651–657

Wang X, Brandsma M, Tremblay R, Maxwell D, Jevnikar AM, Huner N, Ma S (2008) A novel expression platform for the production of diabetes-associated autoantigen human glutamic acid decarboxylase (hGAD65). BMC Biotechnol 8:87–99

Yang Z, Li Y et al (2006) Expression of human soluble TRAIL in *Chlamydomonas reinhardtii* chloroplast. Chin Sci Bull 51:1703–1709

Yasuhara-Bell J, Lu Y (2010) Marine compounds and their antiviral activities. Antiviral Res 86:231–240

Zaslavskaia LA, Lippmeier JC, Kroth PG, Grossman AR, Apt KE (2000) Transformation of the diatom *Phaeodactylum tricornutum* (*Bacillariophyceae*) with a variety of selectable marker and reporter genes. J Appl Phycol 36:379–386

Zaslavskaia LA, Lippmeier JC, Shih C, Grossman AR, Apt KE (2001) Trophic conversion of an obligate photoautotrophic organism through metabolic engineering. Science 292:2073–2075

Zhang Y-K, Shen G-F, Ru B-G (2006) Survival of human metallothionein-2 transplastomic *Chlamydomonas reinhardtii* ultraviolet B exposure. Acta Biochim Biophys Sin 38:187–193

第7章 疫苗和治疗性抗体在植物中的生产

Richard M. Twyman, Stefan Schillberg, Rainer Fischer

摘要 抗体和重组亚单位疫苗等生物制药产品一般都是在商业化运作基础上，通过细菌、酵母或者动物细胞规模化发酵生产出来的。尽管植物和植物细胞近年来才成为这种特殊的商业化生产平台之一，但它们已经展现出特别是在经济化、规模化、反应实效和实现形式等方面超越传统模式的优势。在经历了令人期待的初始阶段，克服了从研发到临床前、再到临床开发的重重困难之后，植物已经能够替代微生物和动物细胞来生产药用蛋白。数种植物生产的药物已经经过临床试验。首批用于人体的产品正在进行授权。其中，抗体和疫苗产品一马当先。尽管，在基于植物的生产技术的成熟方面，科学技术发挥了重要作用，但最关键的进展则是确定了一个可行性监管框架。这使得首批由植物生产、遵守药品生产质量管理规范的生物制药产品得以问世。本章我们将讨论植物系统生产抗体和疫苗的技术现状，并探讨该系统成为主流生产技术之前所需要解决的问题。

7.1 引 言

自古以来，人类就将植物作为一种获取药物的来源。据估计，当今市场上多达 25%的药物所包含的活性药物成分都来源于植物（Raskin et al.，2002）。最近，植物也已经被视作重组药用蛋白的生产平台。而在这之前，人们通过在细菌、酵母或者动物细胞内进行规模发酵来生产重组蛋白（Twyman et al.，2005；Desai et al.，2010）。在植物中生产的首批药用蛋白是在烟草、马铃薯叶片和悬浮细胞中表达的人血清白蛋白（Sijmons et al.，1990），以及在烟草叶片中表达的一种单克隆抗体（Hiatt et al.，1989）。这些开拓性的研究证明了植物能够生产功能稳定的人源蛋白，从而产生了分子药田这一概念，即在农业规模化种植的植物中商业化生产有价值的重组蛋白（Schillberg et al.，2003）。自此之后，在不同的植物和基于植物的系统中生产出数百种药用蛋白，积累了大量的文献。这些文献论证了不同植物物种、细胞/组织和表达策略等各自的优点和长处（Ma et al.，2003；Twyman et al.，2003，2005；De Muynck et al.，2010；Rybicki，2010）。

所有这些研究都在不同程度上强调了植物在以下 3 个主要方面所具备的优势：经济性、稳定性和安全性。与发酵系统相比，植物成本更低，也更易于规模化；在安全性方面，植物不会像细菌一样产生内毒素，也不会像哺乳动物细胞一样支持人源病毒和朊病毒的繁殖。因此，人们怀揣着利用多种不同的植物来开发这些优势的梦想，建立起众多公司。全世界也对平价药物新时代的到来翘首以盼。然而遗憾的是，这些早期的开拓者没有预料到把他们的研究成果转化为实际的产业化过程将会面临怎样的困难。在产量方面存在着技术上的局限。植物中的产量很难超越目前那些使用行业标准的生产系统的产量，如大肠杆菌和中国仓鼠卵巢细胞（Chinese hamster ovary，CHO）。而不同的聚糖结构致使植物生产的重组蛋白和动物生产的重组蛋白存在差异。这一点在之前是没有被认识到的。但是，最重要的是，植物系统的使用缺乏制度监管。这就给临床开发带来了巨大的障碍（Spok et al.，2008）。然而，经过十年的努力，人们克服了技术上的局限，并且根据药品生产质量管理规范制定并开发出了适用于植物药物生产的监管制度，分子药田作为一项切实可行的生产技术在过去几年里再度兴起（Fischer et al.，2011）。

7.2 重点产品——为什么是抗体和疫苗？

尽管在撰写本稿时，美国食品和药物管理局（FDA）即将批准一种在胡萝卜细胞内生产的重组型葡糖脑苷脂酶，但是，到目前为止仍然没有获得核准的、可用于人体的植物生产的药品。2006 年 2 月，美国农业部（USDA）批准了一种烟草中生产的、用于预防家禽新城疫（Newcastle disease）的亚单位疫苗。2006 年 6 月，古巴国家药品质量控制中心（Center for State Control of Medication Quality，CECMED）批准了一种与乙型肝炎病毒（hepatitis B virus）表面抗原结合的重组抗体。该抗体不能直接作为药物制品使用，只能作为一种亲和试剂来纯化病毒表面抗原（此抗原利用传统发酵技术生产）。但是，因为它的审批流程与活性药物成分的审批流程一样的严格，所以该产品被归类为药物制品。这也正是意义所在。

当一种植物生产的药物产品即将获得审批时，重要的是考虑临床途径和接下来还有哪些产品可以沿袭这一成功案例。两大类产品正处于开发中——植物生产的抗体和植物生产的亚单位疫苗。以这些产品为生产目标的趋势反映出它们的药品监管状况和使用植物生产这些产品的策略优势。抗体之所以成为备受重视的开发目标是因为目前它们占据了生物制药产业研发流程的主导地位。处于开发阶段的生物药品中，抗体多达 30%（Sheridan，2010）。大量文献证实了各种形式的抗体都能在植物中成功地得到表达，并且从植物组织分离后仍能保持其活性和功能（De Muynck et al.，2010）。最重要的是，抗体具有化学计量的作用机制，因此需要大剂量使用。这就意味着，对于某些抗体来说，尤其是那些被当作局部外用药物的抗体(如当作杀菌剂)，其生产规模需要达到100～1000kg才能满足需求（Gottschalk，2009）。目前，只有植物具有此种规模的可拓展性，能够面对这一挑战。与注射剂相比，作为局部外用药物的抗体，其监管审查相对宽松。因此，当植物生产药物的监管标准尚处于发展阶段，人们选择用作杀菌剂的、局部外用抗体作为快速通道的候选药物绝非偶然（Ma et al.，2005a，2005b）。

同样的，这些情况也适用于在植物中表达的亚单位疫苗的开发，因为很多先导产品都是作为口服疫苗进行开发的。通过部分加工，生成植物食品（如马铃薯泥或者番茄酱）进行口服给药。这样就规避掉很多疫苗注射所必需的监管程序。当口服接种成为可能，尽管剂量可能难以控制，但是如果抗原能够作为食品组成的一部分往往会更加稳定，从而更加有效（Nochi et al.，2007）。大量研究证明植物生产的疫苗能够用于动物疾病的防治。典型的例子是上述提及的新城疫疫苗的成功研发，并通过了美国农业部（USDA）的批准（Rybicki，2010）。这些研究同样推动了植物生产人用疫苗的发展。近来，基于根癌农杆菌、植物病毒，以及两者优势结合的瞬时表达平台的开发又一次激发了人们对植物生产疫苗的兴趣。因为与发酵或动物细胞平台相比，植物中的瞬时表达能够以更快的速度扩大规模，从而对不断出现的流行病或生物恐怖主义做出快速反应（D'Aoust et al.，2010；Rybicki，2010）。

7.2.1　植物中生产的抗体

许多抗体都已经在各种不同植物物种和组织中得到了表达，但是有必要区分两种不同用途的抗体：一种是以至少部分提取和纯化为目的的药用蛋白；另一种是以抗体在植物中的作用作为一种策略来战胜植物病害（Schillberg et al.，2001）。植物中的药用抗体大都还处于原理求证研究阶段，没有得到后续开发。但是其他抗体则向临床方向发展，并且已有多种植物生产的抗体在临床试验中进行评估，或者准备进入临床试验阶段。相关的例子列举如下。

- 玉米中生产的 Avicidin（NeoRX/Moinsanto 公司）。适用于治疗结肠直肠癌（colorectal cancer），但是因为不良反应已于 1998 年撤出了 II 期临床试验。
- 烟草中生产的 CaroRx（Planet Biotechnology 公司）。适用于治疗龋齿（dental caries），该抗体专门针对造成龋齿的变异链球菌（*Streptococcus mutans*）。它的 II 期临床试验已经完成，并且作为一种医疗器械获得欧盟许可。
- BLX-301，Biolex 公司在水生植物浮萍（*Lemna minor*）中表达的一种优化的、抗 CD20 的抗体，用以治疗非霍奇金 B 细胞淋巴瘤（non-Hodgkin B-cell lymphoma）。
- MAPP66，利用 Bayer 公司的 MagnICON（magnifection）技术在本氏烟草（*N. benthamiana*）内得到表达。可用作 HSV/HIV 的混合杀菌剂。
- 2G12，烟草中表达的一种 HIV 中和抗体（Fraunhofer IME/Parma-Planta 公司）。

两种植物生产的抗体产品，Avicidin 和 CaroRx，已经完成了 II 期临床试验。Avicidin 是由 NeoRX 和 Monsanto 两家公司联合开发的一种玉米中生产的全长度的免疫球蛋白 G（IgG），旨在消除上皮细胞黏附分子（EpCAM）（一种结肠直肠癌的标志物）。尽管 Avicidin 在患有结肠癌和前列腺癌的患者身上具有治疗效果，但由于治疗导致了腹泻的高发病率，因此在 1998 年撤出了 II 期临床试验中（Gavilondo and Larrick，2000）。在哺乳动物细胞中生产等效抗体时也遇到了同样的问题，而在其他方面（物理化学性质、血浆清除率、尿清除率和使用剂量）两种抗体基本相同。因此，不良反应与选择玉米作为生产平台无关。

CaroRx 是转基因烟草植株中生产的一种嵌合式、分泌型 IgA/G。它由 Planet Biotechnology 公司资助，已经完成 II 期临床试验（Ma et al.，1998）。分泌型抗体的生产需要表达 4 个单独的多肽。在这种情况下，这 4 个多肽最初分别需要在 4 种不同的植物株系中得到表达，之后经两代杂交把所有外源基因整合集中到一个植物株系中。该抗体与导致人龋齿的变异链球菌主要黏附素 SA I / II 相结合。在清除口腔中的细菌之后，外用此抗体有助于防止变异链球菌的再生和繁殖，从而使内源性益生菌群替换这种致病微生物。为了规避植物生产的药物在 20 世纪 90 年代后期至 21 世纪初期的药品监管真空期，

CaroRX 被注册为一种医疗器械。

BLX-301 已经完成了Ⅰ期临床试验。BLX-301 是美国生物技术公司 Biolex Inc.以浮萍为基础，在 Lex 系统中生产的一种抗 CD20 抗体，旨在治疗非霍奇金淋巴瘤（non-Hodgkin lymphoma）。这种植物在生产重组药用蛋白方面具有诸多显著优势，因为它能够在密封的无菌瓶内，在恒定条件下，在特定化学成分的培养基上生长。这就确保了批次间的稳定性，并且利用公司符合《药品生产质量管理规范》（GMP）的设备迅速实现规模扩大。Lex 系统也可以使抗体的聚糖结构得到控制和优化（Cox et al.，2006），因此 Biolex 公司声称，与哺乳动物细胞中生产的同类抗体相比，BLX-301 更加强力和有效，而且不良反应更少。

MAPP66 是一种抗体混合物，可用作杀菌剂来预防 HIV 和 HSV 的传播，而且也已经完成了Ⅰ期临床试验。MAPP66 是利用 magnifection 技术在本氏烟草中瞬时表达生产的。Icon Genetic 公司（现属于 Bayer 公司）开发的 MagnICON 技术原理是，把目的基因作为重组植物病毒基因组［这里是烟草花叶病毒（tobacco mosaic virus）］的一部分感染植物。但是，利用根癌农杆菌作为运输载体后就不再需要病毒的系统性传播（Marillonnet et al.，2005；Gleba et al.，2005）。细菌把病毒基因组输送到许多细胞内，以至于局域扩散就已足够感染整株植物。这就克服了植物病毒常见的一个关键限制，即宿主范围、感染的效率和最终重组蛋白累积的速度全部取决于病毒在植物内系统性传播的能力。不依赖于病毒的系统传播功能，转而依赖细菌把病毒基因组输送到大量细胞内，这样便可以使同一种病毒载体在多种植物中使用（Gleba et al.，2004）。

4 种具有强 HIV 中和活性的单克隆抗体已经得到鉴定（b12、2G12、2F5 和 4E10），并且经证实这 4 种抗体可以在动物模型中预防病毒传播（Cardoso et al.，2005）。把这些抗体的 2～4 种结合在一起可以成为有效的杀菌剂。特别是在诸如撒哈拉以南非洲地区这样的流行病发病区域，对这类产品的需求意味着需要进行数吨规模的生产。而这种规模化的生产只能通过植物生产系统来实现。烟草和玉米植株已经被用于生产 2G12（Ramessar et al.，2008；Rademacher et al.，2008）和 2F5（Sack et al.，2007），而且烟草植株生产的 2G12 是由欧盟框架计划 6 项目内的 Pharma-Planta 公司开发的。该项目作为该领域的先导，有助于为植物生产的药物明确监管途径（Ma et al.，2005a）。此项目的目标就是要把候选制药产品从基因领域发展到临床领域，在今后的发展过程中制定适度监管体系的同时规范监管途径。这个过程已经大获成功，并且植物提取的 2G12 抗体于 2011 年 7 月开始了Ⅰ期临床研究。

7.2.2　植物中生产的候选疫苗

植物生产的疫苗分为两类——一类是兽用疫苗，一类是医用疫苗。用于家禽的新城疫疫苗是首例获批的、植物生产的药用产品。有大量的关于免疫原性的建设性数据，包括很多临床研究数据支持此类疫苗的有效性（Twyman et al.，2005）。

到目前为止，也已经报道了 7 例涉及植物生产的亚单位疫苗的临床试验。1998 年，Tacket 等首次使用转基因马铃薯表达肠毒性大肠杆菌（enterotoxigenic E. coli，ETEC）敏感性毒素 B 亚单位（labile toxin B-subunit，LTB）进行了此类试验。该产物是目前已知最有效的口服免疫原。在新鲜块茎中敏感性毒素 B 亚单位含量可达 3.7～15.7μg/g。在该试验中，14 个志愿者分别食用 0 天、7 天和 21 天的转基因和非转基因的马铃薯。食用转基因马铃薯的志愿者体内抗敏感性毒素 B 亚单位的血清免疫球蛋白 G 至少增加了 4 倍，而食用非转基因马铃薯的志愿者体内则没有这种增长。其中 5 人的粪便样本中也检测出抗敏感性毒素 B 亚单位免疫球蛋白 A 增长了至少 4 倍，未发现恶心、腹泻等不良反应。最近，有一项使用在处理过的玉米种子中表达的敏感性毒素 B 亚单位的试验，其结果与马铃薯研究类似（Tacket et al.，2004）。同一研究小组还开展了使用转基因马铃薯块茎表达诺沃克病毒衣壳蛋白（Norwalk virus capsid protein，NVCP）的临床试验（Tacket et al.，2000）。20 位成年志愿者每人食用了 2～3 次 150g 剂量的、含 215～750μg 诺沃克病毒衣壳蛋白及未经加工的马铃薯块茎。尽管只有 50% 的诺沃克病毒衣壳蛋白亚单位聚集到了马铃薯细胞的类病毒粒子内，降低了疫苗的有效剂量，但是几乎所有志愿者体内的 IgA 抗体形成细胞（antibody-forming cell，AFC）的数量都显著增加，并且其中 6 人体内的免疫球蛋白 G 抗体形成细胞的数量也有所增加。几名志愿者血清中抗诺沃克病毒衣壳蛋白抗体和粪便中 IgA 抗体的数量也显著增加。

利用莴苣生产乙型肝炎病毒（HBV）表面抗原口服疫苗也已经进入临床试验阶段（Kapusta et al.，1999）。2/3 的志愿者服用 2 次 150g 剂量的转基因莴苣，每剂量中大约含有 2μg 抗原。这些志愿者在第二次服用之后，体内产生了保护性血清抗体，尽管数周之内滴度有所下降。即便如此，这项研究还是确证了植物生产的病毒抗原通过口服给药方式可以使受试者发生血清转换。美国也进行了一项利用转基因马铃薯表达乙型肝炎病毒表面抗原的类似试验，尽管此项试验的参与者之前已通过酵母提取的标准疫苗进行了血清转化（Richter et al.，2000）。在 33 名服用 2～3 次 1mg 剂量抗原的志愿者中，大约有一半受试者体内抗病毒的血清免疫球蛋白 G 滴度有所增加。

2002 年，Yusibov 等开展了一项利用苜蓿花叶病毒（alfalfa mosaic virus）载体感染菠菜以表达狂犬病病毒糖蛋白和核蛋白的试验。14 名志愿者食用了这种菠菜，其中 5 人曾接种过传统狂犬病疫苗。这 5 人中的 3 人及其余的 9 位受试者体内产生了抗狂犬病病毒的抗体，而食用普通菠菜的受试者则没有此类反应。

在上述例子中，亚单位疫苗作为植物体本身的一部分进行口服给药。而使用植物的优势就在于口服给药途径的便利和抗原以一种生物胶囊形式发挥作用的有效性。与此相反，1999 年，McCormick 等利用烟草花叶病毒作为载体从烟草植株生产了一种单链抗体片段，以被动免疫方式预防非霍奇金淋巴瘤。但是，他们在纯化疫苗后通过注射进行给药。在临床前试验阶段，针对鼠淋巴瘤细胞系 38C13 的疫苗促进了能够识别 38C13 细胞的抗特异型抗体的生成，为抵御淋巴瘤的致命攻击提供了免疫力。此时，植物的优势不再体现为口服给药，而是通过瞬时表达实现快速生产。这就意味着可以开发出患者特异性疫苗，对 B 细胞淋巴瘤实施个性化治疗。目前，至少有 12 种此类疫苗已经在 II 期临床试验中经过了测试（McCormick et al.，2008）。

植物能够进行快速生产。这不仅有益于个性化药物的生产，也有益于生产的扩大以及时应对大规模流行病的威胁。最近，加拿大 Medicago 公司和美国特拉华州纽瓦克市 Fraunhofer CMB 公司的研究人员取得了令人惊叹的成绩。他们通过分离血细胞凝集素序列生产对抗新型流感病毒的疫苗，在一个月之内使产量达到克量级（Rybicki et al.，

2010）。随后，Medicago 公司生产的疫苗接受了 I 期临床研究的测试以证实其安全性（Landry et al.，2010）。

7.3 生产技术的最新进展

7.3.1 产量最大化及其回收优化

重组蛋白在植物中的产量要比在常规发酵系统中的产量低得多。这不仅对于建立分子药田公信力，而且对于开发经济可行的工艺流程，以及开发有效产品（口服疫苗）均是一种挑战。重组蛋白本身在决定产量方面起着重要的作用，因为有些蛋白质与其他蛋白质相比本身存在固有的不稳定性，有些蛋白质则会对植物生长造成未知的不良影响。一般说来，可以通过优化表达设计，使转录最大化，最大限度地提高 mRNA 稳定性和实现蛋白质合成最大化，通过提高外源基因拷贝数量，并在最适合高水平表达的种质内进行转基因（reviewed by Desai et al.，2010），从而实现产量的提高。然而，许多关于低表达水平的问题仅限于核基因组转化，而利用农杆菌和/或植物病毒的瞬时表达平台即可获得高水平表达（Giritch et al.，2006；Sainsbury and Lomonossoff，2008；Vezina et al.，2009；Huang et al.，2010；Pogue et al.，2010）。目前，瞬时表达是快速提供大批量产品的首选方式。虽然转基因系统开发时间更长、规模化较慢、伴随转基因标志的监管也逐渐增多，但是转基因系统仍然具有许多的优点。这些优点包括：它是以目的基因整合为标志的基因永久性资源（不需要在每个生产世代中再引入细菌或病毒），不会出现基因修饰的细菌和病毒，而且能够保持批次间的稳定性。转基因植物可作为产品大量生产的一个选择，但是并不能够作为应急生产系统。

因为抗体是复合聚糖蛋白，所以其稳定性（和产量）很大程度上取决于它们的正确折叠和组装能力，而这种能力则取决于其亚细胞的定位（对于候选疫苗来说这不是关键性因素，因为候选疫苗往往是较小和较简单的蛋白质）。为提高抗体的产量，通过添加信号肽可以促进分泌物进入质外体；或者，更好的是添加信号肽和 KDEL/HDEL 四肽，从而使分泌的蛋白质重新回到内质网内，这里有分子伴侣参与，并且没有活性蛋白酶干扰，为蛋白质正确折叠提供了有利的环境（Sharma and Sharma，2009）。在某些情况下，可以通过与相应抗原共表达来提高抗体的稳定性。但是，这需要在提取这种合成物之后剔除掉抗原，但这会使下游加工更加复杂。例如，2008 年 Floss 等证实，通过把类弹性蛋白多肽（elastin-like peptide，ELP）融合到抗体 2F5 的 C 端从而加强了抗体的稳定性，同时又没有影响其结合能力。类弹性蛋白多肽也提供了一种简便的提取方法，被称为逆转化循环。这种方法的基础是与温度相关的可逆沉淀作用（Conley et al.，2009，2011）。另外一类似的方法是与种子贮藏蛋白γ-玉米蛋白融合。这种融合使新型贮藏细胞器得以组装，从而使产量获得 300%的提高（Torrent et al.，2009）。

7.3.2 植物聚糖的应对策略

分子药田开拓者面临的另外一个主要技术挑战是植物和哺乳动物糖基化差异的影响

（Twyman et al.，2005）。植物生产的人重组糖蛋白往往含有特有的 β(1,2)木糖和 α(1,3)岩藻糖糖基，这在哺乳动物中则不会产生，但是植物生产的蛋白质不含在人的天然糖蛋白里发现的末端半乳糖和唾液酸残基。这是因为植物中不存在相应的酶（Gomord et al.，2010）。相对于候选疫苗抗原，聚糖差异所造成的影响对于抗体更重要，因为抗体需要结合抗原并且发挥它们的效应功能，而抗原只是产生免疫反应。就某些蛋白质的生物活性而言，聚糖是必要的。不正确的聚糖可能会影响蛋白质的可溶性、稳定性或者活性，从而影响蛋白质的药物代谢动力学属性。植物聚糖在哺乳动物体内可能具有免疫原性，但是没有任何证据显示其在人体内也具有免疫原性。而且值得注意的是，中国仓鼠（属于啮齿动物）卵巢细胞也可以生产非人的聚糖。然而，研究人员已经意识到监管标准之下植物聚糖对蛋白质的结构、活性和安全性影响这样的潜在问题。这促使他们要么移除、要么"人源化"植物聚糖。可用的方法有：通过表达缺乏聚糖附着位点的蛋白糖基化衍生物，或者通过把蛋白质靶定到 ER 从而避免高尔基体特异性修饰以确保所有聚糖均为通用的"高甘露糖"型（Sriraman et al.，2004；Triguero et al.，2005），以及通过糖基化工程来防止植物型聚糖的增加并且/或者增加人源型聚糖（Gomord et al.，2004）。人们已经在拟南芥、烟草、浮萍、苔藓等植物中，通过基因敲除技术和 RNA 干扰技术消除植物特异性糖基化（Strasser et al.，2004，2008；Decker and Reski，2004；Schahs et al.，2007），然后通过完整的哺乳动物唾液酸合成途径来完成半乳糖基化和唾液酸化，从而实现蛋白质的表达（Strasser et al.，2009；Castilho et al.，2010）。

　　需要指出的是，糖基化的差异未必总是缺点。它不但可以消极地影响蛋白质的可溶性、稳定性和生物活性，同时也可以积极地影响蛋白质的可溶性、稳定性和生物活性。例如，它可以通过延长其半衰期或者增加其靶向亲和力来发挥积极的影响。BLX-301 中优化的聚糖结构增加了抗体的效能，是植物中有益的聚糖修饰的很好证明。另外，Uplyso（taliglucerase alfa），在胡萝卜细胞里生产的重组葡糖脑苷脂酶，正在接受美国食品和药物管理局（FDA）的审批，也是有益植物聚糖的实例。这里谈到的蛋白质不含唾液酸残基，而中国仓鼠卵巢细胞内生产的同等蛋白重组葡糖脑苷脂酶注射剂/伊米苷酶（cerezyme，imiglucerase）则含有唾液酸残基。然而，由于唾液酸残基会降低蛋白质的效能和寿命，在纯化之后，需要通过体外外切糖苷酶的处理将伊米苷酶中的唾液酸残基移除。颇具讽刺意味的是，植物聚糖曾一度被认为是大规模发展分子药田的一个重要瓶颈，但如今，为克服瓶颈而开发的聚糖修饰拓展技术却使植物成为生产药用蛋白最全能的平台。在此平台上，通过聚糖工程，药用蛋白的性能可以获得提升和改善。

7.3.3　下游加工工艺和生产规范

　　分子药田研究的第一个十年关注的几乎都是上游生产力、与日俱增的产量和蛋白质的稳定性。相比之下，对于下游加工的关注则是微乎其微，而且在解决大规模加工问题上几乎是毫无进展，而大规模加工则是任何一种商业化平台所不可或缺的组成部分。

　　Prodigene 公司对下游加工处理进行了深入细致的研究。该公司把玉米开发成商业平台来生产用于研究的蛋白试剂（Hood，2002）。大部分已被接受的、有关植物生产系统下游加工的论据都源于他们对抗生物素蛋白和β-葡萄糖苷酸酶（GUS）的详细研究。这两种蛋白原已由 Sigma-Aldrich 公司商业化生产并推广上市。抗生物素蛋白是通过鸡胚生产的，而β-葡萄糖苷酸酶（GUS）是通过大肠杆菌来生产的。Prodigene 公司比较了不同生产方式的效果，验证了该公司的产品能够替代传统产品，论证了该产品在加工操作，如研磨、分离和乙烷萃取中的稳定性，并且证明了产量占可溶性种子蛋白的 1%～2%。其中的产量论证已经成为分子药出商业化可行性方面普遍引用的评价基准（Hood et al.，1997；Witcher et al.，1998；Kusnadi et al.，1998）。在转让之前，Prodigene 公司一直致力于开发植物生产抗体和疫苗的加工策略。这些加工过程为目前应用于其他植物、符合《药品生产质量管理规范》（GMP）的过程开发奠定了基础。下游加工的多个方面均为植物系统专门制定，包括从特定农作物中去除纤维、油类和其他副产品，并且针对不同植物物种和不同组织的处理提供过程优化（Menkhaus et al.，2004；Nikolov and Woodard，2004）。

在对植物生产药物进行监管的问题上，出现了两种截然不同的策略。一种是近似产业标准的生产系统的开发，另一种是针对整株植物制定的、对当前管理规范的修订。第一种，以培养植物细胞为基础进行生产过程的开发，模拟微生物和哺乳动物细胞的生产过程。例如，Fraunhofer 和 Dow AgroSciences 公司开发的烟草 BY-2 系统，以及 Protalix Biotherapeutics 公司开发的胡萝卜细胞平台（ProCellEx）（Aviezer et al.，2009）。还有的系统是基于藻类、苔藓和水生植物，因为它们都可以使用封闭容器和特定的合成培养基，在可调控的生长环境下进行培养（Cox et al.，2006；Franklin and Mayfield，2005；Decker and Reski，2004）。这些系统具备密封性、一致性，并且无论是在理论上还是实际应用中均类似于哺乳动物细胞系统（Hellwig et al.，2004；Tiwari et al.，2009；Xu et al.，2011）。第二种策略提出了新概念，如用种子文库取代细胞文库，并制定了新规范，包括复杂多细胞生物体和单细胞生物体的差异（Ma et al.，2005a；Whaley et al.，2011；Fischer et al.，2011）。大量的准备工作之后，涉及胡萝卜细胞（Protalix Biotherapeutics）、苔藓类（greenovation，Frieberg）和浮萍（Biolex Therapeutics）等封闭生产系统且符合《药品生产质量管理规范》（GMP）的加工过程得以成功开发和应用。如今，多家机构也可以利用烟草或本氏烟草（Nicotiana benthamiana）中的瞬时表达进行符合《药品生产质量管理规范》的生产，如 Kentucky BioProcessing（肯塔基州欧文斯伯勒市）、Bayer/Icon Genetics（德国哈雷市）、Fraunhofer CMB（特拉华州纽瓦克市）、Medicago（加拿大魁北克）和 Texas A&M University/G-ConLLC（得克萨斯州学院站）。最后，位于德国亚琛的 Fraunhofer IME 是唯一一家拥有符合《药品生产质量管理规范》设备、可在转基因烟草植物中生产重组抗体的机构。

7.4　结论及展望

目前，大量植物生产的药用产品即将进行市场授权。这一切都归功于符合《药品生产质量管理规范》生产过程的开发和临床试验的顺利完成。首例产品有可能是 Uplyso，一种由 Protalix Biotherapeutics 公司与 Pfizer 公司合作，在胡萝卜细胞中生产的一种重组葡糖脑苷脂酶。但是，其余的产品多是疫苗或抗体，仍在准备过程中。这显示出了植物系统的关键优势——经济性、可扩展性和快速反应能力。到目前为止，由于还没有针对完整植株的《药品生产质量管理规范》体系，人们只好围绕着规则开展创新。这包括把植物生产的抗体注册为医疗器械，将研究集中于用作主要给药途径的口服疫苗和局部外用预防。目前，符合《药品生产质量管理规范》的生产过程不仅可用于整株植物系统，还可用于基于植物的封闭培养系统。这可能会引发大量的研究热点，主要分为三类：①生产总量为 100～1000kg 的抗体和疫苗，因为这个数量超过了传统平台的生产能力；②能够快速响应生物恐怖主义威胁和大规模流行疫情的候选疫苗；③功效和药物动力学属性可以通过植物体内聚糖修饰得到改善的药用蛋白。在这一点上，植物比目前其他任何生产平台都要先进。

参 考 文 献

Aviezer D, Brill-Almon E, Shaaltiel Y, Hashmueli S, Bartfeld D, Mizrachi S, Liberman Y, Freeman A, Zimran A, Galun E (2009) A plant-derived recombinant human glucocerebrosidase enzyme – a preclinical and phase I investigation. PLoS One 4:e4792

Cardoso RMF, Zwick MB, Stanfield RL, Kunert R, Binley JM, Katinger H, Burton DR, Wilson IA (2005) Broadly neutralizing anti-HIV antibody, 4E10 recognizes a helical conformation of a highly conserved fusion-associated motif in gp41. Immunity 22:163–173

Castilho A, Strasser R, Stadlmann J, Grass J, Jez J, Gattinger P, Kunert R, Quendler H, Pabst M, Leonard R, Altmann F, Steinkellner H (2010) In planta protein sialylation through overexpression of the respective mammalian pathway. J Biol Chem 285:15923–15930

Conley AJ, Joensuu JJ, Jevnikar AM, Menassa R, Brandle JE (2009) Optimization of elastin-like polypeptide fusions for expression and purification of recombinant proteins in plants. Biotechnol Bioeng 103:562–573

Conley AJ, Joensuu JJ, Richman A, Menassa R (2011) Protein body-inducing fusions for high-level production and purification of recombinant proteins in plants. Plant Biotechnol J 9:419–433

Cox KM, Sterling JD, Regan JT, Gasdaska JR, Frantz KK, Peele CG, Black A, Passmore D, Moldovan-Loomis C, Srinivasan M, Cuison S, Cardarelli PM, Dickey LF (2006) Glycan optimization of a human monoclonal antibody in the aquatic plant *Lemna minor*. Nat Biotechnol 24:1591–1597

D'Aoust MA, Couture MM, Charland N, Trépanier S, Landry N, Ors F, Vézina LP (2010) The production of hemagglutinin-based virus-like particles in plants: a rapid, efficient and safe response to pandemic influenza. Plant Biotechnol J 8:1–13

De Muynck B, Navarre C, Boutry M (2010) Production of antibodies in plants: status after twenty years. Plant Biotechnol J 8:529–563

Decker EL, Reski R (2004) The moss bioreactor. Curr Opin Plant Biol 7:166–170

Desai P, Shrivastava N, Padh H (2010) Production of heterologous protein in plants: strategies for optimal expression. Biotechnol Adv 28:427–435

Fischer R, Schillberg S, Hellwig S, Twyman RM, Drossard J (2011) GMP issues for plant-derived recombinant proteins. Biotechnol Adv (in press)

Floss DM, Sack M, Stadlmann J, Rademacher T, Scheller J, Stoger E, Fischer R, Conrad U (2008) Biochemical and functional characterization of anti-HIV antibody-ELP fusion proteins from transgenic plants. Plant Biotechnol J 6:379–391

Franklin SE, Mayfield SP (2005) Recent developments in the production of human therapeutic proteins in eukaryotic algae. Expert Opin Biol Ther 5:225–235

Gavilondo JV, Larrick JW (2000) Antibody engineering at the millennium. Biotechniques 29:128–138

Giritch A, Marillonnet S, Engler C, van Eldik G, Botterman J, Klimyuk V, Gleba Y (2006) Rapid high-yield expression of full-size IgG antibodies in plants coinfected with noncompeting viral vectors. Proc Natl Acad Sci USA 103:14701–14706

Gleba Y, Marillonnet S, Klimyuk V (2004) Engineering viral expression vectors for plants: the 'full virus' and the 'deconstructed virus' strategies. Curr Opin Plant Biol 7:182–188

Gleba Y, Klimyuk V, Marillonnet S (2005) Magnifection – a new platform for expressing recombinant vaccines in plants. Vaccine 23:2042–2048

Gomord V, Sourrouille C, Fitchette AC, Bardor M, Pagny S, Lerouge P, Faye L (2004) Production and glycosylation of plant-made pharmaceuticals: the antibodies as a challenge. Plant Biotechnol J 2:83–100

Gomord V, Fitchette AC, Menu-Bouaouiche L, Saint-Jore-Dupas C, Plasson C, Michaud D, Faye L (2010) Plant-specific glycosylation patterns in the context of therapeutic protein production. Plant Biotechnol J 8:564–587

Gottschalk U (2009) Process scale purification of antibodies. Wiley, New York

Hellwig S, Drossard J, Twyman RM, Fischer R (2004) Plant cell cultures for the production of recombinant proteins. Nat Biotechnol 22:1415–1422

Hiatt A, Cafferkey R, Bowdish K (1989) Production of antibodies in transgenic plants. Nature 342:76–78

Hood EE (2002) From green plants to industrial enzymes. Enzyme Microb Technol 30:279–283

Hood EE, Witcher DR, Maddock S, Meyer T, Baszczynski C, Bailey M, Flynn P, Register J, Marshall L, Bond D, Kulisek E, Kusnadi A, Evangelista R, Nikolov Z, Wooge C, Mehigh RJ, Herman R, Kappel WK, Ritland D, Li CP, Howard J (1997) Commercial production of avidin from transgenic maize: characterization of transformant, production, processing, extraction and purification. Mol Breed 3:291–306

Huang Z, Phoolcharoen W, Lai H, Piensook K, Cardineau G, Zeitlin L, Whaley KJ, Arntzen CJ, Mason HS, Chen Q (2010) High-level rapid production of full-size monoclonal antibodies in plants by a single-vector DNA replicon system. Biotechnol Bioeng 106:9–17

Kapusta J, Modelska A, Figlerowicz M, Pniewski T, Letellier M, Lisowa O, Yusibov V, Koprowski H, Plucienniczak A, Legocki AB (1999) A plant-derived edible vaccine against hepatitis B virus. FASEB J 13:1796–1799

Kusnadi AR, Evangelista RL, Hood EE, Howard JA, Nikolov ZL (1998) Processing of transgenic corn seed and its effect on the recovery of recombinant β-glucuronidase. Biotechnol Bioeng 60:44–52

Landry N, Ward BJ, Trépanier S, Montomoli E, Dargis M, Lapini G, Vézina LP (2010) Preclinical and clinical development of plant-made virus-like particle vaccine against avian H5N1 influenza. PLoS One 5:e15559

Ma JK, Hikmat BY, Wycoff K, Vine ND, Chargelegue D, Yu L, Hein MB, Lehner T (1998) Characterization of a recombinant plant monoclonal secretory antibody and preventive immunotherapy in humans. Nat Med 4:601–606

Ma JKC, Drake P, Christou P (2003) The production of recombinant pharmaceutical proteins in plants. Nat Rev Genet 4:794–805

Ma JKC, Barros E, Bock R, Christou P, Dale PJ, Dix PJ, Fischer R, Irwin J, Mahoney R, Pezzotti M, Schillberg S, Sparrow P, Stoger E, Twyman RM (2005a) Molecular farming for new drugs and vaccines. Current perspectives on the production of pharmaceuticals in transgenic plants. EMBO Rep 6:593–599

Ma JKC, Chikwamba R, Dale PJ, Fischer R, Mahoney R, Twyman RM (2005b) Plant-derived pharmaceuticals – the road forward. Trends Plant Sci 10:580–585

Marillonnet S, Thoeringer C, Kandzia R, Klimyuk V, Gleba Y (2005) Systemic *Agrobacterium tumefaciens*-mediated transfection of viral replicons for efficient transient expression in plants. Nat Biotechnol 23:718–723

McCormick AA, Kumagai MH, Hanley K, Turpen TH, Hakim I, Grill LK, Tuse D, Levy S, Levy R (1999) Rapid production of specific vaccines for lymphoma by expression of the tumor-derived single-chain Fv epitopes in tobacco plants. Proc Natl Acad Sci USA 96:703–708

McCormick AA, Reddy S, Reinl SJ, Cameron TI, Czerwinkski DK, Vojdani F, Hanley KM, Garger SJ, White EL, Novak J, Barrett J, Holtz RB, Tuse D, Levy R (2008) Plant-produced idiotype vaccines for the treatment of non-Hodgkin's lymphoma: safety and immunogenicity in a phase I clinical study. Proc Natl Acad Sci USA 105:10131–10136

Menkhaus TJ, Bai Y, Zhang C, Nikolov ZL, Glatz CE (2004) Considerations for the recovery of recombinant proteins from plants. Biotechnol Prog 20:1001–1014

Nikolov ZL, Woodard SL (2004) Downstream processing of recombinant proteins from transgenic feedstock. Curr Opin Biotechnol 15:479–486

Nochi T, Takagi H, Yuki Y, Yang L, Masumura T, Mejima M, Nakanishi U, Matsumura A, Uozumi A, Hiroi T, Morita S, Tanaka K, Takaiwa F, Kiyono H (2007) Rice-based mucosal vaccine as a global strategy for cold-chain- and needle-free vaccination. Proc Natl Acad Sci USA 104:10986–10991

Pogue GP, Vojdani F, Palmer KE, Hiatt E, Hume S, Phelps J, Long L, Bohorova N, Kim D, Pauly M, Velasco J, Whaley K, Zeitlin L, Garger SJ, White E, Bai Y, Haydon H, Bratcher B (2010) Production of pharmaceutical-grade recombinant aprotinin and a monoclonal antibody product using plant-based transient expression systems. Plant Biotechnol J 8:638–654

Rademacher T, Sack M, Arcalis E, Stadlmann J, Balzer S, Altmann F, Quendler H, Stiegler G, Kunert R, Fischer R, Stoger E (2008) Recombinant antibody 2G12 produced in maize endosperm efficiently neutralize HIV-1 and contains predominantly single-GlcNAc N-glycans. Plant Biotechnol J 6:189–201

Ramessar K, Rademacher T, Sack M, Stadlmann J, Platis D, Stiegler G, Labrou N, Altmann F, Ma J, Stöger E, Capell T, Christou P (2008) Cost-effective production of a vaginal protein microbicide to prevent HIV transmission. Proc Natl Acad Sci USA 105:3727–3732

Raskin I, Ribnicky DM, Komarnytsky S, Ilic N, Poulev A, Borisjuk N, Brinker A, Moreno DA, Ripoll C, Yakoby N, O'Neal JM, Cornwell T, Pastor I, Fridlender B (2002) Plants and human health in the twenty-first century. Trends Biotechnol 20:522–531

Richter LJ, Thanavala Y, Arntzen CJ, Mason HS (2000) Production of hepatitis B surface antigen in transgenic plants for oral immunization. Nat Biotechnol 18:1167–1171

Rybicki EP (2010) Plant-made vaccines for humans and animals. Plant Biotechnol J 8:620–637

Sack M, Paetz A, Kunert R, Bomble M, Hesse F, Stiegler G, Fischer R, Katinger H, Stoger E, Rademacher T (2007) Functional analysis of the broadly neutralizing human anti-HIV-1 antibody 2F5 produced in transgenic BY-2 suspension cultures. FASEB J 21:1655–1664

Sainsbury F, Lomonossoff GP (2008) Extremely high-level and rapid protein production in plants without the use of viral replication. Plant Physiol 148:1212–1218

Schähs M, Strasser R, Stadlmann J, Kunert R, Rademacher T, Steinkellner H (2007) Production of a monoclonal antibody in plants with a humanized N-glycosylation pattern. Plant Biotechnol J 5:657–663

Schillberg S, Zimmermann S, Zhang MY, Fischer R (2001) Antibody-based resistance to plant pathogens. Transgenic Res 10:1–12

Schillberg S, Fischer R, Emans N (2003) Molecular farming of recombinant antibodies in plants. Cell Mol Life Sci 60:433–445

Sharma AK, Sharma MK (2009) Plants as bioreactors: recent developments and emerging opportunities. Biotechnol Adv 27:811–832

Sheridan C (2010) Fresh from the biologic pipeline – 2009. Nat Biotechnol 28:307–310

Sijmons PC, Dekker BMM, Schrammeijer B, Verwoerd TC, Van Den Elzen PJM, Hoekema A (1990) Production of correctly processed human serum albumin in transgenic plants. Bio/ Technol 8:217–221

Spok A, Twyman RM, Fischer R, Ma JKC, Sparrow PAC (2008) Evolution of a regulatory framework for plant-made pharmaceuticals. Trends Biotechnol 26:506–517

Sriraman R, Bardor M, Sack M, Vaquero C, Faye L, Fischer R, Finnern R, Lerouge P (2004) Recombinant anti-hCG antibodies retained in the endoplasmic reticulum of transformed plants lack core-xylose and core-α(1,3)fucose residues. Plant Biotechnol J 2:279–287

Strasser R, Altmann F, Mach L, Glossl J, Steinkellner H (2004) Generation of *Arabidopsis thaliana* plants with complex N-glycans lacking β1,2-linked xylose and core α1,3-linked fucose. FEBS Lett 561:132–136

Strasser R, Stadlmann J, Schähs M, Stiegler G, Quendler H, Mach L, Glössl J, Weterings K, Pabst M, Steinkellner H (2008) Generation of glycoengineered *Nicotiana benthamiana* for the production of monoclonal antibodies with a homogeneous human-like N-glycan structure. Plant Biotechnol J 6:392–402

Strasser R, Castilho A, Stadlmann J, Kunert R, Quendler H, Gattinger P, Jez J, Rademacher T, Altmann F, Mach L, Steinkellner H (2009) Improved virus neutralization by plant-produced anti-HIV antibodies with a homogeneous β1,4-galactosylated N-glycan profile. J Biol Chem 284:20479–20485

Tacket CO, Mason HS, Losonsky G, Clements JD, Levine MM, Arntzen CJ (1998) Immunogenicity in humans of a recombinant bacterial-antigen delivered in transgenic potato. Nat Med 4:607–609

Tacket CO, Mason HS, Losonsky G, Estes MK, Levine MM, Arntzen CJ (2000) Human immune responses to a novel Norwalk virus vaccine delivered in transgenic potatoes. J Infect Dis 182:302–305

Tacket CO, Pasetti MF, Edelman R, Howard JA, Streatfield S (2004) Immunogenicity of recombinant LT-B delivered orally to humans in transgenic corn. Vaccine 22:4385–4389

Tiwari S, Verma PC, Singh PK, Tuli R (2009) Plants as bioreactors for the production of vaccine antigens. Biotechnol Adv 27:449–467

Torrent M, Llompart B, Lasserre-Ramassamy S, Llop-Tous I, Bastida M, Marzabal P, Westerholm-Parvinen A, Saloheimo M, Heifetz PB, Ludevid MD (2009) Eukaryotic protein production in designed storage organelles. BMC Biol 7:5

Triguero A, Cabrera G, Cremata JA, Yuen CT, Wheeler J, Ramírez NI (2005) Plant-derived mouse IgG monoclonal antibody fused to KDEL endoplasmic reticulum-retention signal is N-glycosylated homogeneously throughout the plant with mostly high-mannose-type N-glycans. Plant Biotechnol J 3:449–457

Twyman RM, Stoger E, Schillberg S, Christou P, Fischer R (2003) Molecular farming in plants: host systems and expression technology. Trends Biotechnol 21:570–578

Twyman RM, Schillberg S, Fischer R (2005) Transgenic plants in the biopharmaceutical market. Expert Opin Emerg Drugs 10:185–218

Vézina LP, Faye L, Lerouge P, D'Aoust MA, Marquet-Blouin E, Burel C, Lavoie PO, Bardor M, Gomord V (2009) Transient co-expression for fast and high-yield production of antibodies with human-like N-glycans in plants. Plant Biotechnol J 7:442–455

Whaley KJ, Hiatt A, Zeitlin L (2011) Emerging antibody products and *Nicotiana* manufacturing. Hum Vaccine 7:349–356

Witcher D, Hood EE, Peterson D, Bailey M, Bond D, Kusnadi A, Evangelista R, Nikolov Z, Wooge C, Mehigh R, Kappel W, Register JC, Howard JA (1998) Commercial production of β-glucuronidase (GUS): a model system for the production of proteins in plants. Mol Breed 4:301–312

Xu J, Ge X, Dolan MC (2011) Towards high-yield production of pharmaceutical proteins with plant cell suspension cultures. Biotechnol Adv 29:278–299

Yusibov V, Hooper DC, Spitsin SV, Fleysh N, Kean RB, Mikheeva T, Deka D, Karasev A, Cox S, Randall J, Koprowski H (2002) Expression in plants and immunogenicity of plant virus-based experimental rabies vaccine. Vaccine 20:3155–3164

第8章 植物中工业蛋白的生产

Elizabeth E. Hood, Deborah Vicuna Requesens

摘要 就工业酶而言，植物生产系统具有可以低成本、大规模生产酶产品的优势。其优势还在于它能够生产对单细胞生产系统有害的产品，如氧化酶或氧化还原酶等工业酶产品。本章将讨论 4 种酶——木聚糖酶、氧化还原酶、淀粉酶和纤维素酶。每一种都有通过植物生产的样本——一些是作为示范工程，其他的则意在销售产品。作者通过选择具体例证，描述了植物系统的优点、产生的问题及满足市场的潜力。这些案例研究揭示了利用植物只需阳光、养分和水等简单的农业投入即可进行生产的价值所在。随着人们对生物燃料和生物产品需求的日益扩大，加工农业原材料的、巨大的工业酶市场正在迅速兴起。生产那些酶的逻辑系统存在于原材料的副产品中。以下我们将用实例阐明这一系统。

8.1 引　　言

"想象一下世界上任何一种酶，不论是天然的还是人工设计的，都能够安全、廉价、几乎不受限量地生产，而且只需要简单的养分、水和阳光。只要我们学会利用植物的威力来大规模生产重组蛋白，这一天终将到来"（Ma et al.，2003）。

工业酶广泛地应用于制造业和家庭用品的生产。与化学品相比，它们往往在特异性和环境影响方面具有独特的优势（Senior et al.，1999；Bhat，2002；Gupta et al.，2002；Van Der Maarel，2002）。酶的使用正日益增多，但却常常因为它的性能、需求量及现有化学品低廉的生产工艺诸问题而阻碍了它的发展（Bergquist et al.，2002；Silveira and Jonas，2002）。

最近，关于植物生产工业酶的问题出现了很多讨论（Howard and Hood，2005，2007）。更确切地说，讨论的是为获取生物量转化而在植物中生产纤维素酶的问题（Austin et al.，1994；Howard et al.，2011；Sticklen，2008）。这些及时的讨论支持了这个发展中的行业；而该行业有可能在不久的将来生产出植物生产的工业用品。

工业酶可以从天然资源中提取，但是很多时候则是从重组微生物中获得。这促进了目的蛋白的重组和生产。尽管传统表达系统仍旧在努力提高产量从而降低酶的成本，但是它们仍然不能满足成本和/或生产能力的要求。

植物生产的酶最能满足市场对大量廉价产品的需求。许多植物系统生产的产品报价最低，尤其是在易规模化和生产成本低廉的经济作物中进行生产时（Howard and Hood，2005）。目前，工业应用的最大市场是诸如造纸、食品饮料和动物饲料等领域（Hayes et al.，2007）。然而，当前最大的市场仍是木质纤维原料支撑的生物燃料和生物产品市场。因此，未来将需要空前数量的纤维素酶、半纤维素酶和木质酶为生物经济提供解构材料。

首例利用植物系统生产并销售的工业酶是胰蛋白酶,品牌名称是 Tryzean(Woodard et al.,2003)。这种牛源胰蛋白酶由 Sigma 化学公司从玉米面粉中纯化出来并推向市场(St. Louis,MO)。首例从转基因玉米中生产出来的产品具有许多特征,而这些特征表明,通过田间生产而不是从微生物的培养罐能够生产出更具优势的新产品。这些特征包括:从食物原料而非动物或微生物中提取良性杂质;能够免于动物抗原的污染。免于动物抗原污染这一点对于药物应用非常重要。

植物中生产酶的过程应用了一系列的技术,其中有种子特异性表达(Hood et al., 2007;Hood and Howard,2008;Clough et al.,2006;Woodard et al.,2003)和组成型表达(Sticklen,2008;Austin et al.,1994)。其他的技术还包括:在叶绿体中表达酶阻止它通过花粉传播以加强防护(Leelavathi et al.,2003),在所需工艺条件具备之前合并蛋白片段从而阻止其活性(Raab,2010)等。采用任何或所有这些技术都可以成功地生产出酶。因此,最终的挑战变成在生产成本高度敏感的环境下,如何使产品生产更具成本效益。

本章主要讨论 4 种酶——木聚糖酶、氧化还原酶、淀粉酶和纤维素酶。每一种酶都有通过植物生产的样本——有的是作为示范,有的则意在产品销售。作者通过选择具体例证,描述了植物系统的优点、产生的问题及满足市场的潜力。这些案例研究揭示了利用植物只需阳光、养分和水等简单的农业投入即可进行生产的价值所在。

8.2　酶个案研究

8.2.1　淀粉酶

2011 年 2 月 12 日,美国农业部(the US Department of Agriculture,USDA)宣布决定批准 Enogen 的商业生产。Enogen 是一种由先正达公司(Syngenta)生产的表达重组淀粉酶的转基因玉米(http://www.nytimes.com/2011/02/12/business/12corn.html;http:// online.wsj.com/article/SB10001424052748703843004576138911297227814.html)。这项史无前例的决定使 Enogen 成为首例基因工程植物。但是,为了符合在没有许可证情况下可以在美国进行种植的法定要求,它只能用于工业目的。这种"淀粉酶玉米"是研究植物中工业酶生产的理想作物。

之所以选择这一案例是因为它目前唯一获得美国农业部(USDA)非监管地位,并且进行商业化生产的案例。此处我们的目的是要描述一种已经证实具备生产能力的蛋白质,描述一种已经超越目前研究阶段的蛋白质。对于植物中表达的工业蛋白而言,要想取得商业化的成功就必须满足很多标准。首先,决定性的要求是重组蛋白的高度积累。因此,诸如蛋白表达水平、靶向性、正确折叠和活性等参数就必须要考虑在内。目前有许多策略和技术路径可以用来使蛋白表达最大化,从而获取更高的生产率(Streatfield, 2007;Lau and Sun,2009;Hood and Vicuna Requesens,2011)。而开发者一旦获得目的蛋白的高水平积累,还要面临与种植基因工程植物相关的生产问题和商业化问题。生产淀粉酶的玉米植物为阐明这些问题提供了一个绝佳的案例。

8.2.1.1 酶的特性

淀粉酶是一类催化淀粉水解作用的酶，是作用于α(1,4)糖苷键的糖水解酶。它们在自然界分布广泛，不仅动物和植物能产生淀粉酶，多种微生物也可以产生淀粉酶（Van Der Maarel，2002；Smith，1999；Pandey et al.，2000）。淀粉酶主要有两种，分别定义为α-淀粉酶和β-淀粉酶。它们的区别在于它们裂解淀粉分子糖苷键的方式不同（表 8-1）。

表 8-1 酶特性

酶	EC	酶作用物	反应	产品	参考文献
α-淀粉酶	3.2.1.1	直链淀粉	水解作用	较短淀粉聚合物	Mitsui 和 Iton（1997）
β-淀粉酶	3.2.1.2	淀粉聚合物末端	水解作用	葡萄糖	Pandey 等（2000）
β-D-木糖苷酶	3.2.1.37	木聚糖链末端	水解作用	木糖	Polizeli 等（2005）
内切-β(1,4)木聚糖酶	3.2.1.8	木聚糖聚合物	水解作用	较短木聚糖链	Kulkarni 等（1999）
漆酶	1.10.3.2	木质素，酚醛塑料	氧化/氧化还原化	氧化和氧还原的化合物	Loera Corral 等（2006）
过氧化物酶	1.11.1.7	木质素，酚醛塑料	氧化/氧化还原化	氧化和氧还原的化合物	Banci 等（2003）
内切-β(1,4)葡聚糖酶	3.2.1.4	纤维素聚合物	水解作用	较短纤维素链	Schulein（2000）
纤维二糖水解酶	3.2.1.91	纤维素聚化物末端	水解作用	纤维二糖和纤维三糖	Schulein（2000）

α-淀粉酶：这些内淀粉酶（EC 3.2.1.1）是在淀粉酶链内部裂解糖苷键的钙金属酶，是哺乳动物体内淀粉酶的主要形式。但是它们也存在于植物、真菌（子囊菌和担子菌）和细菌（杆菌）体内。

β-淀粉酶：这些酶（EC 3.2.1.2）也可以被植物、真菌和细菌［杆菌（*Bacillus*）］合成，作用于直链淀粉的外源性葡萄糖残基。它们作用于淀粉时从非还原性末端依次切开相隔的α(1,4)键，一次裂开两个葡萄糖单位。

8.2.1.2 市场应用

淀粉酶尤其是α-淀粉酶有很多工业用途，例如，从淀粉中生产出葡萄糖和果糖（Grabb and Mitchinson，1997）；用于烘焙行业（Van Der Maarel，2002）；用来澄清啤酒和果汁中的浑浊（Bhat，2002）；对动物饲料进行预处理以提高消化率（Rodrigues et al.，2008；Moharrery et al.，2009）；用于洗衣粉和清洗剂（Mukherjee et al.，2009）。表 8-2 表明了这些应用的市场价值。

表 8-2 工业酶的市场应用

酶	工业应用	预计的市场规模/百万美元		评价
		2011 年	2016 年	
淀粉酶	烘焙，乙醇，纺织，清洁剂，蒸馏，酿造	821	1028	使用最为广泛的工业酶
木聚糖酶	纸浆漂白，生物燃料，动物饲料	488	584	"其他"碳水化合物的整个市场
氧化还原酶	清洗，纸浆漂白，黏合剂，汽油氧化剂，密封剂	未知	未知	快速市场发展依赖于廉价供应
纤维素酶	为可再生资源进行木质纤维素解构	318	708	通过引入木质纤维素生物燃料得到了迅速发展

最近几年，从诸如玉米、小麦等农作物中提取燃料乙醇的重要性日益提高。因此，在淀粉原料转换成乙醇过程中，对于像淀粉酶这类酶的需求也有所增加。人们需要大量取自生物质的乙醇燃料来代替石油燃料。目前，为了把木质纤维素转换成燃料，人们想尽办法开发新技术。即便如此，富含淀粉的谷物仍然是用来生产乙醇的主要聚合物原料（Cardona and Sánchez，2007）。

将淀粉类生物质转换为乙醇——不仅可用于生物燃料，还可作为其他化学品的原料——是一个复杂的工艺过程；各个步骤仍然需要改进。此行业面临的主要问题之一是需要大量淀粉水解酶。淀粉水解酶能将淀粉水解从而获得葡萄糖浆，而葡萄糖浆经由酵母转换成乙醇。图 8-1 就是从淀粉类原料中生产燃料乙醇的基本过程框图。

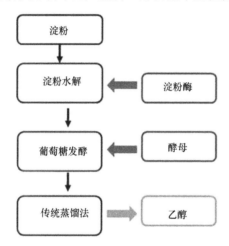

图 8-1　从淀粉类原料中生产燃料乙醇的过程图解（彩图请扫封底二维码）

8.2.1.3　表达系统

目前人们采取多种方法来改进酶生产的关键步骤。Koutinas 等于 2004 年测试将生产淀粉酶的泡盛曲霉（*Aspergillus awamori*）用于部分原料（小麦面粉）的发酵，并获得小麦面粉中淀粉聚合物的降解（Koutinas et al.，2004）。其他的研究提议将固定化淀粉酶用作玉米淀粉生物转化的一部分（Krishnan，2000；Mandavilli，2000）。

添加生产这些淀粉分解酶的重组微生物菌种又是一种选择。诸如酿酒酵母（*Saccharomyces cerevisiae*）和热带念珠菌（*Candida tropicalis*）的酵母菌种都已经经过基因工程法的成功改造，生产出了α-淀粉酶和其他葡糖淀粉酶。而且，这种方法生产乙醇的效果与在培养基中添加淀粉分解酶相比不相上下（Jamai et al.，2007）。从微生物中生产这些工业酶的另外一种方法是从基因工程植物中表达和回收酶。据报道有多种植物适合酶的表达。其中包括从烟草和苜蓿的地衣芽孢杆菌（*Bacillus licheniformis*）中表达的α-淀粉酶（Pen et al.，1992；Austin et al.，1995），或者在烟草植株中高水平过度表达的大米α-淀粉酶（Kumagai，2000）。

目前，超过 90%的燃料乙醇生产是以玉米为基础的，所以努力开发高发酵型的玉米将会提高谷类向乙醇转化的效率（Wolt and Karaman，2007）。由 Syngenta 公司开发的转基因玉米淀粉酶具备专门用于生物燃料生产的产品品质。这在基因工程植物中尚属首例。

8.2.1.4　具体案例：玉米淀粉酶 Enogen

Syngenta 公司的转基因（genetically engineered，GE）玉米，表达的是一种可以在谷物中积累的、耐热型α-淀粉酶（Enogen）。经过基因工程处理，使它适于干磨乙醇生产的淀粉加工步骤。该项目中表达的α-淀粉酶不仅在高温时具有稳定性，而且对钙的需要水平低。这使它成为淀粉乙醇行业的理想选择。人们普遍认为使用这种转基因玉米淀粉酶将会提高效率，降低成本，同时减少生物燃料的环境问题（Urnanchuk et al.，2009）。

Enogen 中表达的α-淀粉酶基因是从热液古菌（*Thermococcales*）的 3 种超嗜热类微生物中的淀粉酶序列提取出来的，而且在玉米中表达时利用了密码子优化。这种基因被融合到玉米γ-玉米蛋白启动子和信号序列上，从而使表达只局限于玉米粒的胚乳组织内；把 C 端 SEKDEL 序列作为靶向，并且把蛋白质滞留在内质网内。玉米粒中重组蛋白的淀粉酶水平为 828～1627μg/g 干重（干重的 0.08%～0.16%）。

表达目的蛋白的转基因植物生产达到盈利水平的同时，还要确保满足监管机构的所有安全标准。这个过程耗时耗力，但是类似 Enogen 产品的开发并不会就此止步。基因工程作物的开发者在对他们的产品进行商业化生产之前，必须要先满足繁冗的监管框架要求。据估计，此过程消耗的成本从 2 千万到 1 亿美元不等（McElroy，2003；Economist，2009）。

2006 年 9 月，Syngenta 公司首次向美国农业部申请玉米淀粉酶大规模种植许可证。2007 年 1 月，该公司就美国动植物检疫局/生物技术管理服务部门（Animal and Plant Health Inspection Service/Biotechnology Regulatory Services，APHIS/BRS）对其首次申请的批示进行了答复。截至 2009 年，Syngenta 公司就已经结束了有关淀粉酶玉米加工食品和饲料安全性的磋商。之后，一直等到 2011 年年初才得到美国农业部（USDA）的注册审批。

2008 年 11 月，美国动植物检疫局（APHIS）向公众宣布了 Syngenta 公司申请的有效性，并且公开征集评价，以讨论淀粉酶玉米是否有可能带来植物虫害风险（73 FR 69602-69604，Docket No. APHIS-2007-0016）。美国动植物检疫局在 60 天内收到了超过 13 000 条评论。来自组织和个人的 40 条评论支持对这个项目解除监管，而超过 13 000 条评论则反对解除对它的监管。大部分反对 Syngenta 公司申请的评论基本雷同，而且均由反对任何植物转基因工程的组织撰写。其中很多评论只是笼统地反对转基因植物的开发和利用，并没有引出或指出任何具体的环境问题。其他评论也只是笼统地表达了对某些问题的担忧。例如，有可能出现基因漂流，扰乱有机农场的耕作和引发食品和环境安全问题。尽管如此，其中一些反对性评论确实引发了人们对食品安全的关注，对玉米生产的淀粉酶可能引起过敏的忧虑。

大多数支持解除监管的评论来自几个代表玉米生产者和乙醇生产者利益的全国性组织。他们评论了此项目将给农民、乙醇行业及生物燃料生产带来的预期收益。幸运的是，很多支持性评论是以科学事实为依据的。例如，与目前乙醇生产方式相比，有证据证明 Enogen 的使用可以在乙醇生产中减少水的使用、减少温室气体排放并且减少其他乙醇生产中的投入。更重要的是，许多研究表明了含有淀粉酶的玉米与目前种植的玉米系在农艺和营养品质上具有相当程度的等同性。

一些评论认为α-淀粉酶可能成为一种植物害虫，干扰玉米的淀粉加工，并损坏植物或植物产品。美国动植物检疫局与 Syngenta 公司的观点一致，认为酶只是催进化学反应的蛋白质，不能被视为"生物"，因此不能被认定为植物害虫。

尽管没有明确和基于科学的评价反对该项目，但是美国动植物检疫局决定重启评价阶段直至 2009 年 7 月，让利益相关人有更多的时间准备和提交评论。

人们普遍认为，Syngenta 公司为开发此项目花费了数亿美元（Brock，2011）。其中有一部分是花在了将近 6 年的美国农业部的监管评价上，以平息来自谷类研磨行业和食品安全组织反对其商业化的批评。耗时 5 年有余，花费数百万美元，Syngenta 公司最终拿到了 Enogen 的规模化生产许可证，而且在其他许多国家和地区也获得了审查和批准，包括墨西哥、俄罗斯、澳大利亚、新西兰、加拿大、韩国、中国台湾、日本、瑞士和菲律宾等。

8.2.2 木聚糖酶

8.2.2.1 酶的特性

木聚糖酶是一种催化木聚糖水解作用的酶。木聚糖是存在最丰富的一类半纤维素，是植物细胞壁主要的组成成分之一，并且是地球上最丰富的生物聚合物之一，仅次于纤维素而排名第二。木聚糖是一种由 D-木糖通过 β(1,4)连接而成的线性聚合物，而木聚糖酶能够把线性多糖α(1,4)木聚糖降解成木糖。木聚糖的降解需要一种酶复合物，而这种复合物中的两种主要成分，也是研究最充分的成分是内切 β(1,4)木聚糖酶（EC 3.2.1.8）和 β-D-木糖苷酶（EC 3.2.1.37）（Kulkarni et al.，1999）。

木聚糖酶主要是由微生物生产的。在微生物体内木聚糖酶对植物细胞壁的降解起着重要的作用。在海藻类、原生动物、昆虫、蜗牛和甲壳纲动物体内，木聚糖酶也发挥着相同的作用。但是，这种酶的最重要商业来源是丝状真菌（Polizeli et al.，2005）。

8.2.2.2 市场应用

木聚糖的生产有许多种商业用途，其中包括：辅助造纸前期的纤维素纸浆的漂白，生产面包和其他食品、饮料，改善动物饲料青贮饲料消化性，以及从木质纤维素原料中生产生物燃料等。

纸浆和造纸工业：木聚糖酶最重要的工业应用之一就是造纸行业的化浆和漂白工艺。牛皮纸浆的漂白传统上主要是使用氯和硫氰化钠。但是，这些化学品的副产品有毒，并且在环境中驻留时间也很长，所以人们探索出了一种更加环保的替代方法，即使用酶，如木聚糖酶（Bae et al.，2008；Zhao et al.，2006）。木聚糖酶应用于牛皮纸浆的预漂白阶段，成为该行业一个经济、清洁的用料选择。它们的优势在于减少化学品用量的同时仍然能达到纸浆的亮度要求。用来加强纸浆去木质作用的酶主要是内切-β-木聚糖酶。它是通过改变纸浆结构和移除部分纤维表面的半纤维素来发挥作用的（Beg et al.，2001）。木聚糖酶在这个行业的使用已经超过了 20 年。人们通常从微生物的发酵中获取，主要是从链霉菌属（Streptomyces）、杆菌（Bacillus）和曲霉属真菌（Aspergillus）获取（Polizeli et al.，2005）。转基因植物中的木聚糖酶似乎为这个行业提供了一个低成本的生产系统。

动物饲料：尽管木聚糖是多种农作物的主要成分，但在单胃动物体内，木聚糖是一种重要的抗营养物质。存在于谷物中的阿拉伯木聚糖具有抗养分的作用，尤其是在家禽体内。木聚糖会增加饲料的黏度，从而降低养分的消化和吸收。在玉米或高粱饲料里添加木聚糖酶可以消除木聚糖的不利影响，生成一种更易消化的食品混合物，从而改善饲料的消化性。用于食物和动物饲料的酶占据了工业酶的最大市场。全世界用于此行业的酶超过了 6 亿 t，并且这个强劲的市场有可能继续增长（Polizeli et al., 2005；Yang et al., 2007）。

生物燃料：目前，燃料乙醇的生物原料主要来自玉米淀粉，但是这个行业的扩张则需要使用另一种木质纤维生物原料。木质纤维原料包括玉米秸秆、柳枝稷和林业副产品等。用这些木质纤维原料生产乙醇是一个复杂的工艺，需要在微生物进行糖类发酵之前对原料进行预处理。因为木聚糖是半纤维素最丰富的形式之一，所以木聚糖酶在木质纤维素转化成单糖过程中是很关键的（Li et al., 2007）。

为了从纤维素和半纤维素中获取可发酵的游离糖，必须进行结合高温和酸性或碱性催化剂的预处理。之后即可使用诸如木聚糖酶加工半纤维素部分，使预处理的木制生物原料得到有效的糖化。但是，生产这些酶的成本限制了生物燃料行业的发展，因此需要考虑使用转基因植物生产酶，以降低酶的生产成本（Kim et al., 2010）。

食品饮料行业：制作面包的白色小麦粉就含有半纤维素。将包括木聚糖酶在内的几种酶添加到面粉里来分解半纤维素，这样使水分得以重新分配，从而增加了烘烤面包的体积。这项工艺使生面团更加柔软，延迟了面包屑的形成，改善了耐发酵性，从而使生面团能够不断变大。经证实，添加从曲霉属真菌中纯化的内切木聚糖酶与添加粗提取物相比，可以使生面团的体积增加 30%（Harbak and Thygesen, 2002；Camacho and Aguilar, 2002）。

在水果汁和蔬菜汁的生产中，木聚糖酶结合其他的酶（如木纤维素和淀粉酶）可以用来提高汁液的产量。它们把阿拉伯木聚糖和淀粉水解，从而改善了水果和蔬菜的液化，加强了果肉的稳定性，降低了黏度并且进一步增加了果汁的香气（Polizeli et al., 2005）。

8.2.2.3　植物表达系统

许多研究团体研究了在转基因植物中生产木聚糖酶。尽管他们还没有达到商业化阶段，但是他们仍对这项技术的未来持乐观态度。重组木聚糖酶已经在多种植物中得以生产，包括拟南芥、大麦、水稻、马铃薯、油菜和烟草等。在拟南芥中，当木聚糖酶被靶定到叶绿体和过氧化物酶体时得到了表达（Hyunjong et al., 2006）。所有这些努力都基于这样一个事实，即可溶性蛋白在靶定到细胞器时能够得到高水平的积累。他们从里氏木酶（*Trichoderma reesei*）中合成了一种木聚糖酶，而且该合成过程表明同时靶定两种细胞器要比单独靶定一种细胞器时的表达水平要高。最近，人们也在拟南芥中组成性地表达了一种源于里氏木酶的重组木聚糖酶，并且测试了其在纸浆漂白行业中植物生产木聚糖酶的生物技术应用。作者展示了重组木聚糖酶作为商业酶的功效，并且把转基因系统作为取代木聚糖酶传统生产的一种可行的方法（Bae et al., 2008）。2003 年，源于枯草杆菌（*Bacillus subtilis*）的一种耐热、碱性木聚糖酶基因在烟草叶绿体中得到了表达，避免了与细胞壁任何成分之间有害的相互作用（Leelavathi et al., 2003）。在不对植物的生长或发育进行任何改变的情况下，获取了转基因烟草植物过度表达的活性酶。使用转基因植物作为生产系统时，必须考虑到把植物从农田运送到下游加工场地的过程。在烟草植物表达木聚糖酶的例子中，叶片经过天然晒干或高温晒干后，木聚糖酶保留了超过 85%的活性。干燥叶片是烟草农场的一种现行做法；而酶的稳定性是酶在植物中生产的基本部分。

为了使酶的水平达到工业应用的要求，除了烟草和拟南芥，人们还在其他植物中进行了酶的转换。马铃薯（*Solanum tuberosum*）已经被用于表达一种源于橄榄绿链霉菌（*Streptomyces olivaceoviridis*）的木聚糖酶基因（Yang et al.，2007）。正如上文所述，木聚糖酶对家禽饲养行业非常重要，而表达木聚糖酶的马铃薯可用作禽类和其他单胃动物的备用饲料，或者作为食品添加剂使用。马铃薯的另一个优势在于，它的块茎不需要专门设备即可长时间贮存，而且未经煮食也可以食用。避免了烹饪致该酶失活的可能性，这一优点令其成为一种经济划算的系统。

木聚糖酶也已经在其他各种系统中得以表达，如油菜籽的油体（Liu et al.，1997）和大麦的胚乳（Patel et al.，2000）。在油菜中，真菌木聚糖酶基因被融合到油体蛋白基因上，旨在增加酶在植物油体中的积累。重组木聚糖酶具有活性，并且通过对油体简单的悬浮就可进行回收和再利用。这项技术有效降低了纸浆和生物转化行业中木聚糖酶的成本。在大麦的例子中，把重组蛋白靶定到种子上这一策略使得酶在稳定性、贮藏和运输方面具备了多种优势。利用大米的谷蛋白-1 启动子或者大麦的 B1 大麦醇溶蛋白启动子，可以把重组真菌木聚糖酶靶定到发育期大麦粒内胚乳细胞的细胞质上。使用谷粒作为生物反应器来生产饲料用的酶，成了主要饲料成分的副产品，潜在地降低了成本，避免了饲料中偶然性的微生物污染。

8.2.3　氧化/还原酶

氧化还原反应包含把电子从电子供体（还原剂）转移到电子受体（氧化剂）（Lehninger et al.，2005）。在一些情况下，电子是作为氢原子被转移的，因此会发生脱氢反应。自然界中存在很多种类的氧化酶，包括但不限于：线粒体和叶绿体电子传递链上的氧化酶、能把过氧化氢从细胞里移除的过氧化氢酶、抗坏血酸氧化酶、经常参与木质酶形成和降解的过氧化物酶和漆酶。工业领域对过氧化物酶和漆酶产生了浓厚兴趣，因为这两种酶有可能作为中间体，用来生产从生物质提取的木质素和木质素单体中生产出有用的产品。

8.2.3.1　酶的特性

漆酶（EC 1.10.3.2）：是一种蓝铜氧化酶，每个蛋白质分子上拥有 4 个铜离子（Cu^{2+}）。它能同大量的芳香基质发生反应。漆酶广泛分布于白腐菌中（Elegir et al.，2007）。人们认为它在木质素降解中起着关键的作用（Leonowicz et al.，2001）。漆酶能够氧化游离的酚醛木质素部分，存在芳香氧化还原介质时，也能氧化非酚醛部分（Bourbonnais and Paice，1990）。不存在介质时，它的活性将会聚合木质素或木质素单体；但是存在介质时，它的活性将会降解木质素（Mattinen et al.，2008）。

锰过氧化物酶（EC 1.11.1.7）：是一种主要来源于能催化木质素降解的白腐菌、含血红素的酶。使用过氧化物作为电子受体，第一个反应就是把二价锰氧化成三价锰。三价锰是一种扩散性的氧化剂，能够氧化各种各样的酚类底物（Kuan and Tien，1993）。草酸等有机酸实际上可以刺激这种酶的活性。

8.2.3.2　市场应用

人们很重视漆酶和过氧化物酶在酚醛树脂单体和聚合体生产和加工中的潜能。木质素酚醛树脂能够用于生产黏合剂、汽油添加剂、低成本碳纤维的前驱体和密封剂，而这只是其中的几个例子（Holladay et al.，2007）。因为底物操控困难，所以目前木质素大部分都是生产没有特异性的低成本产品。然而，如果能够生产出具有特异性的、用于批量生产具有高附加值产品的酶，那么就可扭转这种状况。随着木质纤维素原料在生物燃料和生物产品领域应用的不断增长，市场越来越需要能够通过操控木质素结构从而控制产品的廉价酶。

遗憾的是，漆酶和过氧化物酶都难以批量生产。这主要是因为它们具有产生活性氧的活性。目前，漆酶少量用于化妆品和纸浆、造纸加工的生物漂白。此外，Novozymes公司（丹麦 Basvaerd）生产的一种漆酶产品（DENILITE），可以用于纺织行业的面料加工。如果等到可以经济地生产出氧化还原酶，那么它们在工业中的使用将满足许多未满足的市场要求。漆酶不但可以参与木质素的聚合，还可用于多种漂白工艺（Mattinen et al.，2008）。过氧化物酶可能在酚类聚合工艺中取代甲醛，应用于如胶合板和颗粒板等。

8.2.3.3　植物表达系统

因为氧化还原酶生产的活性氧种属对生物系统有害，所以氧化还原酶不易表达。对于单细胞系统而言尤其如此，因为在单细胞系统中无法隔绝活性氧，从而危害着生物体的存活。因此，多细胞生物体可能更适合表达这些基因，为工业应用提供高积累水平的酶。

为测试这一构想，人们在玉米胚芽中表达了漆酶（Hood et al.，2003）。经过回收，植物中蛋白质的积累量尽管不高但却达到了可测水平。测试中，蛋白质被靶定到不同特定的亚细胞区室。其中靶定到质外体的最为有效。在细胞内表达该蛋白质的尝试没能生成任何转基因植物，表明这种蛋白质对细胞产生了毒性。可提取的酶必须经过硫酸铜、盐和加热处理才能恢复活性（Bailey et al.，2004）。大部分剩下的酶与植物组织相关，似乎不能提取，但是具有活性（Hood et al.，2003；Bailey et al.，2004）。当这些转基因植物被培育成优良种质，从而提高农艺性状，增加蛋白质数量时，这些植物开始显现出受损特征。这种损伤可能就是由漆酶生成的活性氧种属造成的。虽然玉米球蛋白-1 启动子更适合胚芽（Belanger and Kriz，1991），但是在一些营养组织中也能测到低水平的表达（Hood et al.，2003，2011）。在种子内，表达被限定在了胚芽和果皮内（图 8-2）。

这种酶的表达可能受益于某些技术，如利用内含肽使酶处于失活状态技术（Raab，2010），也可能受益于酶在环境温度下活性降低的耐热形态的表达（Uthandi et al.，2010）。活性酶在转基因谷物脱脂胚芽内的含量大概是干重的 0.2%（Hood et al.，2003）。这个数量意味着可以进行具有成本效益的生产（Howard and Hood，2005）。

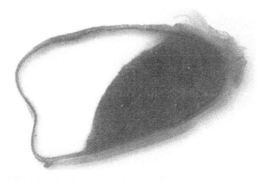

图 8-2　漆酶在转基因玉米种子胚胎中偏爱表达（彩图请扫封底二维码）

通过使用玉米球蛋白-1 启动子也可以在玉米中表达锰过氧化物酶（manganese peroxidase，MnPOX）（Clough et al.，2006）。亚细胞定位对这种酶的表达也有着巨大影响；其中质外体是蛋白积累的最佳位置。当通过组成型启动子表达蛋白质并把蛋白质分泌到质外体时，叶片和茎就会出现明显的病变（Clough et al.，2006）。的确，在烟草物种内，阴离子过氧化物酶的组成性过度表达造成了长期、严重的叶片萎蔫（Lagrimini et al.，1990）。因此，种子生产系统在隔离蛋白和限制植物损伤方面具有优势。这种蛋白质在第四代后的转化种子中积累水平大约为干重的 0.015%。

8.2.4　纤维素酶

为实现到 2022 年生产 360 亿加仑①液体运输燃料的目标，假定这些燃料全部来自生物质，达到美国的生物能源目标，将需要 110 万 t 的纤维素酶（Banerjee et al.，2010；Howard et al.，2011）。该数值是基于使用 30g 纤维素酶从生物质中生产出的糖足够加工 1加仑乙醇或者其他液体生物燃料的基础上获得的。如果需要更多的酶来解构这些生物质，那么酶的整体需求量也将按比例上升。目前，生产酶的策略主要是真菌在发酵罐中的生产。但是，要达到生物能源目标的规模要求和成本要求，酶的生产就不能使用微生物系统，因为使用微生物系统必须使用生物反应器（发酵罐或发酵器）。这样前期将占用大量的预付成本；而运行生物反应器不仅需要操作性成本，而且建造起来耗费时日。虽则如此，成本最低的纤维素酶目前是通过真菌培养提取出来的，而且多年来的培养经验也使得纤维素酶的生产得到优化。短期内市场仍将不断扩大，预计真菌表达系统也将继续提供纤维素酶，但是目标价不再是每加仑 0.12～0.17 美元（Kabir Kazi et al.，2010）。尽管人们还在不断改善真菌菌株来提高酶的表达水平，但是提高的幅度不可能太大，因为现有的系统已经非常成熟。同样，生产方式的优化有可能会增值，但却不大可能会降低成本。

8.2.4.1　酶的特性

人们已经发现了成千上万种糖基水解酶，并对它们的特征进行了描述（Cantarel et al.，2009）。经衍射发现，结晶纤维素上的多种酶具有有效活性，包括协同作用的酶组（Baker et al.，1998；Nieves et al.，1998）。如表 8-1 所示，内切纤维素酶在内部水解了纤维链，

---

① 1 加仑（us）=3.785 43L

从而产生了游离的末端，而这些末端上，外切纤维素酶具有活性。为了最有效地解构纤维素，需要两种外切纤维素酶——一种作用于还原端（纤维二糖水解酶Ⅰ），一种作用于非还原端（纤维二糖水解酶Ⅱ）。这两种酶的反应产物都是低聚葡萄糖。利用β-葡糖苷酶的活性能够把这些低聚物水解成葡萄糖。为了与工业工艺条件接轨，生物质转化酶的活性应该在 pH 为 5 的范围内，温度在 45～60℃。研究人员已经通过增加比活度和热稳定性来提高它们工艺过程的稳定性（Heinzelman et al.，2009）。

8.2.4.2　市场应用

不断发展的市场需要酶把生物质转化为用于生物燃料和生物产品的糖。植物生物质是一种复杂的聚合物基质，包括多糖纤维素和半纤维素，以及酚醛聚合物和木质素。使用木质纤维素生产燃料或生物产品的策略，必须能够有效地把植物细胞壁的多糖和木质素成分分别转化成单糖和酚醛单体。木质纤维素的降解可以通过加热和化学方法完成（Taherzadeh and Karimi，2007），但是首选的环保方法是酶解。

鉴于生物质转化技术的现状，内切纤维素酶、外切纤维素酶和β-葡糖苷酶的需求相当巨大（Jørgensen et al.，2007；Merino and Cherry，2007）。大部分纤维素酶的比活度相当低（Jørgensen et al.，2007；Sticklen，2008）；为此人们做出了相当的努力来提高它们的活性水平。然而，即使提高了酶的活性，改善了真菌发酵生产的方法，但是要取代 30% 的汽油（美国目标：360 亿加仑）需要大量的生物质，而降解这些生物质需要超过 100 万 t 的纤维素酶。

所需酶的数量和极低的生产成本都是前所未有的挑战。极低的生产成本是为液体运输燃料制定具有竞争力的价格所要求的。目前，生物反应器微生物发酵是纤维素酶的主要来源，并且在短期内的行业发展中仍将维持现状。然而，生物反应器的前期资金投入成了行业大规模发展的问题。假定每加仑生物燃料（如乙醇和丁醇）需要 100g 纤维素酶来降解生物质转化成糖，那么，就真菌培养生产纤维素酶的罐储能力而言，投资额将是异常巨大的。购置 2000 多个发酵罐和相关的控件需要的全部资金超过 570 亿美元。按每加仑生物燃料 0.17 美元（NREL 2011 目标价）计算，每年销售产品收入大约是 60 亿美元（Banerjee et al.，2010；Howard et al.，2011）。很明显，要实现可再生燃料标准（renewable fuel standard，RFS）2 的目标，需要重大的创新和其他可替代的方法来解决酶规模化生产的成本问题（http://www.epa.gov/otaq/fuels/renewablefuels/index.htm）。

8.2.4.3　植物表达系统

纤维素酶已经在很多植物和组织中得到了表达，包括烟草叶片、水稻茎秆、玉米秸秆和玉米种子（Gray et al.，2009；Hood et al.，2007；Jin et al.，2003；Mei et al.，2009；Oraby et al.，2007；Sticklen，2008）。该途径被认为有可能成为一种减少组织对解构抵抗的解决方法（Taylor et al.，2008）。虽然营养组织中的纤维素酶使得纤维素更易消化，但是加工生物质的条件必须精心设计，以防酶在预处理中失活。

另外一种可选的方法是在浓缩组织中生产纤维素酶，从而使人们可以进行低成本种植、收割、贮藏和加工（Howard and Hood，2005）。按照这种方法，人们可以扩大酶生产规模从而满足市场需求，并且在加工生物质之前得以稳定存贮。这样的系统是在诸如玉米、小麦或大豆等作物的种子中生产酶。玉米的生产和加工是一个非常发达的行业（Alexander，1994）。有两种纤维素酶基因已经成功地在玉米中表达，并开发了生产线（Hood et al.，2007）。把原始转化株培育到优质种质或高油量种质中之后，高水平的蛋白质从籽粒中得以回收（Clough et al.，2006；Hood and Howard，2008；Hood et al.，2002）。这种方法对于提高玉米种子中纤维素酶的积累尤为有效（Hood et al.，2011）。事实上，优质玉米籽粒中纤维素酶 E1［来自解纤维热酸菌（*Acidothermus cellulolyticus*）］的蛋白质水平高达干重的 0.2%，纤维二糖水解酶 Ⅰ（CBH Ⅰ）［来自里氏木霉（*Trichoderma reesei*）］的水平达到干重的 0.45%。由于酶全部集中在籽粒的胚芽（胚）部分，因此可以通过已有的方法（湿磨法或干磨法）进行分离，从而对酶进行物理集中。在传统的玉米加工过程中，胚芽是胚乳淀粉中一种低值副产品，一般只作为动物饲料出售。胚芽可以被脱脂，也可以通过已有的方案回收玉米油。剩下的脱脂胚芽也是一种副产品。但是在上述情况下，脱脂的胚芽是籽粒中最有价值的部分，因为它含纤维素酶（Howard et al.，2011）。

大部分含有纤维素酶的转基因植物都集中使用了对生物质具有活性的某种内切或外切纤维素酶。每一种这样的酶本身不能有效地解构纤维素，因为酶和酶之间需要互相配合。因此，更有效的方法可能是要把基因集中到单株内，让所有的酶共同作用。这可以通过培育组织内含有单一酶的植株，再进行杂交来完成，或者把基因集中到微型染色体上来实现（Carlson et al.，2007；Yu et al.，2007）。总之，每种方法都有其各自需要克服的困难，要真正应用起来还需要数年的努力。

8.3　结　　论

使用植物生产工业用途的蛋白质已经进行了数年。首批出售的产品是牛胰蛋白酶（Trypzean，T3568，Sigma Chemical Co.）。尽管这种酶在制药领域的应用是赢利的，但是目前的市场却很有限。这种酶可用在细菌生产胰岛素系统中，使胰岛素原成熟为胰岛素，并且为产药细胞传代，使这些贴壁细胞从它们的基质中悬浮起来。首批利用此项技术规模生产的产品刚刚投入市场——Syngenta 公司的 Enogen 淀粉酶。近期的一次新闻声明这项卓越的技术将在 2012 年得到大规模开发（http://advancedbiofuelsusa.info/usda-approvescorn-amylase-trait-for-enogentm）。Enogen 为将来植物系统生产工业酶铺平了道路。

虽然利用植物生产生物燃料和生物材料有利于环保，但是一些科研团队担忧它对土地使用（耕种增加）可能带来的负面影响，或者说担忧食物生产用地的减少。这些问题必须得到解决。解决方法之一是提高所有农作物的生产率，无论是用于食物、生物燃料/生物产品还是工业使用。近些年来，农业生产中采用了许多技术，包括驯养、机械化、选育、施肥和基因工程等（Fedoroff，2010）。每一种技术都对生产率的提高做出了突出贡献。如果继续投资这些技术，所有食物和非食物用途的植物都有可能在现有耕地上获得种植。鉴于目前人们对转基因植物生产食物、饲料、纤维和燃料的观点，使用这项技术的新型作物的种植被延迟，而且这种情况还可能继续下去。当然，作物安全是这些转基因作物必须解决的重要问题。但是，不利用现有可用技术来提高作物产能，人类面临的风险将要大得多——作物产能不足将导致饥荒。"因此，农业在 21 世纪面临着巨大的挑战"（Fedoroff，2010）。

工业酶的全球市场在不断扩大。预计到 2015 年将达到 37.4 亿～70 亿美元（http://www.prweb.com/releases/industrial_enzymes/proteases_carbohdrases/prweb8121185.htm；http://www.reportlinker.com/p0148002/World-Enzymes-Market.html#ixzz1FZu2b3Bq）。对特种酶持续、强劲的需求激励人们不断开发新技术生产酶。其中，部分原因是酶使用的经济适用性，还因为代替石油化学产品可以带来利润增长。

新型、优先级酶的开发与生产技术的进步相关联。生物技术已经改变了酶生产行业。基因修饰植物的利用终将满足人们对高效、环保和低成本生产系统的需求。

参 考 文 献

Alexander RJ (1994) In: Watson SA, Ramstad PE (eds) Corn dry milling: Processes, products and applications. American Association of Cereal Chemists, Inc., St. Paul, pp 351–376

Austin S, Bingham ET, Koegel RG, Mathews DE, Shahan MN, Straub RJ, Burgess RR (1994) An overview of a feasibility study for the production of industrial enzymes in transgenic alfalfa. Ann N Y Acad Sci 721:234–244

Austin S, Bingham ET, Mathews DE, Shahan MN, Will J, Burgess RR (1995) Production and field performance of transgenic alfalfa (Medicago sativa L.) expressing alpha-amylase and manganese-dependent lignin peroxidase. Euphytica 85:381–393. doi:10.1007/BF00023971

Bae H-J, Kim HJ, Kim YS (2008) Production of a recombinant xylanase in plants and its potential for pulp biobleaching applications. Bioresour Technol 99:3513–3519. doi:10.1016/j.biortech.2007.07.064

Bailey MR, Woodard SL, Callaway E, Beifuss K, Magallanes-Lundback M, Lane JR, Horn ME, Mallubhotla H, Delaney DD, Ward M, Van Gastel F, Howard JA, Hood EE (2004) Improved recovery of active recombinant laccase from maize seed. Appl Microbiol Biotechnol 63:390–397

Baker J, Ehrman C, Adney W, Thomas S, Himmel M (1998) Hydrolysis of cellulose using ternary mixtures of purified celluloses. Appl Biochem Biotechnol 70–72:395–403

Banci L, Bartalesi I, Ciofi-Baffoni S, Ming T (2003) Unfolding and pH studies on manganese peroxidase: role of heme and calcium on secondary structure stability. Biopolymers 72:38–47

Banerjee G, Scott-Craig JS, Walton JD (2010) Improving enzymes for biomass conversion: a basic research perspective. BioEnergy Res 3:82–92. doi:10.1007/s12155-009-9067-5

Beg QK, Kapoor M, Mahajan L, Hoondal GS (2001) Microbial xylanases and their industrial applications: a review. Appl Microbiol Biotechnol 56:326–338. doi:10.1007/s002530100704

Belanger FC, Kriz AL (1991) Molecular basis for allelic polymorphism of the maize Globulin-1 gene. Genetics 129:863–872

Bergquist P, Te'o V, Gibbs M, Cziferszky A, de Faria F, Azevedo M, Nevalainen H (2002) Expression of xylanase enzymes from thermophilic microorganisms in fungal hosts. Extremophiles 6:177–184

Bhat MK (2002) Cellulases and related enzymes in biotechnology. Biotechnol Adv 18:355–383

Bourbonnais R, Paice M (1990) Oxidation of non-phenolic substratesAn expanded role for laccase in lignin biodegradation. FEBS Lett 267:99–102. doi:10.1016/0014-5793(90)80298-W

Brock R (2011) USDA approves corn designed for ethanol production. Corn and soybean digest

Camacho NA, Aguilar OG (2002) Production, purification, and characterization of a low-molecular-mass xylanase from Aspergillus sp. and its application in baking. Appl Biochem Biotechnol 104:159–171. doi:10.1385/ABAB:104:3:159

Cantarel BL, Coutinho PM, Rancurel C, Bernard T, Lombard V, Henrissat B (2009) The Carbohydrate-Active EnZymes database (CAZy): an expert resource for Glycogenomics. Nucleic Acids Res 37:D233–D238

Cardona CA, Sánchez OJ (2007) Fuel ethanol production: process design trends and integration opportunities. Bioresour Technol 98:2415–2457. doi:10.1016/j.biortech.2007.01.002

Carlson SR, Rudgers GW, Zieler H, Mach JM, Luo S, Grunden E, Krol C, Copenhaver GP, Preuss D (2007) Meiotic transmission of an in vitro-assembled autonomous maize minichromosome. PLoS Genet 3:1965–1974. doi:10.1371/journal.pgen.0030179

Clough R, Pappu K, Thompson K, Beifuss K, Lane J, Delaney D, Harkey R, Drees C, Howard J, Hood EE (2006) Manganese peroxidase from the white-rot fungus Phanerochaete chrysosporium is enzymatically active and accumulates to high levels in transgenic maize seed. Plant Biotechnol J 4:53–62

Crabb WD, Mitchinson C (1997) Enzymes involved in the processing of starch to sugars. Trends Biotechnol 15:349–352. doi:10.1016/S0167-7799(97)01082-2

Economist (2009) The parable of the sower. The Economist, pp 71–73

Elegir G, Bussini D, Antonsson S, Lindstrom M, Zoia L (2007) Laccase-initiated cross-linking of lignocellulose fibres using a ultra-filtered lignin isolated from kraft black liquor. Appl Microbiol Biotechnol 77:809–817

Fedoroff N (2010) The past, present and future of crop genetic modification. New Biotechnol 27:461–465

Gray BN, Ahner BA, Hanson MR (2009) High-level bacterial cellulase accumulation in chloroplast-transformed tobacco mediated by downstream box fusions. Biotechnol Bioeng 102:1045–1054

Gupta R, Beg Q, Lorenz P (2002) Bacterial alkaline proteases: molecular approaches and industrial applications. Appl Biochem Biotechnol 59:15–32

Harbak L, Thygesen HV (2002) Safety evaluation of a xylanase expressed in Bacillus subtilis. Food Chem Toxicol 40:1–8

Hayes TL, Zimmerman N, Hackle A (2007) World enzymes; Industry study 2229, Cleveland, OH

Heinzelman P, Snow CD, Smith MA, Yu X, Kannan A, Boulware K, Villalobos A, Govindarajan S, Minshull J, Arnold FH (2009) SCHEMA recombination of a fungal cellulase uncovers a single mutation that contributes markedly to stability. J Biol Chem 284:26229–26233

Holladay JE, White JF, Bozell JJ, Johnson D (2007) Top value-added chemicals from biomass volume II — results of screening for potential candidates from biorefinery lignin. Pacific Northwest National Laboratory, Richland

Hood E, Howard J, Delaney D (2002) Method of Increasing Heterologous Protein Expression in Plants. US patent # 7, 541, 515

Hood E, Howard J (2008) Over-expression of novel proteins in maize. In: Kriz A, Larkins B (eds) Molecular genetic approaches to maize improvement. Springer, Berlin/Heidelberg, pp 91–105

Hood E, Vicuna Requesens D (2011) Recombinant protein production in plants: challenges and solutions. In: Lorence A (ed) Methods in molecular biology: recombinant gene expression. Humana Press, New York

Hood E, Mr B, Beifuss K, Magallanes-Lundback M, Horn M, Callaway E, Drees C, Delaney D, Clough R, Howard J (2003) Criteria for high-level expression of a fungal laccase gene in transgenic maize. Plant Biotechnol J 1:129–140. doi:10.1046/j.1467-7652.2003.00014.x

Hood E, Love R, Lane J et al (2007) Subcellular targeting is a key condition for high-level accumulation of cellulase protein in transgenic maize seed. Plant Biotechnol J 5:709–719

Howard JA, Hood E (2005) Bioindustrial and biopharmaceutical products produced in plants. Adv. Agron. 85:91–124

Howard J, Hood E (2007) Methods for growing nonfood products in transgenic plants. Crop Sci 47:1255. doi:10.2135/cropsci2006.09.0594

Howard J, Nikolov Z, Hood E (2011) Enzyme production systems for biomass conversion. In: Hood E, Nelson P, Powell R (eds) Plant biomass conversion. Wiley Press, Ames, pp 227–253

Hood EE, Devaiah SP, Fake G, Egelkrout E, Teoh K, Vicuna Requesens D, Hayden C, Hood KR, Pappu K, Carroll J and Howard JA (2011) Manipulating corn germplasm to increase recombinant protein accumulation. Plant Biotechnology Journal. Online DOI: 10.1111/j.1467-7652.2011.00627.x

Hyunjong B, Lee D-S, Hwang I (2006) Dual targeting of xylanase to chloroplasts and peroxisomes as a means to increase protein accumulation in plant cells. J Exp Bot 57:161–169. doi:10.1093/jxb/erj019

Jamai L, Ettayebi K, El Yamani J, Ettayebi M (2007) Production of ethanol from starch by free and immobilized Candida tropicalis in the presence of alpha-amylase. Bioresour Technol 98:2765–2770. doi:10.1016/j.biortech.2006.09.057

Jin R, Richter S, Zhong R, Lamppa GK (2003) Expression and import of an active cellulase from a thermophilic bacterium into the chloroplast both in vitro and in vivo. Plant Mol Biol 51:493–507

Jørgensen H, Kristensen JB, Felby C (2007) Enzymatic conversion of lignocellulose into fermentable sugars: challenges and opportunities. Biofpr 1:119–134

Kabir Kazi F, Fortman J, Anex R, Kothandaraman G, Hsu D, Aden A, Dutta A (2010) Techno-Economic Analysis of Biochemical Scenarios for Production of Cellulosic Ethanol. Technical Report. NREL/TP-6A2-46588

Kim J, Kavas M, Fouad W, Nong G, Preston J, Altpeter F (2010) Production of heperthermostable GH10 xylanase Xyl10B from Thermotoga maritima in transplastomic plants enables complete hydrolysis of methylglucuronoxylan to fermentable sugars for biofuels production. Plant Mol Biol. doi:10.1007/s11103-010-9712-6

Koutinas AA, Wang R, Webb C (2004) Restructuring upstream bioprocessing: technological and economical aspects for production of a generic microbial feedstock from wheat. Biotechnol Bioeng 85:524–538

Krishnan M (2000) Economic analysis of fuel ethanol production from corn starch using fluidized-bed bioreactors. Bioresour Technol 75:99–105. doi:10.1016/S0960-8524(00)00047-X

Kuan IC, Tien M (1993) Stimulation of Mn peroxidase activity: a possible role for oxalate in lignin biodegradation. Proc Natl Acad Sci USA 90:1242–1246

Kulkarni N, Shendye A, Rao M (1999) Molecular and biotechnological aspects of xylanases. FEMS Microbiol Rev 23:411–456

Kumagai M (2000) Rapid, high-level expression of glycosylated rice α-amylase in transfected plants by an RNA viral vector. Gene 245:169–174. doi:10.1016/S0378-1119(00)00015-9

Lagrimini LM, Bradford S, Rothstein S (1990) Peroxidase-induced wilting in transgenic tobacco plants. Plant Cell 2:7–18. doi:10.1105/tpc.2.1.7

Lau OS, Sun SSM (2009) Plant seeds as bioreactors for recombinant protein production. Biotechnol Adv 27:1015–1022. doi:10.1016/j.biotechadv.2009.05.005

Leelavathi S, Gupta N, Maiti S, Ghosh A, Reddy VS (2003) Overproduction of an alkali- and thermo-stable xylanase in tobacco chloroplasts and efficient recovery of the enzyme. Mol Breed 11:59–67

Lehninger AL, Nelson DL, Cox MM (2005) Lehninger principles of biochemistry, vol 1. W.H. Freeman, New York

Leonowicz A, Cho N, Luterek J, Wilkolazka A, Wojtas-Wasilewska M, Matuszewska A, Hofrichter M, Wesenberg D, Rogalski J (2001) Fungal laccase: properties and activity on lignin. J Basic Microbiol 41:185–227. doi:10.1002/1521-4028(200107)41:3/4<185::AID-JOBM185>3.0.CO;2-T

Li X-L, Skory CD, Ximenes EA, Jordan DB, Dien BS, Hughes SR, Cotta MA (2007) Expression of an AT-rich xylanase gene from the anaerobic fungus Orpinomyces sp. strain PC-2 in and secretion of the heterologous enzyme by Hypocrea jecorina. Appl Microbiol Biotechnol 74:1264–1275. doi:10.1007/s00253-006-0787-6

Liu J-H, Selinger LB, Cheng K-J, Beauchemin KA, Moloney MM (1997) Plant seed oil-bodies as an immobilization matrix for a recombinant xylanase from the rumen fungus Neocallimastix patriciarum. Biochem J 3:463–470

Loera Corral O, Pérez Pérez MCI, Barbosa Rodríguez JR, Villaseñor Ortega F, Guevara-González RG, Torres-Pacheco I (2006) Laccases. In: Ramón Gerardo Guevara-González and Irineo Torres-Pacheco (eds) Advances in Agricultural and Food Biotechnology. Research Signpost, Kerala, India, pp 323–340

Ma JK-C, Drake PMW, Christou P (2003) The production of recombinant pharmaceutical proteins in plants. Nat Rev Genet 4:794–805. doi:10.1038/nrg1177

Mandavilli S (2000) Performance characteristics of an immobilized enzyme reactor producing ethanol from starch. J Chem Eng Japan 33:886–890

Mattinen M-L, Suortti T, Gosselink R, Argyropoulos DS, Evtuguin D, Suurnakki A, de Jong E, Tamminen T (2008) Polymerization of different lignins by laccase. BioResources 3:549–565

McElroy D (2003) Sustaining agbiotechnology through lean times. Nat Biotechnol 21:996–1002

Mei C, Park S-H, Sabzikar R, Callista Ransom CQ, Mariam S (2009) Green tissue-specific production of a microbial endo-cellulase in maize (Zea mays L.) endoplasmic-reticulum and mitochondria converts cellulose into fermentable sugars. J Chem Technol Biotechnol 84:689–695

Merino ST, Cherry J (2007) Progress and challenges in enzyme development for biomass utilization. Adv Biochem Eng Biotechnol 108:95–120

Mitsui T, Itoh K (1997) The alpha-amylase multigene family. Trends Plant Sci 2:255–261

Moharrery A, Hvelplund T, Weisbjerg MR (2009) Effect of forage type, harvesting time and exogenous enzyme application on degradation characteristics measured using in vitro technique. Anim Feed Sci Technol 153:178–192. doi:10.1016/j.anifeedsci.2009.06.001

Mukherjee A, Borah M, Rai S (2009) To study the influence of different components of fermentable substrates on induction of extracellular α-amylase synthesis by Bacillus subtilis DM-03 in solid-state fermentation and exploration of feasibility for inclusion of α-amylase in laundry detergen. Biochem Eng J 43:149–156. doi:10.1016/j.bej.2008.09.011

Nieves RA, Ehrman CI, Adney WS, Elander RT, Himmel ME (1998) Technical communication: survey and analysis of commercial cellulase preparations suitable for biomass conversion to ethanol. World J Microb Biotechnol 14:301–304

Oraby H, Venkatesh B, Dale B, Ahmad R, Ransom C, Oehmke J, Mariam S (2007) Enhanced conversion of plant biomass into glucose using transgenic rice-produced endoglucanase for cellulosic ethanol. Transgenic Res 16:739–749

Pandey A, Nigam P, Soccol C, Soccol V, Singh D, Mohan R (2000) Advances in microbial amylases. Biotechnol Appl Biochem 31:135–152

Patel M, Johnson JS, Brettell RIS, Jacobsen J, G-ping X (2000) Transgenic barley expressing a fungal xylanase gene in the endosperm of the developing grains. Mol Breed 6:113–123

Pen J, van den Ooyen A, Elzen P, Rietveld K, Hoekema A (1992) Direct screening for high-level expression of an introduced alpha-amylase gene in plants. Plant Mol Biol 18:1133–1139

Polizeli MLTM, Rizzatti ACS, Monti R, Terenzi HF, Jorge JA, Amorim DS (2005) Xylanases from fungi: properties and industrial applications. Appl Microbiol Biotechnol 67:577–591. doi:10.1007/s00253-005-1904-7

Raab RM (2010) Transgenic plants expressing CIVPS or intein modified proteins and related method. US Patent # 20110138502

Rodrigues M, Pinto P, Bezerra R, Dias A, Guedes C, Cardoso V, Cone J, Ferreira L, Colaco J, Sequeira C (2008) Effect of enzyme extracts isolated from white-rot fungi on chemical composition and in vitro digestibility of wheat straw. Anim Feed Sci Technol 141:326–338. doi:10.1016/j.anifeedsci.2007.06.015

Schülein M (2000) Protein engineering of cellulases. Biochim Biophys Acta 1543:239–252

Senior D, Hamilton J, Taiplus P, Torvinin J (1999) Enzyme use can lower bleaching costs, aid ECF conversions. Pulp and Paper 73(7):59–65

Silveira M, Jonas R (2002) The biotechnological production of sorbitol. Appl Microbiol Biotechnol 59:400–408

Smith AM (1999) Making starch. Curr Opin Plant Biol 2:223–229. doi:10.1016/S1369-5266(99)80039-9

Sticklen Mb (2008) Plant genetic engineering for biofuel production: towards affordable cellulosic ethanol. Nat Rev Genet 9:433–443

Streatfield SJ (2007) Approaches to achieve high-level heterologous protein production in plants. Plant Biotechnol J 5:2–15. doi:10.1111/j.1467-7652.2006.00216.x

Taherzadeh MJ, Karimi K (2007) Enzyme-based hydrolysis processes for ethanol from lignocellulosic materials: a review. BioResources 2:707–738

Taylor LE II, Dai Z, Decker SR, Brunecky R, Adney William S, Ding S-Y, Himmel Michael E (2008) Heterologous expression of glycosyl hydrolases in planta: a new departure for biofuels. Trends Biotechnol 26:413–424

Urbanchuk JM, Kowalski DJ, Dale BE, Kim S (2009) Corn amylase: improving the efficiency and environmental footprint of corn to ethanol through plant biotechnology. AgBioforum 12:149–154

Uthandi S, Saad B, Humbard MA, Maupin-Furlow JA (2010) LccA, an archaeal laccase secreted as a highly stable glycoprotein into the extracellular medium by Haloferax volcanii. Appl Environ Microbiol 76:733–743. doi:10.1128/AEM.01757-09

van der Maarel M (2002) Properties and applications of starch-converting enzymes of the α-amylase family. J Biotechnol 94:137–155. doi:10.1016/S0168-1656(01)00407-2

Wolt J, Karaman S (2007) Estimated environmental loads of alpha-amylase from transgenic high-amylase maize. Biomass Bioenerg 31:831–835. doi:10.1016/j.biombioe.2007.04.003

Woodard SL, Mayor JM, Bailey MR, Barker DK, Love RT, Lane JR, Delaney DE, McComas-Wagner JM, Mallubhotla HD, Hood EE, Dangott LJ, Tichy SE, Howard JA (2003) Maize-derived bovine trypsin: characterization of the first large-scale, commercial protein product from transgenic plants. Biotechnol Appl Biochem 38:123–130

Yang P, Wang Y, Bai Y, Meng K, Luo H, Yuan T, Fan Y, Yao B (2007) Expression of xylanase with high specific activity from Streptomyces olivaceoviridis A1 in transgenic potato plants (Solanum tuberosum L.). Biotechnol Lett 29:659–667. doi:10.1007/s10529-006-9280-7

Yu W, Han F, Gao Z, Vega JM, Birchler JA (2007) Construction and behavior of engineered minichromosomes in maize. Proc Natl Acad Sci USA 104:8924–8929

Zhao J, Li X, Qu Y (2006) Application of enzymes in producing bleached pulp from wheat straw. Bioresour Technol 97:1470–1476. doi:10.1016/j.biortech.2005.07.012

第9章 农杆菌渗入法瞬时表达系统及其在分子药田中的应用

Rima Menassa, Adil Ahmad, Jussi J. Joensuu

摘要 农杆菌渗入法和/或病毒载体系统的瞬时表达已经迅速成为植物生产重组蛋白的首选表达系统。在费时耗力地进行稳定转基因植物生产之前，瞬时表达可作为一种有效的研究手段，用以探索最佳的表达参数；或者，通过真空渗入（vacuum infiltration）法将瞬时表达系统进行规模化商业生产。目前已拥有可用的大规模生产设施，其他设备也处于开发之中。可以说，该技术已经可以与传统生产系统相媲美。本章将介绍植物瞬时表达系统开发的背景和理论基础，并总结该领域的最新进展和实例。

9.1 引 言

为满足日益严格的行业生产要求，重组蛋白生产系统必须符合多重标准：具备规模化生产能力，纯化方法简单且廉价，生产周期短，生产率高，具备翻译和翻译后修饰的能力，具有生物安全性而且产品生产具有可重复性。

目前，传统的重组表达系统没有哪一个能够满足所有这些要求。例如，微生物和细胞培养生产的复合重组蛋白并不总是能够正确地加工或折叠，以至于蛋白质不具备生物活性。于是，原核细胞表达系统被用来生产一些不需要大量翻译后修饰的简单重组蛋白，如胰岛素、干扰素和人生长激素等（Walsh and Jefferis，2006）。由于微生物生产系统的种种局限，真核表达系统如酵母、昆虫细胞及哺乳动物细胞表达系统的优化自然就成了人们关注的焦点。但是这些生产系统也有缺点，例如，酵母和真菌的高糖基化，规模化生产中可能藏匿人病原体，而且存在与哺乳动物细胞培养和转基因动物相关的伦理问题。传统系统的这些局限及对治疗性或工业性蛋白日益增长的需求，促使植物代替传统系统，更安全、更低成本地生产生物活性重组蛋白。植物表达系统能够进行翻译后修饰，并能够生产出各种各样的功能性哺乳动物蛋白和工业酶。在植物细胞中生产出正确折叠和组装的多亚基蛋白，如抗体，充分说明了植物具有生产和组装复合哺乳动物蛋白的能力（Nuttall et al.，2005）。

9.2 植物表达系统

直到最近，植物的稳定转化才成为重组蛋白高水平表达的首选方法。在稳定转化的植物组织中，农杆菌（*Agrobacterium*）菌株通过 Ti 质粒中编码的毒力因子把重组基因导入植物核基因组。包含目的基因的 Ti 质粒部分通过左、右 T-DNA 边界序列划定，并且随机整合到植物核基因组中（Zambryski，1988）。大多数植物科学家都使用这种方法，而且，经过证实这种方法在双子叶植物中更为成功。稳定转基因植物的主要优势在于其生产外源蛋白具有可遗传性。因此，其资源具有永久性，并且生产简单，规模化快，只需要在大片区域播种种子并收获就可以无限制、持续地进行生产（Gray et al.，2009）。使用转基因植物作为生产平台也有如下缺点：培育和鉴定转化株的研发阶段时间长；基因随机插入相关的染色体位置效应使表达不可预见；重组蛋白稳定性问题导致积累水平低；重组蛋白对宿主植物的生理效应，如毒性作用等（Hobbs et al.，1990；Krysan et al.，2002）。

自从人们首次提出在香蕉和马铃薯等可食植物器官内表达疫苗这种想法之后，人们在植物生产重组蛋白领域已经取得了很大进展。粮食作物不能用于药用蛋白的生产。这一点已经没有疑问，因为这会引发粮食供给的污染风险。此外，利用植物材料进行口服给药的设想已经慢慢变为利用经纯化符合质量标准的产品进行口服给药。因为口服给药需要控制剂量，而未经加工的植物材料难以实现剂量的准确控制（Rybicki，2010）。植物之间的差异、同一植物内部的不同组织、每种植物不同的生理环境都会导致表达水平的变动。因此，尽管乙型肝炎表面抗原（hepatitis B surface antigen，HBsAg）已经成功在马铃薯中得到表达，并在临床试验中显示出功效（Thanavala et al.，2005），但是人们还是把关注重点重新放在了非食用植物和瞬时系统的表达上。因为，与稳定的转基因植物相比，使用非食用植物和瞬时表达系统的生产周期更短，表达水平更高。最近几年，瞬时表达获得多项突破。利用瞬时表达可以在 1～2 周获得前所未有的表达水平。此类系统依赖两类植物病原体：植物病毒和农杆菌——一种土壤中的细菌病原体。

9.2.1 农杆菌渗入法

农杆菌渗入法是通过真空渗入或者注射器直接注射，把含有双元表达载体的根癌农杆菌直接引入到植物叶片内。通常，在发生感染后，单链 T-DNA 就从农杆菌转移到了植物细胞。T-DNA 一旦被细菌和植物编码的蛋白质转移到植物细胞内，那么 T-DNA 就会在分子伴侣的协助下进入细胞核。只有很小的比例整合到宿主植物染色体，生成稳定的转化细胞。这些细胞随后再生为转基因植物（Zambryski，1988）。未整合进入染色体的 T-DNA 的去向尚不明确；但是，游离的 T-DNA 分子似乎具有转录能力，这样就为重组蛋白生产和快速获取提供了机会（Voinnet et al.，2003）。

生产周期的明显缩减和农杆菌渗入技术的便捷使其在 2～5 天即可满足生产要求。这就使植物瞬时表达成为蛋白质生产的一个颇具吸引力的方案。这样，农杆菌渗入法不但可以用于快速评估表达结构的活性，而且可以用于生产少量的、功能性分析使用的重组蛋白（Wroblewski et al.，2005）。生产稳定转基因植物往往需要 3～6 个月，耗时并占用大量资源。相比之下，瞬时表达的短周期则非常有利。瞬时表达系统也很灵活。它可以同时表达多个基因，并且可提供可靠的和可重现的指标，用于衡量表达结构的性能，因为它避免了稳定转基因植物常伴随的位置效应（Kapila et al.，1997）。

9.2.2　病毒表达

重组蛋白的病毒表达是本书另外一章的主题（第 10 章），所以我们在这里只是简要地描述一下病毒系统，而把描述的重点放在近期的进展，包括通过农杆菌渗透进入植物的解构病毒和由此获得的高水平表达。

最初使用的病毒表达载体是简单的基因置换型载体。在置换型载体中，外源目的基因替换了病毒的衣壳蛋白基因。这些载体仅限于这些基因的表达；尽管它们可以在细胞间移动，但却不能够在植物内系统性地传播。最终，除了所有必需的病毒基因外，还要构建表达外源基因的植物 RNA 病毒，以便接种后，植物病毒能系统性地感染所有的植物细胞，引发外源目的基因的多重转录（Pogue et al.，2002）。

最近，依靠解构病毒载体（deconstructed viral vector）的农杆菌渗入法成为一种新型表达系统。其表达水平在所有系统中最高。该表达系统被称为 magnifection，由德国生物科技公司 Icon Genetics（现为 Bayer Innovation 的子公司）开发。Magnifection 技术是将农杆菌的高转染率与解构病毒载体的高表达量相结合，从而使每千克鲜重叶片（fresh leaf weight，FLW）中获得的重组蛋白最高达 5g，相当于约 50%的总可溶性蛋白（Gleba et al.，2005，2007）。该系统的表达过程是先制备农杆菌的稀释悬浊液，其中农杆菌携带可编码病毒复制子的 T-DNA，然后用农杆菌的稀释悬浊液去侵染整株成熟植株。细菌负责原发的感染，而病毒则负责细胞间的传播、放大和高水平表达。该系统可以进行异源多聚重组蛋白的表达，如单克隆抗体（monoclonal antibody，mAb）。为此，MagnICON® 系统使用了基于芜菁脉明病毒（turnip vein clearing tobamovirus，TVCV）和马铃薯 X 病毒（potato virus X，PVX）的两种非竞争性病毒载体。一种载体携带重链，另一种携带轻链。两种载体共同侵染本氏烟草（N. benthamiana）后，两条链在本氏烟草中均得到了表达，并被组装成全功能性单克隆抗体（mAb）（Giritch et al.，2006；Hiatt and Pauly，2006）。

这种技术的扩容本质上与农杆菌渗入法基本相同，都需要侵染装置。由于该系统的表达水平非常高，因此蛋白质能够在封闭设备中生产，从而使生物安全风险最小化。Kentucky BioProcessing（KBP）公司与 Bayer Innovation 和 Icon Genetics 两家公司合作，对 MagnICON 系统进行了改造，从而使其每小时可以侵染数千克的植物。从而，在大约两周的时间之内，每个温室就可以生产出 25～75g 的抗体（Pogue et al.，2010）。

9.2.3　基因沉默和抑制

在转基因植物中，转录后基因沉默（post-transcriptional gene silencing，PTGS）可表现为外源 DNA 序列编码的转录子在稳态水平上的降低（Voinnet et al.，1999）。导致稳态水平降低的原因是靶向 RNA 的逆转增加，而相应基因的转录水平却未受影响。转基因引起的 RNA 沉默需要一种 RNA 依赖的、类 RNA 聚合酶的蛋白质，去靶向催化 RNA 互补链的合成（Dalmay et al.，2000）。之后，双链 RNA 被特异性核酸酶识别并裂解，产生 21～23 个核苷酸的 RNA（Zamore et al.，2000）。这些小 RNA 可以与类核酸酶蛋白联合，从而指引靶向 RNA 转录子的序列特异性裂解（Voinnet et al., 1999）。

目的基因和沉默抑制子的共表达可以避免转录后基因沉默。个体植物病毒似乎能够生产它们自己的沉默抑制子；目前人们正在对大量抑制子进行特征描述和鉴定（Lienard et al., 2007）。鉴定最为全面的基因沉默抑制子是由番茄丛矮病毒（tomato bushy stunt virus, TBSV）编码的 p19 蛋白。通过农杆菌渗入法，植株与 p19 共同浸润时，重组蛋白的表达得到了大幅度的提高（Voinnet et al., 2003），最高可达 50 倍。对于适用农杆菌渗入法转化的植物来说，这是提高重组蛋白生产率的一个简单途径。

9.2.4　针管注射法与真空渗入法

最初，开发农杆菌渗入法瞬时表达是为了评价诱导重组蛋白表达所构建的不同载体的能力。而表现最好的构建载体将被用于生产稳定的转基因株系。为此，将农杆菌悬浊液浸润到叶片背面。实验中最常使用的植物是本氏烟草，但也可以使用普通烟草及其他植物，譬如拟南芥、番茄或苜蓿（Wroblewski et al., 2005）。除植物物种的选择外，浸润植物的生长阶段和生理状态对靶蛋白的表达水平也具有重要影响。与转录后基因沉默的病毒抑制子（如马铃薯 Y 病毒中的 HcPro 蛋白）共同浸润时，每千克鲜重叶片中的重组蛋白可高达 1.5g（Vézina et al., 2009）。由于农杆菌注射渗入法获得的表达水平高，而且蛋白质生产的速度快，因此这种方法已经升级用于千克量组织的真空渗入。通过真空渗入方式获得的重组蛋白量大约为注射器渗入方式的一半（Vézina et al., 2009）。尽管如此，真空渗入法现在被多家研究团体采用，包括采用真空渗入生产流感疫苗的 Medicago 公司（D'Aoust et al., 2010）；该方法还被 Kentucky BioProcessing, LLC 公司自动化，以便采用 magnifection 浸染系统进行每小时千克量地植物浸润（Pogue et al., 2010）。

9.3　在分子农业中的应用

本部分将围绕瞬时表达这种快速、高水平生产复合蛋白的方法，简要描述用于人类疾病治疗而开发的植物药物的研究进展。虽然将详加评论每一个类别，但并不逐一讨论所有已生产出的蛋白质，而是仅仅讨论其中最成功的案例。

9.3.1　疫苗

9.3.1.1　乙型肝炎病毒

乙型肝炎表面抗原（HBsAg）已在转基因马铃薯中得以生产，并在临床试验中显示具有免疫原性，增强了之前已接种的志愿者的免疫能力（Thanavala et al., 2005）。但是，较低的表达水平和对使用粮食作物生产药用蛋白的担忧促使人们去开发其他的宿主植物并探索提高表达水平的方法。Huang 和 Manson 于 2004 年首次报道了使用农杆菌渗入法瞬时表达乙型肝炎表面抗原，并对有无融合伴侣的抗原结构进行了比较评估。为了优化瞬时表达系统，他们使用解构病毒载体 MagnICON，并证明乙型肝炎表面抗原能够正确组装为二聚体和类病毒颗粒，累积量可达 300mg/kg 叶片鲜重。此外，用部分纯化的乙型肝炎表面抗原对小鼠进行免疫接种，诱发了乙型肝炎表面抗原特异性抗体（Huang et al.，2008）。另外一例开发乙肝疫苗的尝试是，在本氏烟草中用 MagnICON 病毒载体表达乙肝病毒核心抗原（hepatitis B core antigen，HBc）。每千克叶片鲜重中乙肝病毒核心抗原（HBc）的积累量达 2.38g，经表达后组装为类病毒颗粒，诱导了小鼠的免疫反应（Huang et al.，2006）。他们还尝试开发了其他病毒表达载体。其中一种解构病毒载体是利用双生菜豆黄矮病毒（BeYDV）瞬时生产乙肝病毒核心抗原，生产水平高达 1g/kg 叶片鲜重（Chen et al.，2011）。

9.3.1.2　人乳头状瘤病毒

人乳头状瘤病毒（human papilloma virus，HPV）导致女性宫颈癌，并与男、女性的肛门、生殖器和头、颈部肿瘤有关（Bosch et al.，2002）。疫苗接种是对抗该病毒最有效的方法。目前可用的预防性疫苗有两种，一种是 Merck 公司利用酵母生产的加德西（Gardsil），另一种是 GlaxoSmithKline 公司利用昆虫细胞生产的卉妍康（Cervarix）。两种疫苗均可抵御高风险的人乳头状瘤病毒 16 型和 18 型。要知道，70%的宫颈癌都是由这两种亚型的病毒诱发的（Bosch et al.，2008）。为大幅度降低生产成本，多个研究团队都致力于利用植物生产人乳头状瘤病毒疫苗。最成功的案例是，把人乳头状瘤病毒-16 L1 蛋白靶定到叶绿体内，在瞬时农杆菌渗入系统中与番茄斑萎病毒小型非结构沉默抑制子蛋白共同表达，结果获得 0.5g/kg 叶片鲜重的表达水平（17%的总可溶性蛋白）（Maclean et al.，2007）。类病毒颗粒形成，并且浓缩植物提取物通过胃肠外给药诱导了高滴度抗血清。其变化幅度与已报道的临床试验中注射商业疫苗的受试者的效果相一致（Giorgi et al.，2010）。同一研究团队，在农杆菌渗入的二元载体中，利用复制型双粒病毒组序列，使表达水平增加了 50%（Regnard et al.，2010）。

9.3.1.3　人免疫缺陷病毒（艾滋病病毒）

人免疫缺陷Ⅰ型病毒（human immunodeficiency virus typeⅠ，HIV-1）的感染会导致人获得性免疫缺陷综合征/艾滋病（immunodeficiency syndrome，AIDS）。目前全世界超过 4 千万人感染人免疫缺陷病毒，并继续蔓延。发生地主要是撒哈拉以南的非洲地区。控制这种传染病的有效措施是开发有效的疫苗。而对于已感染的人需要诸如中和性抗体等来予以治疗。然而，不论哪种情况都需要大量的重组蛋白。如果植物能够实现足够高的蛋白质积累水平则可以作为重组蛋白的廉价生产系统（Rybicki，2010）。目前，人们致力于作为植物中嵌合蛋白的人免疫缺陷病毒抗原的生产，包括结构蛋白 Gag（还有它的成分蛋白 p24、p17 和 p17/p24）、胞膜蛋白（Env）及调节蛋白 Tat 和 Nef（De Virgilio et al.，2008；Karasev et al.，2005；Meyers et al.，2008；Yusibov et al.，1997；Zhou et al.，2008）。其中只有两种抗原（Nef 和 p24-Nef）的积累水平达到了要求。与 Zeolin 融合的 Nef 累积达到了总可溶性蛋白的 1.5%；从叶绿体基因组中表达的 p24-Nef 在一种小型实验烟草品种 Havana 中的累积达到了总可溶性蛋白的 40%，在高生物量烟草品种达到了总可溶性蛋白的 6%（Marusic et al., 2009；Zhou et al., 2008）。类似地，Gag 提取的 p17/p24 融合蛋白靶定在叶绿体时，通过农杆菌渗入法可使其表达水平达到 5mg/kg 叶片鲜重（Meyers et al., 2008）。

控制人免疫缺陷病毒传播的另一种方法在于生产、使用格瑞弗森蛋白（griffithsin）——一种来自红藻（*Griffithsia*）的强力病毒侵入抑制剂（potent viral entry inhibitor）（Mori et al., 2005）。这种蛋白质是一种凝集素。它可以靶定人免疫缺陷病毒包膜糖蛋白表面的高甘露糖型聚糖，一旦接触就可使病毒失去活性（Emau et al., 2007；Ziólkowska et al., 2006）。由烟草花叶病毒载体介导，在本氏烟草中生产水平极高的格瑞弗森，短短的 12 天即可超过 1g/kg 叶片鲜重。经证实，植物生产的格瑞弗森具有活性、抗病毒，并且能够在细胞间阻截人免疫缺陷病毒（HIV）传播的优点（O'Keefe et al., 2009）。

9.3.1.4　流感病毒

流感病毒进化迅速。每年都需要开发新的疫苗来应对季节性流感。因为流感疫情发生的不可预测性和致病病毒识别的困难，所以开发、储备此类疫苗的能力就非常有限。因此，明确致病病毒之后，通常还需要大约 6 个月的时间生产疫苗产品，包括在鸡胚中培养灭活病毒的时间（D'Aoust et al., 2010）。这些问题激发了人们利用快速农杆菌渗入技术在植物中开发流感疫苗的兴趣。H5N1 菌株中的 H5 抗原结构域和 H3N2 菌株中的 H3 抗原结构域，两者均可融合到载体蛋白，通过农杆菌渗入法在本氏烟草中得以生产。H3 的免疫原性在一项雪貂研究中得到了证实，而且单剂量与神经氨酸酶抗原结合就可以诱发强烈的免疫反应（Mett et al., 2008；Musiychuk et al., 2007）。然而，诱导免疫反应所需的 200μg 剂量却远远超出了行业标准。利用农杆菌渗入法生产血凝素（hemagglutinin，HA）结构域的研究也有报道。研究中将它结合到人季节性流感病毒 H3N2 和其他几种高致病性 H5N1 禽类病毒等病毒的包膜外表面（Shoji et al., 2008, 2009a, 2009b）。这些研究表明，添加佐剂后这些特异性表达的结构域在小鼠体内诱导了显著的免疫反应。但是，Shoji 等（2009a）证实，要想保护雪貂免受同源性菌株的致命感染必须经过 3 次高剂量的接种。加拿大生物技术公司 Medicago Inc.研发了一项更加成功的策略，即在 H1N1 菌株 A/New Caledonia/20/99 和 H5N1 菌株 A/Indonesia/5/05 中表达整个血凝素蛋白。他们发现了类病毒颗粒形成，而且类病毒颗粒从质膜中出芽并聚集在质膜和细胞壁之间（D'Aoust et al., 2008），还证实了病毒样颗粒比未组装成类病毒颗粒的血凝素蛋白更加具有免疫原性（D'Aoust et al., 2009）。他们发现，注射了两次 0.5μg H5-VLP 的小鼠成功抵御了不同 H5N1 菌株的致命感染（D'Aoust et al., 2008）。Medicago Inc.公司进一步改进了农杆菌渗入法以扩大生产能力。最终，他们每周浸润 1200～1500 批次的植物，从中获取 25kg 的叶生物量，随后从中纯化出病毒样颗粒（D'Aoust et al., 2010）。2010 年春季暴发的 H1N1 验证了该系统的生产速度。该研究小组证实，在获得新型 A/H1N1 菌株（A/H1N1 strain A/California/04/09）序列之后，他们在短短 3 周内生产出了病毒样颗粒。而且，在接下来 6 周对小鼠的研究中，证明了他们所生产的病毒样颗粒是一种高效疫苗。因此，与传统疫苗生产相比，在植物中生产流行病毒样颗粒疫苗的速度更快（D'Aoust et al., 2010）。受这些积极成果的影响，为了在流感疫情面前做到有备无患，美国国防部为 Medicago Inc.公司注资了 2100 万美元。现在 Medicago Inc.公司正在北卡罗来纳州建造一个大型生产设备用以种植烟草，以期每年生产出大约 4000 万剂季节性流感疫苗或者每年为美国市场生产 1 亿 2 千万剂大规模流行流感疫苗（http://www.cbc.ca/news/health/story/2010/11/24/flu-vaccine-tobacco-plants-medicago.html）。

9.3.2　抗体

开发的生物药品当中，单克隆抗体因其突出的特异性而发展最为迅速（Aggarwal，2009）。目前对治疗性抗体的需求远远超出了现有哺乳动物表达系统的生产能力，而植物则因为能够正确地生产、折叠和组装抗体等复杂多亚基蛋白，成了一种极具吸引力的生产平台（Ma et al.，1995）。目前为止，农杆菌渗入法结合传统双元载体（Vézina et al.，2009），或者 MagnICON 载体（Giritch et al.，2006），或者结合使用超翻译型缺失豇豆花叶病毒载体 RNA-2（cowpea mosaic vector hypertranslatable deleted RNA2）（Sainsbury and Lomonossoff，2008）的植物瞬时表达系统，是抗体生产表达水平最高的植物系统；然而，植物中单克隆抗体的分泌和糖基化模式具有特异性，并且能够诱导人体免疫反应。此外，内质网中滞留抗体的方法阻止了植物特异性和免疫原性聚糖的增加，从而使抗体从血液中快速清除，并且降低了补体依赖的细胞毒性（Jefferis，2009）。因此，为了生产出"人源性"糖基化模式蛋白，人们高度重视植物中糖基化路径的设计。现在这一目标已经通过敲除内源糖基转移酶和敲入人糖基转移酶得以实现。

利用 RNAi 可以生成不含免疫原性β(1,2)木糖和核心α(1,3)岩藻糖的本氏烟草植株，而生成的本氏烟草植物可以用于瞬时生产 2G12 人免疫缺陷病毒抗体（Strasser et al.，2008）。人们发现抗体中含有有效的同源 *N*-聚糖，且未观测到β(1,2)木糖和α(1,3)岩藻糖残基。植物生产的抗体功能属性与中国仓鼠卵巢细胞（Chinese hamster ovary，CHO）生产的 2G12 抗体功能属性类似。为了进一步人源化植物中生产抗体的糖基化模式，在之前生产的、不含α(1,3)岩藻糖基转移酶（Fuc-T）和β(1,2)木糖基转移酶（Xyl-T）活性的 RNAi 株系中引入了人半乳糖基转移酶。随后 2G12 和 4E10 这两种人免疫缺陷病毒抗体在生产的植株中得到表达；结果显示，两种抗体被完全糖基化，而且所含的同源聚糖要比中国仓鼠卵巢细胞生产得更多（Strasser et al.，2009）。与植物和中国仓鼠卵巢细胞中生产的其他类型相比，此方法生产的抗体提高了病毒的中和能力。

Vezina 等于 2009 年进行的一项精妙实验得到了类似的结果。实验中他们没有剔除α(1,3)岩藻糖基转移酶和β(1,2)木糖基转移酶，而是在生产诊断性抗体 C5-1 的同时，表达了人β(1,4)半乳糖基转移酶（Gal-T）的嵌合体。嵌合蛋白由 GNTI 的 N 端和人β(1,4)半乳糖基转移酶催化区融合而成。GNTI 通常表达于内质网和顺面高尔基体中，处于分泌途径的上游，远离α(1,3)岩藻糖基转移酶和β(1,2)木糖基转移酶。这就使得 C5-1 的生产完全摆脱了植物特异性β(1,2)木糖和α(1,3)岩藻糖聚糖，因为嵌合β(1,4)半乳糖基转移酶在复合 *N*-聚糖合成的最初阶段发挥作用，阻止植物特异性木糖和岩藻糖进一步转移到核心低聚糖中（Vezina et al.，2009）。

显而易见，如果采用适宜的翻译后修饰是可以通过植物瞬时生产出高水平和高活性复合抗体的。

9.3.3　利用融合提高积累和纯化效率

最近，融合标签的使用在植物生产平台中日益流行。应用的大部分融合标签最初是作为分离和下游纯化的助剂使用的，如精氨酸（Arg）标签、FLAG 标签、原癌基因（*c-myc*）标签、谷胱甘肽 S 转移酶（GST）标签等（Lichty et al.，2005；Terpe，2003）。同样，蛋白质稳定剂作为"难表达"蛋白的融合物使用也成功地提高了表达水平，如泛素（Mishra et al.，2006）、β-葡萄糖醛酸酶（Dus Santos et al.，2002）、霍乱毒素 B 亚单位（Molina et al.，2004），以及人免疫球蛋白α链（Obregon et al.，2006）。然而，经证实有 3 种融合伴侣有效提高了累积水平，引起重组蛋白在类似于种子蛋白体（protein body，PB）的圆形结构内的积累；这 3 种伴侣是来自玉米的γ-玉米蛋白、哺乳动物的类弹性蛋白和真菌中的疏水蛋白。所有这 3 种伴侣也可用于蛋白质纯化。方式是通过密度离心分离纯化γ-玉米蛋白和通过逆转化循环纯化（类弹性蛋白多肽），或者通过双水相分离系统来纯化疏水蛋白。此外，通过农杆菌渗入法在本氏烟草中瞬时表达这 3 种伴侣时都取得了最佳效果。

9.3.3.1　Zera 融合

γ-玉米蛋白是玉米贮藏蛋白的主要成分，不需要其他蛋白亚单位如α-玉米蛋白和β-玉米蛋白就能够在种子及转基因双子叶植物营养器官中诱导蛋白体的形成（Geli et al.，1994）。γ-玉米蛋白的 N 端结构域，被命名为 Zera®（西班牙巴塞罗那 Era 生物科技公司），能够有效地促进蛋白体的形成，并且可用于提高多种蛋白质的累积水平。例如，表皮生长因子的累积增加了 100 倍，高达 0.5g/kg 叶片鲜重，人生长激素的累积增加了 13 倍，高达 3.2g/kg 叶片鲜重（Torrent et al.，2009）。有关 N 端γ-玉米蛋白的研究证实有两个 N 端半胱氨酸残基对于低聚反应至关重要。而低聚反应是迈向蛋白体在本氏烟草中形成的第一步（Llop-Tous et al.，2010）。最近本氏烟草叶片的瞬时农杆菌渗入使用 Zera 表达了一种 Zera-木聚糖酶融合物。表达水平最高可达总可溶性蛋白的 9%，相当于 1.6g 融合蛋白/kg 叶片鲜重。研究证明该融合蛋白可作为具有生物活性的不溶聚合物在蛋白体中聚集（Llop-Tous et al.，2011）。

9.3.3.2　类弹性蛋白多肽融合

类弹性蛋白多肽（elastin-like polypeptide，ELP）是合成蛋白，由五肽 VPGVG 重复序列构成，存在于哺乳动物弹性蛋白内（Raju and Anwar，1987；Urry，1988）。不同的研究团队在植物中表达重组蛋白融合物时使用了不同大小的类弹性蛋白多肽标签。例如，2006 年，Scheller 等证明了 100mer 的类弹性蛋白多肽标签使烟草种子中重组抗体片段的累积最高增加了 40 倍（Scheller et al.，2006）；2009 年，Patel 等证明 28mer 的类弹性蛋白多肽标签使烟草叶片中白介素-4 和白介素-10 的累积分别增加了 85 倍和 90 倍（Patel et al.，2007）。因此，Conley 等于 2009 年创建了一个类弹性蛋白多肽尺寸文库。重复序列由 5～240 个重复序列组成。该文库经由 4 种不同蛋白质通过农杆菌渗入法的表达得到了验证（Conley et al.，2009a）。此项研究证实，类弹性蛋白多肽标签的大小通过可逆相变循环（inverse transition cycling，ITC）对重组蛋白的累积和纯化有着显著的影响。较小型的标签更利于蛋白累积。白介素-10 的累积量可达总可溶性蛋白的 4.5%。和之前报道的白介素-10 转基因植株的累积量相比增加了 1000 倍（Menassa et al.，2007）。而较大型的标签通过可逆相变循环使融合蛋白的回收率较高。人们发现 30～40 个五肽重复序列的类弹性蛋白多肽对蛋白质的累积和纯化是最佳尺寸（Conley et al.，2009a）。此外，人们还发现融合蛋白在类似 Zera 蛋白体的新型球状膜结合结构中聚集。一般认为，这些蛋白体保护重组蛋白免受细胞降解机制的影响，从而使累积水平更高（Conley et al.，2009b）。

9.3.3.3　疏水蛋白融合

疏水蛋白是由丝状真菌产生的一类小分子表面活性蛋白，被认为参与了真菌适应周围环境的过程（Talbot，1999）。因为疏水蛋白覆盖了真菌表面，所以研究人员认为疏水蛋白可以抵御干燥和潮湿，而且有助于孢子和无性孢子的播散（Linder et al.，2005）。这些小分子蛋白质（大约 10kDa）包含大部分的疏水氨基酸和 8 个半胱氨酸，全部都集中在四分子内二硫键中（Hakanpaa et al.，2004）。疏水蛋白独特的表面活性性能能够被转移给它们的融合伴侣。该种性能已用于开发快速廉价、基于表面活性剂的双水相纯化系统（aqueous two phase purifi cation system）——ATPS（Linder et al.，2004）。近期，我们通过本氏烟草的农杆菌渗入证明了疏水融合使绿色荧光蛋白（GFP）的累积水平显著升高，最高可达 3.7g/kg 叶片鲜重。通过使用葡糖氧化酶也获得了类似的高累积水平；而葡糖氧化酶是在其他传统系统中表达较低的一种酶（Bankar et al.，2009；Joensuu et al.，2010）。在同一项研究中，我们也发现绿色荧光蛋白-疏水蛋白融合物在蛋白体中累积，并且与只使用绿色荧光蛋白的渗入相比，经过融合物渗入的叶片存活时间更长。这表明蛋白体不仅可以保护重组蛋白免受降解影响，而且也可以保护细胞抵御高表达蛋白的毒性（Conley et al.，2011；Joensuu et al.，2010）。

9.4　结　　论

农杆菌渗入法提高了植物表达系统的价值，作为一种非常有效的工具促进了植物生物学的研究，并且为研究提高植物中目的蛋白的表达展示了各种新的可能。该法所需时间短，产量高，而且具有明确的共翻译和翻译后修饰功能，因此它为植物生产生物制品产业提供了保障，是目前可与传统真核表达系统相媲美的系统。

致谢　感谢加拿大农业及农业食品部 A-base 资助计划和农业生物产品创新计划提供的支持与帮助。

参 考 文 献

Aggarwal S (2009) What's fueling the biotech engine – 2008. Nat Biotechnol 27:987–993

Bankar SB, Bule MV, Singhal RS, Ananthanarayan L (2009) Glucose oxidase – an overview. Biotechnol Adv 27:489–501

Bosch FX, Lorincz A, Munoz N, Meijer CJ, Shah KV (2002) The causal relation between human papillomavirus and cervical cancer. J Clin Pathol 55:244–265

Bosch FX, Burchell AN, Schiffman M, Giuliano AR, de Sanjose S, Bruni L, Tortolero-Luna G, Kjaer SK, Muñoz N (2008) Epidemiology and natural history of human papillomavirus infections and type-specific implications in cervical neoplasia. Vaccine 26:K1–K16

Chen Q, He J, Phoolcharoen W, Mason HS (2011) Geminiviral vectors based on bean yellow dwarf virus for production of vaccine antigens and monoclonal antibodies in plants. Hum Vaccin 7:331–338

Conley AJ, Joensuu JJ, Jevnikar AM, Menassa R, Brandle JE (2009a) Optimization of elastin-like polypeptide fusions for expression and purification of recombinant proteins in plants. Biotechnol Bioeng 103:562–573

Conley AJ, Joensuu JJ, Menassa R, Brandle JE (2009b) Induction of protein body formation in plant leaves by elastin-like polypeptide fusions. BMC Biol 7:48

Conley AJ, Zhu H, Le LC, Jevnikar AM, Lee BH, Brandle JE, Menassa R (2011) Recombinant protein production in a variety of Nicotiana hosts: a comparative analysis. Plant Biotechnol J 9:434–444

D'Aoust MA, Lavoie PO, Couture MMJ, Trépanier S, Guay JM, Dargis M, Mongrand S, Landry N, Ward BJ, Vézina LP (2008) Influenza virus-like particles produced by transient expression in Nicotiana benthamiana induce a protective immune response against a lethal viral challenge in mice. Plant Biotechnol J 6:930–940

D'Aoust M-A, Couture M, Ors F, Trepanier S, Lavoie P-O, Dargis M, Vézina L-P, Landry N (2009) Recombinant influenza virus-like particles (VLPs) produced in transgenic plants expressing hemagglutinin. International patent application PCT/CA2009/000032

D'Aoust M, Couture MM, Charland N, Trépanier S, Landry N, Ors F, Vézina L (2010) The production of hemagglutinin-based virus-like particles in plants: a rapid, efficient and safe response to pandemic influenza. Plant Biotechnol J 8:607–619

Dalmay T, Hamilton A, Mueller E, Baulcombe DC (2000) Potato virus X amplicons in Arabidopsis mediate genetic and epigenetic gene silencing. Plant Cell 12:369–379

De Virgilio M, De Marchis F, Bellucci M, Mainieri D, Rossi M, Benvenuto E, Arcioni S, Vitale A (2008) The human immunodeficiency virus antigen Nef forms protein bodies in leaves of transgenic tobacco when fused to zeolin. J Exp Bot 59:2815–2829

Dus Santos MJ, Wigdorovitz A, Trono K, Rios RD, Franzone PM, Gil F, Moreno J, Carrillo C, Escribano JM, Borca MV (2002) A novel methodology to develop a foot and mouth disease virus (FMDV) peptide-based vaccine in transgenic plants. Vaccine 20:1141–1147

Emau P, Tian B, O'Keefe BR, Mori T, McMahon JB, Palmer KE, Jiang Y, Bekele G, Tsai CC (2007) Griffithsin, a potent HIV entry inhibitor, is an excellent candidate for anti-HIV microbicide. J Med Primatol 36:244–253

Geli MI, Torrent M, Ludevid D (1994) Two structural domains mediate two sequential events in gamma-zein targeting: protein endoplasmic reticulum retention and protein body formation. Plant Cell 6:1911–1922

Giorgi C, Franconi R, Rybicki EP (2010) Human papillomavirus vaccines in plants. Expert Rev Vaccines 9:913–924

Giritch A, Marillonnet S, Engler C, Van Eldik G, Botterman J, Klimyuk V, Gleba Y (2006) Rapid high-yield expression of full-size IgG antibodies in plants coinfected with noncompeting viral vectros. Proc Natl Acad Sci USA 103:14701–14706

Gleba Y, Klimyuk V, Marillonnet S (2005) Magnifection – a new platform for expressing recombinant vaccines in plants. Vaccine 23:2042–2048

Gleba Y, Klimyuk V, Marillonnet S (2007) Viral vectors for the expression of proteins in plants. Curr Opin Biotechnol 18:134–141

Gray BN, Ahner BA, Hanson MR (2009) High-level bacterial cellulase accumulation in chloroplast-transformed tobacco mediated by downstream box fusions. Biotechnol Bioeng 102:1045–1054

Hakanpaa J, Paananen A, Askolin S, Nakari-Setala T, Parkkinen T, Penttila M, Linder MB, Rouvinen J (2004) Atomic resolution structure of the HFBII hydrophobin, a self-assembling amphiphile. J Biol Chem 279:534–539

Hiatt A, Pauly M (2006) Monoclonal antibodies from plants: a new speed record. Proc Natl Acad Sci USA 103:14645–14646

Hobbs SLA, Kpodar P, DeLong CMO (1990) The effect of T-DNA copy number, position and methylation on reporter gene expression in tobacco transformants. Plant Mol Biol 15:851–864

Huang Z, Mason HS (2004) Conformational analysis of hepatitis B surface antigen fusions in an Agrobacterium-mediated transient expression system. Plant Biotechnol J 2:241–249

Huang Z, Santi L, LePore K, Kilbourne J, Arntzen CJ, Mason HS (2006) Rapid, high-level production of hepatitis B core antigen in plant leaf and its immunogenicity in mice. Vaccine 24:2506–2513

Huang Z, LePore K, Elkin G, Thanavala Y, Mason HS (2008) High-yield rapid production of hepatitis B surface antigen in plant leaf by a viral expression system. Plant Biotechnol J 6:202–209

Jeffcris R (2009) Recombinant antibody therapeutics: the impact of glycosylation on mechanisms of action. Trends Pharmacol Sci 30:356–362

Joensuu JJ, Conley AJ, Lienemann M, Brandle JE, Linder MB, Menassa R (2010) Hydrophobin fusions for high-level transient protein expression and purification in Nicotiana benthamiana. Plant Physiol 152:622–633

Kapila J, De Rycke R, Van Montagu M, Angenon G (1997) An Agrobacterium-mediated transient gene expression system for intact leaves. Plant Sci 122:101–108

Karasev AV, Foulke S, Wellens C, Rich A, Shon KJ, Zwierzynski I, Hone D, Koprowski H, Reitz M (2005) Plant based HIV-1 vaccine candidate: Tat protein produced in spinach. Vaccine 23:1875–1880

Krysan PJ, Young JC, Jester PJ, Monson S, Copenhaver G, Preuss D, Sussman MR (2002) Characterization of T-DNA insertion sites in Arabidopsis thaliana and the implications for saturation mutagenesis. Omics 6:163–174

Lichty JJ, Malecki JL, Agnew HD, Michelson-Horowitz DJ, Tan S (2005) Comparison of affinity tags for protein purification. Protein Expr Purif 41:98–105

Lienard D, Sourrouille C, Gomord V, Faye L (2007) Pharming and transgenic plants. Biotechnol Annu Rev 13:115–147

Linder MB, Qiao M, Laumen F, Selber K, Hyytia T, Nakari-Setala T, Penttila ME (2004) Efficient purification of recombinant proteins using hydrophobins as tags in surfactant-based two-phase systems. Biochemistry 43:11873–11882

Linder MB, Szilvay GR, Nakari-Setala T, Penttila ME (2005) Hydrophobins: the protein-amphiphiles of filamentous fungi. FEMS Microbiol Rev 29:877–896

Llop-Tous I, Madurga S, Giralt E, Marzabal P, Torrent M, Ludevid MD (2010) Relevant elements of a Maize γ-zein domain involved in protein body biogenesis. J Biol Chem 285:35633–35644

Llop-Tous I, Ortiz M, Torrent M, Ludevid MD (2011) The expression of a xylanase targeted to ER-protein bodies provides a simple strategy to produce active insoluble enzyme polymers in tobacco plants. PLoS One 6:e19474

Ma JK, Hiatt A, Hein M, Vine ND, Wang F, Stabila P, van Dolleweerd C, Mostov K, Lehner T

(1995) Generation and assembly of secretory antibodies in plants. Science 268:716–719

Maclean J, Koekemoer M, Olivier AJ, Stewart D, Hitzeroth II, Rademacher T, Fischer R, Williamson AL, Rybicki EP (2007) Optimization of human papillomavirus type 16 (HPV-16) L1 expression in plants: comparison of the suitability of different HPV-16 L1 gene variants and different cell-compartment localization. J Gen Virol 88:1460–1469

Marusic C, Vitale A, Pedrazzini E, Donini M, Frigerio L, Bock R, Dix PJ, McCabe MS, Bellucci M, Benvenuto E (2009) Plant-based strategies aimed at expressing HIV antigens and neutralizing antibodies at high levels. Nef as a case study. Transgenic Res 18:499–512

Menassa R, Du C, Yin ZQ, Ma S, Poussier P, Brandle J, Jevnikar AM (2007) Therapeutic effectiveness of orally administered transgenic low-alkaloid tobacco expressing human interleukin-10 in a mouse model of colitis. Plant Biotechnol J 5:50–59

Mett V, Musiychuk K, Bi H, Farrance CE, Horsey A, Ugulava N, Shoji Y, de la Rosa P, Palmer GA, Rabindran S et al (2008) A plant-produced influenza subunit vaccine protects ferrets against virus challenge. Influenza Other Respir Viruses 2:33–40

Meyers A, Chakauya E, Shephard E, Tanzer FL, Maclean J, Lynch A, Williamson AL, Rybicki EP (2008) Expression of HIV-1 antigens in plants as potential subunit vaccines. BMC Biotechnol 8:53

Mishra S, Yadav DK, Tuli R (2006) Ubiquitin fusion enhances cholera toxin B subunit expression in transgenic plants and the plant-expressed protein binds GM1 receptors more efficiently. J Biotechnol 127:95–108

Molina A, Hervas-Stubbs S, Daniell H, Mingo-Castel AM, Veramendi J (2004) High-yield expression of a viral peptide animal vaccine in transgenic tobacco chloroplasts. Plant Biotechnol J 2:141–153

Mori T, O'Keefe BR, Sowder Ii RC, Bringans S, Gardella R, Berg S, Cochran P, Turpin JA, Buckheit RW Jr, McMahon JB et al (2005) Isolation and characterization of Griffithsin, a novel HIV-inactivating protein, from the red alga Griffithsia sp. J Biol Chem 280:9345–9353

Musiychuk K, Stephenson N, Bi H, Farrance CE, Orozovic G, Brodelius M, Brodelius P, Horsey A, Ugulava N, Shamloul AM et al (2007) A launch vector for the production of vaccine antigens in plants. Influenza Other Respir Viruses 1:19–25

Nuttall J, Ma JKC, Frigerio L (2005) A functional antibody lacking N-linked glycans is efficiently folded, assembled and secreted by tobacco mesophyll protoplasts. Plant Biotechnol J 3:497–504

O'Keefe BR, Vojdani F, Buffa V, Shattock RJ, Montefiori DC, Bakke J, Mirsalis J, D''Andrea AL, Hume SD, Bratcher B et al (2009) Scaleable manufacture of HIV-1 entry inhibitor griffithsin and validation of its safety and efficacy as a topical microbicide component. Proc Natl Acad Sci USA 106:6099–6104

Obregon P, Chargelegue D, Drake PM, Prada A, Nuttall J, Frigerio L, Ma JK (2006) HIV-1 p24-immunoglobulin fusion molecule: a new strategy for plant-based protein production. Plant Biotechnol J 4:195–207

Patel J, Zhu H, Menassa R, Gyenis L, Richman A, Brandle J (2007) Elastin-like polypeptide fusions enhance the accumulation of recombinant proteins in tobacco leaves. Transgenic Res 16:239–249

Pogue GP, Lindbo JA, Garger SJ, Fitzmaurice WP (2002) Making an ally from an enemy: plant virology and the new agriculture. Annu Rev Phytopathol 40:45–74

Pogue GP, Vojdani F, Palmer KE, Hiatt E, Hume S, Phelps J, Long L, Bohorova N, Kim D, Pauly M et al (2010) Production of pharmaceutical-grade recombinant aprotinin and a monoclonal antibody product using plant-based transient expression systems. Plant Biotechnol J 8:638–654

Raju K, Anwar RA (1987) A comparative analysis of the amino acid and cDNA sequences of bovine elastin a and chick elastin. Biochem Cell Biol 65:842–845

Regnard GL, Halley-Stott RP, Tanzer FL, Hitzeroth II, Rybicki EP (2010) High level protein expression in plants through the use of a novel autonomously replicating geminivirus shuttle vector. Plant Biotechnol J 8:38–46

Rybicki EP (2010) Plant-made vaccines for humans and animals. Plant Biotechnol J 8:620–637

Sainsbury F, Lomonossoff GP (2008) Extremely high-level and rapid transient protein production in plants without the use of viral replication. Plant Physiol 148:1212–1218

Scheller J, Leps M, Conrad U (2006) Forcing single-chain variable fragment production in tobacco seeds by fusion to elastin-like polypeptides. Plant Biotechnol J 4:243–249

Shoji Y, Chichester JA, Bi H, Musiychuk K, de la Rosa P, Goldschmidt L, Horsey A, Ugulava N, Palmer GA, Mett V et al (2008) Plant-expressed HA as a seasonal influenza vaccine candidate. Vaccine 26:2930–2934

Shoji Y, Bi H, Musiychuk K, Rhee A, Horsey A, Roy G, Green B, Shamloul M, Farrance CE, Taggart B et al (2009a) Plant-derived hemagglutinin protects ferrets against challenge infection with the A/Indonesia/05/05 strain of avian influenza. Vaccine 27:1087–1092

Shoji Y, Farrance CE, Bi H, Shamloul M, Green B, Manceva S, Rhee A, Ugulava N, Roy G, Musiychuk K et al (2009b) Immunogenicity of hemagglutinin from a/Bar-headed Goose/ Qinghai/1A/05 and a/Anhui/1/05 strains of H5N1 influenza viruses produced in nicotiana benthamiana plants. Vaccine 27:3467–3470

Strasser R, Stadlmann J, Schähs M, Stiegler G, Quendler H, Mach L, Glössl J, Weterings K, Pabst M, Steinkellner H (2008) Generation of glyco-engineered Nicotiana benthamiana for the production of monoclonal antibodies with a homogeneous human-like N-glycan structure. Plant Biotechnol J 6:392–402

Strasser R, Castilho A, Stadlmann J, Kunert R, Quendler H, Gattinger P, Jez J, Rademacher T, Altmann F, Mach L et al (2009) Improved virus neutralization by plant-produced anti-HIV antibodies with a homogeneous beta1,4-galactosylated N-glycan profile. J Biol Chem 284:20479–20485

Talbot NJ (1999) Fungal biology. Coming up for air and sporulation. Nature 398:295–296

Terpe K (2003) Overview of tag protein fusions: from molecular and biochemical fundamentals to commercial systems. Appl Microbiol Biotechnol 60:523–533

Thanavala Y, Mahoney M, Pal S, Scott A, Richter L, Natarajan N, Goodwin P, Arntzen CJ, Mason HS (2005) Immunogenicity in humans of an edible vaccine for hepatitis B. Proc Natl Acad Sci USA 102:3378–3382

Torrent M, Llompart B, Lasserre-Ramassamy S, Llop-Tous I, Bastida M, Marzabal P, Westerholm-Parvinen A, Saloheimo M, Heifetz PB, Ludevid MD (2009) Eukaryotic protein production in designed storage organelles. BMC Biol 7:5

Urry DW (1988) Entropic elastic processes in protein mechanisms. I. Elastic structure due to an inverse temperature transition and elasticity due to internal chain dynamics. J Protein Chem 7:1–34

Vézina LP, Faye L, Lerouge P, D'Aoust MA, Marquet-Blouin E, Burel C, Lavoie PO, Bardor M, Gomord V (2009) Transient co-expression for fast and high-yield production of antibodies with human-like N-glycans in plants. Plant Biotechnol J 7:442–455

Voinnet O, Pinto YM, Baulcombe DC (1999) Suppression of gene silencing: a general strategy used by diverse DNA and RNA viruses of plants. Proc Natl Acad Sci USA 96:14147–14152

Voinnet O, Rivas S, Mestre P, Baulcombe D (2003) An enhanced transient expression system in plants based on suppression of gene silencing by the p19 protein of tomato bushy stunt virus. Plant J 33:949–956

Walsh G, Jefferis R (2006) Post-translational modifications in the context of therapeutic proteins. Nat Biotechnol 24:1241–1252

Wroblewski T, Tomczak A, Michelmore R (2005) Optimization of Agrobacterium-mediated transient assays of gene expression in lettuce, tomato and Arabidopsis. Plant Biotechnol J 3:259–273

Yusibov V, Modelska A, Steplewski K, Agadjanyan M, Weiner D, Hooper DC, Koprowski H (1997) Antigens produced in plants by infection with chimeric plant viruses immunize against rabies virus and HIV-1. Proc Natl Acad Sci USA 94:5784–5788

Zambryski P (1988) Basic processes underlying Agrobacterium-mediated DNA transfer to plant cells. Annu Rev Genet 22:1–30

Zamore PD, Tuschl T, Sharp PA, Bartel DP (2000) RNAi: double-stranded RNA directs the ATP-dependent cleavage of mRNA at 21 to 23 nucleotide intervals. Cell 101:25–33

Zhou F, Badillo-Corona JA, Karcher D, Gonzalez-Rabade N, Piepenburg K, Borchers AMI, Maloney AP, Kavanagh TA, Gray JC, Bock R (2008) High-level expression of human immunodeficiency virus antigens from the tobacco and tomato plastid genomes. Plant Biotechnol J 6:897–913

Ziółkowska NE, O'Keefe BR, Mori T, Zhu C, Giomarelli B, Vojdani F, Palmer KE, McMahon JB, Wlodawer A (2006) Domain-swapped structure of the potent antiviral protein griffithsin and its mode of carbohydrate binding. Structure 14:1127–1135

第10章　分子药田中植物病毒介导的表达

Aiming Wang

摘要　植物病毒具有截然不同的能力。一方面，它们能够诱导基因沉默，称为病毒诱导的基因沉默。另一方面，它们又能够抑制基因沉默，在被感染植物中积累大量病毒蛋白。后者是在植物分子药田中使用植物病毒表达蛋白的驱动力。转基因的方法通常是一个表达水平低、费时耗力的过程。相比之下，植物病毒介导的表达方法具有多种优势，如易操作、产量高、生产速度快等。该方法是利用植物病毒表达载体作为媒介，在植物中生产治疗性蛋白，如抗体、酶及其他目的重组蛋白。在过去的 20 多年里，大量的植物病毒经过开发和优化已用于表达多种药用蛋白。其中一些重组蛋白现在已经进入临床前和临床试验阶段。我将在本章概述分子药田中植物病毒介导表达的近期进展、目前面临的挑战和未来的发展前景。

10.1　引　　言

自从 1898 年发现了第一例植物病毒，烟草花叶病毒（tobacco mosaic virus，TMV），病毒学就成为了一门科学（Levine，2001）。在 20 世纪，尤其是从 20 世纪 80 年代开始，植物病毒学为人们对现代生物学一些基础概念的理解提供了很大帮助，同时也促进了现代生物科技的进步。植物病毒因子如启动子、终止子、翻译增强子和基因沉默抑制因子等已被广泛研究，并被大量应用于植物生物科技领域（Hull，2002）。过去的 20 年里，植物病毒或经修饰的植物病毒已经被直接用于驱动植物中重组蛋白的瞬时表达（Lomonossoff and Porta，2001；Gleba et al.，2007；Lindbo，2007；Sainsbury et al.，2010a）。

植物病毒介导的表达系统是一种强有效的重组蛋白表达平台技术，比转基因方法更具优势。转基因编码的外源蛋白往往不能在植物中大量积累，这就阻碍了转基因方法在分子药田中的应用（Doran，2006）。然而，植物病毒已经进化出能够战胜植物自身抗外源 RNA 体系的机制，例如，克服转录后或病毒诱导的基因沉默的机制，能够控制宿主细胞使其生产出大量的病毒蛋白，并且通过一种未知的机制防止蛋白质降解，从而积累大量的病毒基因组和病毒蛋白（Baulcombe，2000）。因此，人们可以通过控制植物病毒从而在短时间内生产和积累大量的重组蛋白。相对于转基因植物漫长的生产和鉴定过程，这是非常显著的优势。另外，由于植物病毒载体表达、检测的周期短，因此可以通过提高表达水平、选择合适的作物和蛋白质抗原位点来优化植物病毒载体系统。毒性蛋白对该系统的负面影响也比较小，因为可以在适当的生长阶段选用健康的植物用于接种。因此，该系统操作快捷、简单，不受染色体位置效应影响，效率高，目标蛋白和植物物种的选择更加灵活。在初期阶段，人们采用"完整病毒（full virus）"载体策略来构建第一代病毒载体（Gleba et al.，2004，2007）。病毒载体本质上是一种感染性克隆，它包含野生型病毒的全长 cDNA。第二代载体是通过"解构病毒（deconstructed virus）"载体策略设计而成的，即完整病毒载体经过删减，去除不良或限制性的病毒基因，保留其快速和高效部分（Gleba et al.，2004，2007）。

目前为止，人们开发了许多植物 RNA 病毒。它们作为强效而多功能的表达载体，被用来在植物中生产多种外源蛋白。应用最为普遍的 RNA 病毒有烟草花叶病毒（TMV）、马铃薯病毒 X（potatovirus X，PVX）、豇豆花叶病毒（cowpea mosaic virus，CPMV）和多种马铃薯 Y 病毒。尽管目前文献上也有 DNA 病毒使用突破的记录，但事实上，在分子药田中病毒介导表达所取得的大部分成功主要在于 RNA 病毒的使用。鉴于近期几篇优秀的论述中已经充分讨论了该研究领域的某些方面（Lico et al.，2008；De Muynck et al.，2010；Pogue et al.，2010；Rybicki，2010；Gleba and Giritch，2011；本书的其他几章），我将在本章概述分子药田中研究最多的植物病毒表达系统，并进一步简要总结植物病毒介导表达的近期进展，目前面临的挑战及未来的发展前景。

10.2 DNA 病毒介导表达

10.2.1 花椰菜花叶病毒

最早开发的在植物中生产外源蛋白的植物病毒表达系统利用的不是植物 RNA 病毒，而是 DNA 病毒——花椰菜花叶病毒（cauliflower mosaic virus，CaMV）（Brisson et al.，1984；Fütterer et al.，1990）。由于植物病毒中首先发现的遗传物质是 DNA 而不是 RNA，因此花椰菜花叶病毒在植物分子生物学和生物技术的基础研究中起着至关重要的作用。它的 35S 启动子作为一种强力组成型表达启动子已经广泛应用于各种植物研究项目和商业性项目（Scholthof et al.，1996；Haas et al.，2002）。花椰菜花叶病毒是花椰菜病毒科（Caulimoviridae）花椰菜花叶病毒属（*Caulimovirus*）的典型成员，该二十面体的病毒颗粒为无包膜等距颗粒，具有 420 个外壳蛋白（coat protein，CP）亚基。病毒基因组约为 8kb 的双链 DNA 分子。它有两个调控基因间区和 6 个主要可读框（open reading frame，ORF）。通过前基因组 RNA 的反转录完成基因组的复制。Brisson 等于 1984 年用一种抗甲氨蝶呤的细菌二氢叶酸还原酶（dihydrofolate reductase，DHFR）替换了蚜虫传播因子域中的可读框 II，生成的载体接种到萝卜叶片，导致重组病毒在接种植物的全身扩散。人们从中观测到了典型的花椰菜花叶病毒症状。经研究证实，是花椰菜花叶病毒赋予植物二氢叶酸还原酶以生物活性（Brisson et al.，1984）。在萝卜中通过花椰菜花叶病毒载体成功地表达了中国仓鼠金属硫蛋白（Chinese hamster metallothionein，CHMT II）和人干扰素（Lefebvre et al.，1987；De Zoeten et al.，1989）。花椰菜花叶病毒的优势是可使部分重组蛋白表达量高达叶片总可溶性蛋白的 0.5%（Lefebvre et al.，1987）。但是，人们很快发现花椰菜花叶病毒载体的使用受植物品种的限制［限于十字花科（Cruciferae）

植物家族和茄科（Solanaceae）植物家族的少量物种]，而且它的生物学特性影响了外源DNA 的插入，这也造成了其应用上的局限（Fütterer et al.，1990；Scholthof et al.，1996；Haas et al.，2002）。

10.2.2　双生病毒（geminiviruses）

在植物中用于生产目的蛋白的载体还有 DNA 双生病毒（Geminiviridae）家族中的病毒。这个家族的病毒基因组包含一或两个长 2.5～3.0kb 的环状单链 DNA（single-stranded DNA，ssDNA）分子（Gutirrez，1999，2000）。依据基因组结构、宿主范围和昆虫载体，该家族的病毒分为 4 类：玉米线条病毒属（*Mastrevirus*）、菜豆金黄花叶病毒属（*Begomovirus*）、曲顶病毒属（*Curtovirus*）和伪曲顶病毒属（*Topocuvirus*）。尽管所有这 4 类病毒属病毒作为潜在的表达载体都得到了研究，但是只有前两类中的几种病毒研究取得了突出的进展。

叶蝉传播的玉米线条病毒属包括菜豆黄矮病毒（bean yellow dwarf virus，BeYDV）、玉米条纹病毒（maize streak virus，MSV）、小麦黄矮病毒（wheat dwarf virus，WDV）和烟草黄矮病毒（tobacco yellow dwarf virus，TYDV），具有一个长约 2.7kb 的单链基因组（Needham et al.，1998；Hefferon and Fan，2004；Hefferon et al.，2004；Huang et al.，2009；Regnard et al.，2010）。大部分玉米条纹病毒都局限于单子叶植物，但是其中有些病毒，如菜豆黄矮病毒和烟草黄矮病毒等则可感染双子叶植物。玉米条纹病毒属基因组具有一个长基因间区（long intergenic region，LIR），该区间包含转录启动子和病毒复制起始位点；还具有一个短基因间区（short intergenic region，SIR），该区间包含转录终止信号位点和合成 DNA 互补链的引物结合位点（图 10-1）（Regnard et al.，2010）。与其他双生病毒类似，在被感染的细胞核内，玉米条纹病毒也是利用滚环扩增机制来复制基因组（Gutierrez，1999，2000）。基因组复制期间生成大量用于复制和转录的、双链 DNA 复制形式的中间体。玉米条纹病毒只有 3 个基因：病毒链基因 *V1* 和 *V2*，分别编码运动蛋白（movement protein，MP）和外壳蛋白（CP），以及互补链基因 *Rep*，编码两种复制酶——Rep和 RepA（由选择性剪接引起）（图 10-1）。人们早期的研究主要集中在玉米条纹病毒和小麦黄矮病毒（Laufs et al.，1990；Matzeit et al.，1991；Ugaki et al.，1991；Timmermans et al.，1992，1994）。在玉米条纹病毒或小麦黄矮病毒衍生的载体中，运动蛋白和外壳蛋白为外源蛋白所取代，而且感染和复制局限于原生质体或初次感染的细胞。玉米条纹病毒衍生的载体经改良后，在病毒基因组的非编码区插入了外源基因。经证实，改良后的载体可以系统侵染玉米植株，提高了重组蛋白的积累量（Shen and Hohn，1994，1995）。但是，外源蛋白的总产量仍不尽如人意。

近期，人们把研究方向转移到感染双子叶植物的玉米条纹病毒属上，如菜豆黄矮病毒等（Mor et al.，2003；Zhang et al.，2006；Huang et al.，2009；Regnard et al.，2010）。复制起始蛋白 Rep 可以保护由质粒或染色体整合转基因的菜豆黄矮病毒所衍生的 LSL 复制子。在携带β-葡糖苷酸酶（β-glucuronidase，GUS）报道基因的 LSL 载体和 Rep 供应载体的共转染烟草 NT1 细胞悬浮液中，研究人员发现了β-葡糖苷酸酶（GUS）的高水平表达（Mor et al.，2003）。在该系统中，Rep 诱导了菜豆黄矮病毒复制子的释放，使附加

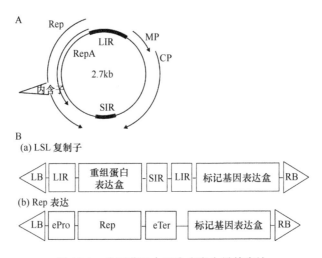

图 10-1　分子药田中双生病毒介导的表达

A. 包含菜豆黄矮病毒（BeYDV）的双生病毒基因组组成；B. 由菜豆黄矮病毒衍生的用于植物中重组蛋白高表达的双载体系统。CP. 外壳蛋白；ePro. 植物真核启动子；eTer. 植物真核终止子；IR. 基因间隔区；LB. 左边界；LIR. 长基因间区；SIR. 短基因间隔区；大的基因间隔区；MP. 运动蛋白；RB. 右边界；Rep. 复制酶；RepA. 选择性剪接产生的复制酶

型复制达到了高拷贝量（Mor et al.，2003）。该系统包含两个转基因片段，一个是带有表达盒（用于表达目的基因）的菜豆黄矮病毒复制子，表达盒连接在具有顺式作用的菜豆黄矮病毒 DNA 侧翼；另一个是用于表达 Rep 的乙醇诱导型启动子。两者都被转化到烟草 NT1 细胞和马铃薯植株内。经乙醇处理后，转基因 mRNA 和蛋白质水平在 NT1 细胞和整个马铃薯植株叶片中分别增加了 80 倍和 100 倍（Zhang et al.，2006）。为了避免遗传转化的影响，人们尝试将菜豆黄矮病毒衍生的载体和 Rep/RepA 供应载体转入本氏烟草中进行瞬时表达（Huang et al.，2009）（图 10-1）。结果，改进后的系统在很大程度上提高了重组蛋白的积累水平（Huang et al.，2009）。最近，Regnard 等（2010 年）开发了一种新型的菜豆黄矮病毒载体——pRIC。这种载体不同于之前报道的其他菜豆黄矮病毒载体和其他双生病毒载体。菜豆黄矮病毒复制酶顺式作用元件包含在这个载体系统中。据报道，通过使用这种自主复制的穿梭载体，在植物中获得了高水平的蛋白表达（Regnard et al.，2010）。

除了玉米条纹病毒属，人们还研究了粉虱传播的菜豆金黄花叶病毒属在分子药田中的适用性。该病毒属包括菜豆金色花叶病毒（bean golden mosaic virus，BGMV）、番茄金色花叶病毒（tomato gold mosaic virus，TGMV）、番茄黄化曲叶病毒（tomato yellow leaf curl virus，TYLCV）和胜红蓟黄脉病毒（ageratum yellow vein virus，AYVV）等。这组菜豆金黄花叶病毒属病毒只能感染双子叶植物。大部分菜豆金黄花叶病毒属病毒都拥有大约 2.6kb 大小，带有两个环状单链 DNA（ssDNA）分子的二分体基因组（DNA A 和 DNA B）。早在 1988 年，Hayes 等就成功开发了一种基于番茄金色花叶病毒的载体。这种载体被用于在烟草中表达细菌性新霉素磷酸转移酶（bacterial neomycin phosphotransferase，NPT）（基因 *neo*）和细菌性β-葡糖苷酸酶（GUS）（基因 *uidA*）（Hayes et al.，1988，1989）。但是，这种载体丢失明显，似乎缺乏稳定性（Hayes et al.，1989）。

菜豆金黄花叶病毒属的一些成员，如胜红蓟黄脉病毒和番茄黄化曲叶病毒，拥有的是单分体基因组，也被用来构建病毒表达载体（Tamilselvi et al.，2004；Perez et al.，2007）。尽管目前没有太大进展，但是人们预言此类单分体的菜豆金黄花叶病毒属病毒在分子药田领域具有很大的潜力，因为它们是双子叶植物病毒，并且与菜豆黄矮病毒样的玉米条纹病毒属的病毒具有相似的基因组结构。

10.3　RNA 病毒介导表达

人们已经开发了很多植物 RNA 病毒用于分子药田的研究。大多数情况下，外源基因或者替换外壳蛋白或者与外壳蛋白融合；而含有外源基因的病毒 cDNA 要么被置于强力噬菌体启动子的控制下，如离体转录载体 SP6、T3 和 T7，要么被置于真核组成型表达启动子的控制下，如双元载体花椰菜花叶病毒 35S 启动子（图 10-2）。前者是通过体内转录获得感染性转录体，再通过人工接种转入植物体内。后者则是通过人工接种、基因枪或者农杆菌侵染获得瞬时表达。在此，我将论述应用最普遍的植物 RNA 病毒介导的表达系统。

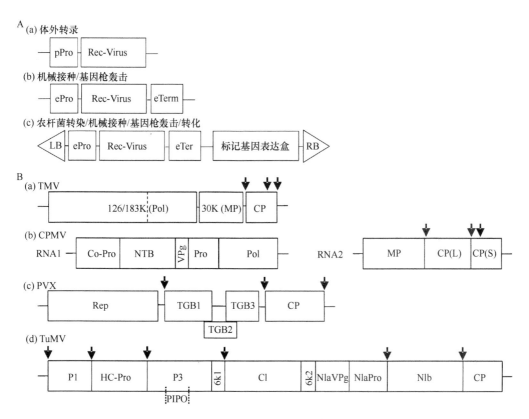

图 10-2　分子药田中 RNA 病毒介导的表达

A. 载体构建常用方法 [pPro. 原核启动子（如 SP6、T3 和 T7）；Rec-Virus. 重组病毒；ePro. 植物真核启动子；eTerm. 植物真核终止子]；B. 植物 RNA 病毒基因组结构，已经广泛用于在植物中表达多肽和目的蛋白（箭头指向. 外源基因插入的位置；TMV. 烟草花叶病毒；CPMV. 豇豆花叶病毒；PVX. 马铃薯 X 病毒；TuMV. 芜菁花叶病毒）

10.3.1　烟草花叶病毒（TMV）

烟草花叶病毒是烟草花叶病毒属（*Tobamovirus*）的模式成员。作为首个被命名的病毒，烟草花叶病毒是研究最为全面的 RNA 病毒。基于烟草花叶病毒的病毒载体也是分子药田中使用最为广泛的一种载体。烟草花叶病毒具有一个简单的病毒基因组。该基因组是一个长 6.4kb、编码 4 种病毒蛋白的正义单链 RNA 分子（图 10-2）。首个可读框编码两种复制酶——126kDa 和 183kDa。该蛋白质是病毒 RNA 复制所必需的。183kDa 复制酶是通过转录通读 126kDa 蛋白的琥珀终止密码子产生的。30kDa 运动蛋白和 17kDa 外壳蛋白则是通过两种 RNA 亚基因组由 3'端可读框翻译而来。因为 17kDa 外壳蛋白是最丰富的蛋白质，所以表达外源蛋白的首选策略是将外源基因与外壳蛋白融合或者替换外壳蛋白（Takamatsu et al.，1987）。然而，由于功能性外壳蛋白的缺乏或者干扰，这种重组烟草花叶病毒不能进行系统性感染。但是这个问题已经得到解决。方法是在烟草花叶病毒外壳蛋白亚基因组启动子的控制下克隆目的基因，然后把该表达单元插入到病毒载体的运动蛋白和外壳蛋白之间（Kumagai et al.，1993）。该策略成功地在植物中高水平地表达了多种重组蛋白，如α-天花粉蛋白（Kumagai et al.，1993）、人乳头瘤病毒外壳蛋白 L1（Varsani et al.，2006）、绿色荧光蛋白（Lindbo，2007）和人生长激素等（Skarjinskaia et al.，2008）。

10.3.2　豇豆花叶病毒（CPMV）

豇豆花叶病毒是豇豆花叶病毒属（*Comovirus*）的典型成员，是一种由两个正义单链 RNA 组成的二分体病毒。其基因组包含 RNA1 和 RNA2。每个 RNA 都有一个 3' poly(A) 末端和一个连接病毒蛋白基因组（viral protein genome，VPg）的 5'端（Lomonossoff and Porta，2001）。RNA1 长约 5.9kb，RNA2 长约 3.5kb；两者都能编码一个单一的多聚蛋白。而这种多聚蛋白可由 RNA1 编码的 24kDa 蛋白酶结构域加工（图 10-2）。RNA1 编码的蛋白质是病毒基因组复制和多聚蛋白加工所必需的；RNA2 编码的是运动蛋白和两种外壳蛋白，即外壳蛋白（L）和外壳蛋白（S）。RNA1 是复制所必备的，RNA2 则是控制的目标。早期研究都是集中在通过融合或替换外壳蛋白（S）进行抗原表位的表达，例如，口蹄疫病毒（foot-and-mouth disease virus，FMDV）VP1 的一种抗原表位（Usha et al.，1993）、人鼻病毒和人免疫缺陷 1 型病毒（human immunodeficiency virus type 1，HIV-1）中提取的抗原表位（Porta et al.，1994）及其他多种抗原表位（McLain et al.，1995；Dalsgaard et al.，1997；Brennan et al.，1999；Taylor et al.，2000）。除了抗原表位，豇豆花叶病毒也已经用于多种重组蛋白的高水平表达。Cañizares 等于 2006 年报道了一种改进的豇豆花叶病毒表达系统。在这个系统中，编码口蹄疫病毒 2A 蛋白酶和靶蛋白的嵌合基因与外壳蛋白（S）RNA2 的 C 端融合，通过翻译 2A 蛋白酶就会释放靶蛋白，获得受花椰菜花叶病毒 35S 启动子控制的、含有重组豇豆花叶病毒 RNA2 cDNA 的转基因植物。通过农杆菌接种到植物表达载体上的该转基因植物，可生产 RNA1 编码的蛋白质，或者与表达 RNA1 的其他转基因植物进行杂交，诱导活性重组豇豆花叶病毒复制，从而生产出大量的重组蛋白。Cañizares 等于 2006 年报道了一个删除 RNA2 的版本。在该版本中准确删除了重组 RNA2 cDNA，保证了 35S 启动子对 5′UTR（非翻译区）和 3′UTR 的控制，使目的基因可以插入到 5′UTR 和 3′UTR 之间进行表达。最近，为了生产出高性能的抗人免疫缺陷病毒抗体，Sainsbury 等（2008，2010b）进一步改进了豇豆花叶病毒表达系统。

10.3.3　马铃薯 X 病毒（PVX）

马铃薯 X 病毒是马铃薯 X 病毒属（*Potexvirus*）的典型成员，是一个拥有单链正义 RNA 的单分体病毒。基因组长约 6.5kb（Chapman et al.，1992）。5′帽端、3′聚腺苷酸化的基因组 RNA 拥有 5 个可读框，可编码一种复制酶（Rep）、3 个运动蛋白（三基因连锁：TGB1、TGB2 和 TGB3）和外壳蛋白（Batten et al.，2003；Avesani et al.，2007）（图 10-2）。人们广泛研究马铃薯 X 病毒介导的表达目的是在植物中表达外源蛋白（Chapman et al.，1992；Baulcombe et al.，1995；Hammond-Kosack et al.，1995；Sablowski et al.，1995；Angell and Baulcombe，1997；Santa et al.，1996；O'Brien et al.，2000；Ziegler et al.，2000；Marusic et al.，2001；Toth et al.，2001；Franconi et al.，2002；Avesani et al.，2003；Čeřovská et al.，2004；Manske et al.，2005；Uhde et al.，2005；Komorova et al.，2006；Ravin et al.，2008）。由于重组马铃薯 X 病毒缺少外壳蛋白（被靶基因替换），不能够系统地感染植株，导致重组蛋白积累水平差，因此这种基因替换的方法不可行（Chapman et al.，1992）。于是，科学家又提出新的方法，即外壳蛋白融合法来试验疫苗抗原位点的生产（Santa et al.，1996；O'Brien et al.，2000；Marusic et al.，2001；Uhde et al.，2005）。但是，该系统要求外壳蛋白融合物不能妨碍病毒颗粒组装，也不能危害重组病毒的系统感染性。因此，它只适用于小型蛋白标签或抗原表位的表达。之后，科学家又研究基因插入法来克服这一缺点。该方法允许在连接有双拷贝外壳蛋白启动子的病毒基因组中插入靶基因（Baulcombe et al.，1995）。这一改良版本系统地感染并高水平地表达了各种各样的重组蛋白，如绿色荧光蛋白和人胰岛自身抗原谷氨酸脱羧酶（hGAD65）（Baulcombe et al.，1995；Avesani et al.，2003）。最近的研究表明，移除了三基因连锁和外壳蛋白的最小马铃薯 X 病毒载体可以高水平表达蛋白（Komorova et al.，2006；Ravin et al.，2008）。靶基因被插在第一个病毒亚基因组启动子的下游区；35S 启动子调控重组马铃薯 X 病毒的转录。在农杆菌侵染的植物叶片中，重组蛋白积累高达总可溶性蛋白的 2%（Ravin et al.，2008）。

10.3.4　马铃薯 Y 病毒属

马铃薯 Y 病毒属是规模最大，也是对农业最重要的植物病毒组（Urcuqui-Inchima et al.，2001）。其单分体病毒的基因组是长约 10kb 的正义单链 RNA 分子。与豇豆花叶病毒类似，基因组 RNA 的 3′端为 poly(A)，5′端为蛋白基因组（VPg）。此病毒编码多聚蛋白。

仅有的一个长可读框编码一种约 350kDa 的大型多聚蛋白，并且在 P3 编码区经翻译移码后编码一种较短的多聚蛋白（图 10-2）。这两个多聚蛋白经病毒编码的蛋白酶切割后，从 N 端释放出 11 种成熟蛋白质，P1、 HC-Pro、P3、P3N-PIPO、6K1、CI 、6K2、NIa-蛋白基因组（VPg）、NIa-Pro、NIb 和外壳蛋白（Chung et al.，2008）。由于重组马铃薯 Y 病毒可同步等分子表达多种外源基因，并且对外源基因的长度要求灵活，因此许多马铃薯 Y 病毒被开发为病毒表达载体，包括芜菁花叶病毒（turnip mosaic virus，TuMV）、烟草蚀纹病毒（tobacco etch virus，TEV）、李痘病毒（plum pox virus，PPV）、莴苣花叶病毒（lettuce mosaic virus，LMV）、三叶草黄脉病毒（clover yellow vein virus，ClYVV）、豌豆种传花叶病毒（pea seed-borne mosaic virus，PSbMV）、马铃薯 A 病毒（potato virus A，PVA）、小西葫芦黄花叶病毒（zucchini yellow mosaic virus，ZYMV）及大豆花叶病毒（soybean mosaic virus，SMV）（Dolja et al.，1992；Verchot et al.，1995；Guo et al.，1998；Whitham et al.，1999；German-Retana et al.，2000；Masuta et al.，2000；Johansen et al.，2001；Hsu et al.，2004；Beauchemin et al.，2005；Kelloniemi et al.，2008；Wang et al.，2008）。烟草蚀纹病毒是首个从马铃薯 Y 病毒属中提取的载体。外源基因通过插入到可读框内 P1 和 HC-Pro 的连接点而获得表达（Dolja et al.，1992）。除了 P1/HC-Pro 连接点，人们发现 P1/HC-Pro、NIa-Pro/Nib 和 Nib/外壳蛋白等连接点也适合多种不同外源蛋白的同时表达（Chen et al.，2007；Kelloniemi et al.，2008；Bedoya et al.，2010）。

10.4　病毒介导的抗体表达

在医学研究、治疗和诊断等多个领域，抗体都发挥着重要的作用。为满足日益增长的需求，病毒表达已经被开发用来在植物中生产重组抗体。1998 年，Verch 等开辟了新思路——利用烟草花叶病毒载体在本氏烟草中表达针对结肠癌抗原的单克隆抗体（monoclonal antibody，mAb）CO17-1A。他们设计了两种重组烟草花叶病毒克隆来表达这种抗体的重链和轻链，然后利用植物共转染将表达重链和轻链的重组病毒的结构组装成有生物活性的全长抗体（Verch et al.，1998）。为了提高重组抗体的产量，Giritch 等于 2006 年使用了从烟草花叶病毒和马铃薯病毒 X 衍生的两种没有竞争的病毒载体，分别表达人肿瘤特异性单克隆抗体 A5 的不同链。结果，在整株植物中，两种病毒载体在同样的细胞内共同有效地表达了重链和轻链，并在每千克鲜叶生物质中获得高达 0.5g 的单克隆抗体（Giritch et al.，2006）。同样，两种没有竞争的病毒载体系统成功地应用于生产人源化小鼠单克隆抗体——Hu-E16（Lai et al.，2010）。在治疗西尼罗病毒（West Nile virus）时，从植物中生产的单克隆抗体与哺乳动物细胞生产的 HuE16 具有同样的疗效（Lai et al.，2010）。

10.5　病毒介导的疫苗表达

人们通过病毒表达生产出了许多植物源候选疫苗，在人类或动物体内抵御病毒、细菌或者寄生虫等致病病原体（被称为预防性疫苗）和癌症等疾病（被称为治疗性疫苗）。

2008 年，Lico 等在一篇优秀的综述中列举了 2007 年之前大约 30 种具有代表性的通过病毒载体在植物中表达的抗原。根据重组蛋白的性质，这些植物生产的疫苗可分为两类：游离蛋白（亚单位疫苗）和多肽或与外壳蛋白病毒表位融合（形成空病毒颗粒）或与其他蛋白表位融合（Pogue et al.，2002；Rybicki，2010）。与腹腔注射接种传统疫苗不同，由于大部分的植物是可以食用的，因此无论是通过病毒介导还是其他系统介导的植物生产疫苗都可以通过口服、滴鼻或者针注射法接种（Awram et al.，2002）。由于大部分病原体都是通过黏膜表面进入体内的，而口服或鼻腔给药可以诱导特异性的黏膜免疫反应，因此口腔或鼻腔给药可能是抵御病原体的最佳方法。

10.5.1　预防性疫苗

首批植物源疫苗之一是用于表达疟疾外壳蛋白融合蛋白抗原表位的烟草花叶病毒载体（Turpen et al.，1995）。重组烟草花叶病毒技术经过改良后用来表达许多预防性和治疗性疫苗。例如，鼠肝炎病毒（murine hepatitis virus，MHV）的纤突蛋白 5B19 抗原表位被融合到烟草花叶病毒载体上外壳蛋白的 C 端，经皮下注射或鼻腔给药接种的免疫小鼠能经受住致死剂量鼠肝炎病毒菌株 JHM 的攻击（Koo et al.，1999）。游离亚单位疫苗，是通过烟草花叶病毒载体表达口蹄疫病毒的结构蛋白 VP1。VP1 携带有诱导抗体中和的关键性表位。通过给小鼠注射含有 VP1 的叶片提取物，诱发了免疫性保护，使小鼠免受口蹄疫病毒的致命性感染（Wigdorovitz et al.，1999）。近期，一种新版本的烟草花叶病毒载体是通过农杆菌渗入法转入植物体内，并已成功地应用于表达多种既抗病毒又抗细菌病原体的抗原（Musiychuk et al.，2007；Mett et al.，2008；Chichester et al.，2009）。

植物生产的疫苗也可以通过其他病毒载体来表达，例如，将李痘病毒载体插入到 NIb/外壳蛋白结合点，表达携带兔出血症病毒（rabbit hemorrhagic disease virus，RHDV）的完整 VP60。通过对兔子皮下接种含有 VP60 的蛋白质提取物，保护了兔子对抗兔出血症病毒的致命刺激（Fernádez-Fernádez et al.，2001）。马铃薯病毒 X 载体可用来表达外壳蛋白与高度保守、人免疫缺陷 1 型病毒（HIV-1）的糖蛋白（glycoprotein，gp）41 上 ELDKWA 表位的融合。本氏烟草叶片经重组马铃薯病毒 X 侵染后，提取纯化的嵌合式颗粒，继而用这些颗粒给正常或免疫缺陷小鼠进行腹腔或鼻腔接种。结果，人们在这些小鼠体内发现了高水平的人免疫缺陷 1 型病毒特异性免疫反应。用植物生产的融合外壳蛋白接种后，正常或免疫缺陷小鼠的血清显示出抗人免疫缺陷 1 型病毒的中和活性（Marusic et al.，2001）。

10.5.2　治疗性疫苗

重组烟草花叶病毒技术也可用于表达治疗性疫苗，以抵御棘手的慢性疾病。表达抗癌的治疗性疫苗就是一个很好的例子。B 细胞肿瘤表达了一种独特的细胞表面免疫球蛋白（Ig）。这种免疫球蛋白是一种肿瘤标志物。患者在接种免疫球蛋白之后往往会达到一个良好的临床效果（McCormick et al.，1999）。38C13 小鼠 B 细胞淋巴癌中的免疫球蛋白拥有一个理想株型特异性单链 Fv（single-chain Fv，scFv）片段。将该片段克隆到烟草花叶病毒载体上，并在本氏烟草中获得表达。结果，接种了单链 Fv 疫苗的小鼠得到保护，经受住了与之共生的 38C13 肿瘤细胞致死剂量的刺激（McCormick et al.，1999）。最近，人们用同样的病毒表达系统从单个患者的肿瘤中表达出患者特异性单链 Fv。在临床第一阶段的研究中，把利用植物生产的个体治疗性抗原给患者接种后显示，病毒介导表达的理想株型疫苗使用安全，为滤泡性淋巴瘤患者的特异性理想株型免疫治疗提供了一个切实可行的选择（McCormick et al.，2008）。

10.6　由病毒介导具有其他功能的重组蛋白表达

由病毒介导在植物中表达的蛋白质具有多种功能，如杀虫剂和工业酶。还有，利用烟草花叶病毒载体在本氏烟草中生产大米α-淀粉酶（Kumagai et al.，2000）。植物生产的酶经过适度糖基化，累积水平至少达总可溶性蛋白的 5%。在植物中通过烟草花叶病毒介导并表达的一种潜在的杀幼虫剂（Borovsky et al.，2006），是一种蚊子十肽激素——埃及伊蚊（*Aedes aegypti*）胰蛋白酶调节抑制因子（trypsin-modulating oostatic factor，TMOF）与外壳蛋白的融合。经重组烟草花叶病毒感染的本氏烟草中，胰蛋白酶调节抑制因子融合物积累水平可达总可溶性蛋白的 1.3%。胰蛋白酶调节抑制因子融合表达的烟草叶圆片有效地抑制了烟芽夜蛾（*Heliothis virescens*）的生长。用纯化的外壳蛋白-胰蛋白酶调节抑制因子病毒因子给蚊子幼虫喂食后，抑制了幼虫生长，并致使幼虫死亡（Borovsky et al.，2006）。

10.7　结　　论

像其他植物生产系统一样，病毒表达系统有其优势和劣势。将该系统用于商业用途尚存在几个需要解决的问题。首先，由于植物病毒有其宿主范围，因此每一种特定的病毒表达系统都被局限于某些植物物种。其次，植物病毒表达与潜在的差错频率高、重组快有关（Van Vloten-Doting et al.，1985；Drake and Holland，1999）。由于缺乏校对能力，依赖于病毒 RNA 的 RNA 聚合酶的突变率相对较高，导致生产出来的混合重组蛋白中含有不良蛋白。快速的重组可能导致外源基因的不稳定和删除（Scholthof et al.，1996；García-Arenal et al.，2003）。再次，人们担心重组病毒会对生物和环境产生影响（Pogue et al.，2002）。尽管植物病毒不会感染人类和动物，排除了植物病毒通过田间和食品对人类和动物造成感染的威胁，但是重组病毒会传播给野草或者其宿主范围内的其他农作物。因此，人们有必要考虑采取物理屏障或者生物技术（导致昆虫传播的基因发生突变后阻止昆虫在田间传播）措施来抑制病毒传播。此外，其他的实际问题，如表达的稳定性、产品的生物活性及下游加工等，在植物病毒载体系统大规模商用之前必须得以解决。

伴随着市场对多功能重组蛋白需求的日益扩大，植物中病毒介导的表达也已经被证明是一种有前途、能满足这种需求的可选路径。过去几年中，数种新型载体系统改进了病毒载体的稳定性，提高了蛋白质产量，并且降低了生物和环境风险，从而彻底改变了这一领域（Sanchez-Navarro et al.，2001；Perez et al.，2007；Huang et al.，2009；Regnard et al.，2010；Sainsbury et al.，2010a）。有些系统从获得病毒病原体的 DNA 序列到生产出相应的免疫亚单位疫苗仅仅需要几周的时间。这极短的周期使诸如抗体等"个性化治疗蛋白"成为可能和现实。随着病毒介导表达技术的不断改进，病毒介导的重组蛋白数量也有望随之显著增加。因此，未来的数年中，将会有越来越多、病毒介导的植物产重组蛋白通过临床试验，并商业化应用。此振奋人心的展望必将鼓励人们继续投资研发新一代病毒介导的表达系统，而新的系统将规避现有的技术缺陷和在未来的研究、生产和商业化推广过程中出现新的问题。

致谢 感谢加拿大农业及农业食品部 A-base 资助计划提供的支持与帮助。

参 考 文 献

Angell SM, Baulcombe DC (1997) Consistent gene silencing in transgenic plants expressing a replicating potato virus X RNA. EMBO J 16:3675–3684

Avesani L, Falorni A, Tornielli GB, Marusic C, Porceddu A, Polverari A, Faleri C, Calcinaro F, Pezzotti M (2003) Improved in planta expression of human islet autoantigen glutamic acid decarboxylase (GAD65). Transgenic Res 12:203–212

Avesani L, Marconi G, Morandini F, Albertini E, Bruschetta M, Bortesi L, Pezzotti M, Porceddu A (2007) Stability of *Potato virus X* expression vectors is related to insert size: implications for replication models and risk assessment. Transgenic Res 16:587–597

Awram P, Gardner RC, Forster RL, Bellamy AR (2002) The potential of plant viral vectors and transgenic plants for subunit vaccine production. Adv Virus Res 58:81–123

Batten JS, Yoshinari S, Hemenway C (2003) Potato virus X: a model system for virus replication, movement and gene expression. Mol Plant Pathol 4:125–131

Baulcombe DC (2000) Unwinding RNA silencing. Science 290:1108–1109

Baulcombe DC, Chapman S, Santa Cruz S (1995) Jellyfish green fluorescent protein as a reporter for virus infections. Plant J 7:1045–1053

Beauchemin C, Bougie V, Laliberté J-F (2005) Simultaneous production of two foreign proteins from a potyvirus-based vector. Virus Res 112:1–8

Bedoya L, Martínez F, Rubio L, Darós J-A (2010) Simultaneous equimolecular expression of multiple proteins in plants from a disarmed potyvirus vector. J Biotechnol 150:268–275

Borovsky D, Rabindran S, Dawson WO, Powell CA, Iannotti DA, Morris TJ, Shabanowitz J, Hunt DF, DeBondt H, DeLoof A (2006) Expression of *Aedes* trypsin-modulating oostatic factor on the virion of TMV: a potential larvicide. Proc Natl Acad Sci USA 103:18963–18968

Brennan FR, Jones TD, Gilleland LB, Bellaby T, Xu F, North PC, Thompson A, Staczek J, Lin T, Johnson JE, Hamilton WDO, Gilleland HE (1999) *Pseudomonas aeroginosa* outer-membrane protein F epitopes are highly immunogenic when expressed on a plant virus. Microbiology 145:211–220

Brisson N, Paszkowski J, Penswick JR, Gronenborn B, Potrykus I, Hohn T (1984) Expression of a bacterial gene in plants by suing a viral vector. Nature 310:511–514

Cañizares MC, Liu L, Perrin Y, Tsakiris E, Lomonossoff GP (2006) A bipartite system for the constitutive and inducible expression of high levels of foreign proteins in plants. Plant Biotechnol J 4:183–193

Čeřovská N, Pečenková T, Tomáš M, Velemínský J (2004) Transient expression of heterologous model gene in plants using *Potato virus X*-based vector. Plant Cell Tissue Org Cult 79:147–152

Chapman S, Kavanagh T, Baulcombe D (1992) Potato virus x as a vector for gene expression in plants. Plant J 2:549–557

Chen C-C, Chen T-C, Raja JAJ, Chang C-A, Chen L-W, Lin S-S, Yeh S-D (2007) Effectiveness and stability of heterologous proteins expressed in plants by Turnip mosaic virus vector at five different insertion sites. Virus Res 130:210–227

Chichester JA, Musiychuk K, Farrance CE, Mett V, Lyons J, Mett V, Yusibov V (2009) A single component two-valent LcrV-F1 vaccine protects non-human primates against pneumonic plaque. Vaccine 27:3471–3474

Chung BY, Miller WA, Atkins JF, Firth AE (2008) An overlapping essential gene in the *Potyviridae*. Proc Natl Acad Sci USA 105:5897–5902

Dalsgaard K, Uttenthal Å, Jones TD, Xu F, Merryweather A, Hamilton WDO, Langeveld JPM, Boshuizen RS, Kamstrup S, Lomonossoff GP, Porta C, Vela C, Casal JI, Meloen RH, Rodgers PB (1997) Plant-derived vaccine protects target animals against a virus disease. Nat Biotechnol 15:248–252

De Muynck B, Navarre C, Boutry M (2010) Production of antibodies: status after twenty years. Plant Biotechnol J 8:529–563

De Zoeten GA, Penswick JR, Horisberger MA, Ahl P, Schulze M, Hohn T (1989) The expression, localization, and effect of a human interferon in plants. Virology 172:213–222

Dolja VV, McBride HJ, Carrington JC (1992) Tagging of plant potyvirus replication and movement by insertion of beta-glucuronidase into the viral polyprotein. Proc Natl Acad Sci USA 89:10208–10212

Doran P (2006) Foreign protein degradation and instability in plants and plant cultures. Trends Biotechnol 24:426–432

Drake JW, Holland JJ (1999) Mutation rates among RNA viruses. Proc Natl Acad Sci USA 96:13910–13913

Fernández-Fernández MR, Mouriño M, Rivera J, Rodriguez F, Plana-Durán P, Garcia JA (2001) Protection of rabbits against *Rabbit hemorrhagic disease virus* by immunization with the VP60 protein expressed in plants with a potyvirus-based vector. Vaccine 280:283–291

Franconi R, Di Bonito P, Dibello F (2002) Plant derived-human papillomavirus 16 E7 oncoprotein induces immune response and specific tumor protection. Cancer Res 62:3654–3658

Fütterer J, Bonneville JM, Hohn T (1990) Cauliflower mosaic virus as a gene expression vector for plants. Physiol Plant 79:154–157

García-Arenal F, Fraile A, Malpica JM (2003) Variation and evolution of plant virus populations. Int Microbiol 6:225–232

German-Retana S, Candresse T, Alias E, Delbos R-P, Le Gall O (2000) Effects of green fluorescent protein and β-glucuronidase tagging on the accumulation and pathogenicity of a resistance-breaking *Lettuce mosaic virus* isolate in susceptible and resistant lettuce cultivars. Mol Plant Microbe Interact 13:316–324

Giritch A, Marillonnet S, Engler C, van Eldik G, Botterman J, Klimyuk V, Gleba Y (2006) Rapid high-yield expression of full-size IgG antibodies in plants coinfected with noncompeting viral vectors. Proc Natl Acad Sci USA 103:14701–14706

Gleba Y, Giritch A (2011) Plant viral vectors for protein expression. In: Caranta C, Aranda MA, Tepfer M, Lopez-Moya JJ (eds) Recent advances in ant virology. Caister Academic Press, Norfolk, pp 387–412

Gleba Y, Marillonnet S, Klimyuk V (2004) Engineering viral expression vectors for plants: the 'full virus' and the 'deconstructed virus' strategies. Curr Opin Plant Biol 7:182–188

Gleba Y, Klimyuk V, Marillonnet S (2007) Viral vectors for the expression of protein in plants. Curr Opin Biotechnol 18:134–141

Guo HS, López-Moya JJ, Garcia JA (1998) Susceptibility to recombinant rearrangements of a chimeric plum pox potyvirus genome after insertion of a foreign gene. Virus Res 57:183–195

Gutierrez C (1999) Geminivirus DNA replication. Cell Mol Life Sci 56:313–329

Gutierrez C (2000) DNA replication and cell cycle in plants: learning from geminiviruses. EMBO J 19:792–799

Haas M, Bureau M, Geldreich A, Yot P, Keller M (2002) Cauliflower mosaic virus: still in the news. Mol Plant Pathol 3:419–429

Hammond Kosack KE, Staskawicz BJ, Jones JDG, Baulcombe DC (1995) Functional expression of a fungal avirulence gene from a modified potato virus X genome. Mol Plant Microbe Interact 8:181–185

Hayes RJ, Petty ITD, Coutts RHA, Buck KW (1988) Gene amplification and expression in plants by a replicating geminivirus vector. Nature 334:179–182

Hayes RJ, Coutts RHA, Buck KW (1989) Stability and expression of bacterial genes in replicating geminivirus vectors. Nucleic Acids Res 17:2391–2403

Hefferon KL, Fan Y (2004) Expression of a vaccine protein in a plant cell line using a geminivirus-based replicon system. Vaccine 23:404–410

Hefferon KL, Kipp P, Moon YS (2004) Expression and purification of heterologous proteins in plant tissue using a geminivirus vector system. J Mol Microbiol Biotechnol 7:109–114

Hsu C-H, Lin S-S, Liu F-L, Su W-C, Yeh S-D (2004) Oral administration of a mite allergen expressed by zucchini yellow mosaic virus in cucurbit species downregulate allergen-induced airway inflammation and IgE synthesis. J Allergy Clin Immunol 113:1079–1085

Huang Z, Chen Q, Hjelm B, Arntzen C, Mason H (2009) A DNA replicon system for rapid high-level production of virus-like particles in plants. Biotechnol Bioeng 103:706–714

Hull R (2002) Control and uses of plant viruses. In: Hull R (ed) Matthews' plant virology. Academic, London, pp 675–741

Johansen IE, Lund OS, Hjulsager CK, Laursen J (2001) Recessive resistance in *Pisum sativum* and potyvirus pathotype resolved in a gene-for-cistron correspondence between host and virus. J Virol 75:6609–6614

Kelloniemi J, Mäkinen K, Valkonen JPT (2008) Three heterologous proteins simultaneously expressed from a chimeric potyvirus: infectivity, stability and the correlation of genome and virion lengths. Virus Res 135:282–291

Komorova TV, Skulachev MV, Zvereva AS, Schwartz AM, Dorokhov YL, Atabekov JG (2006) New viral vector for efficient production of target proteins in plants. Biochemistry (Moscow) 71:846–850

Koo M, Bendahmane M, Lettiri GA, Paoletti AD, Lane TE, Fitchen JH, Buchmeier MJ, Beachy RN (1999) Protective immunity against murine hepatitis virus (MHV) induced by intranasal or subcutaneous administration of hybrids of tobacco mosaic virus that carries an MHV epitope. Proc Natl Acad Sci USA 96:7774–7779

Kumagai MH, Turpen TH, Weinzettl N, Della-Cioppa G, Turpen AM, Donson J, Hilf ME, Grantham GL, Dawson WO, Chow TP, Piatak M Jr, Grill LK (1993) Rapid, high-level expression of biologically active α-trichosanthin in transfected plants by an RNA viral vector. Proc Natl Acad Sci USA 90:427–430

Kumagai MH, Donson J, della-Cioppa G, Grill LK (2000) Rapid, high-level expression of glycosylated rice α-amylase in transfected plants by an RNA viral vector. Gene 245:169–174

Lai H, Engle M, Fuchs A, Keller T, Johnson S, Gorlatov S, Diamond MS, Chen Q (2010) Monoclonal antibody produced in plants efficiently treats West Nile virus infection in mice. Proc Natl Acad Sci USA 107:2419–2424

Laufs J, Wirtz U, Kammann M, Matzeit V, Schaefer S, Schell J, Chernilofsky AP, Baker B, Gronenborn B (1990) Wheat dwarf AC/DS vectors: expression and excision of transposable elements introduced into various cereals by a viral replicon. Proc Natl Acad Sci USA 87:7752–7756

Lefebvre DD, Miki BL, Laliberte JF (1987) Mammalian metallothionein functions in plants. Biotechnology 5:1053–1056

Levine AJ (2001) The origins of virology. In: Knipe DM, Howley PM (eds) Fields virology (volume 1). Lippincott Williams & Wilkins, Philadelphia, pp 3–18

Lico C, Chen Q, Santi L (2008) Viral vectors for production of recombinant proteins in plants. J Cell Physiol 216:366–377

Lindbo JA (2007) TRBO: a high-efficiency *Tobacco mosaic virus* RNA-based overexpression vector. Plant Physiol 145:1232–1240

Lomonossoff GP, Porta C (2001) Cowpea mosaic virus as a versatile system for the expression of foreign peptides and proteins in legumes. In: Toutant JP, Balázs E (eds) Molecular farming. INRA Editions, Paris, pp 151–160

Manske U, Schiemann J (2005) Development and assessment of a *Potato virus X*-based expression system with improved biosafety. Environ Biosafety Res 4:45–57

Marusic C, Rizza P, Lattanzi L, Mancini C, Spada M, Belardelli F, Benvenuto E, Capone I (2001) Chimeric plant virus particles as immunogens for inducing murine and human immune responses against human immunodeficiency virus type 1. J Virol 75:8434–8439

Masuta C, Yamana T, Tacahashi Y, Uyeda I, Sato M, Ueda S, Matsumura T (2000) Development of clover yellow vein virus as an efficient, stable gene expression system for legume species. Plant J 23:539–545

Matzeit V, Schaefer S, Kammann M, Schalk HJ, Schell J, Gronenborn B (1991) Wheat dwarf virus vectors replicate and express foreign genes in cells of monocotyledonous plants. Plant Cell 3:247–258

McCormick AA, Kumagai MH, Hanley K, Turpen TH, Hakim I, Grill LK, Tusé D, Levy S, Levy R (1999) Rapid production of specific vaccine for lymphoma by expression of the tumor-derived single-chain Fv epitopes in tobacco plants. Proc Natl Acad Sci USA 96:703–708

McCormick AA, Reddy S, Reinl SJ, Cameron TI, Czerwinkski DK, Vojdani F, Hanley KM, Garger SJ, White EL, Novak J, Barrett J, Holtz RB, Tusé D, Levy R (2008) Plant-produced idiotype vaccines for the treatment of non-Hodgkin's lymphoma: safety and immunogenicity in a phase I clinical study. Proc Natl Acad Sci USA 105:10131–10136

McLain L, Porta C, Lomonossoff GP, Durrani Z, Dimmock NJ (1995) Human immunodeficiency virus type 1 neutralizing antibodies raised to a gp41 peptide expressed on the surface of a plant virus. AIDS Res Hum Retroviruses 11:327–334

Mett V, Musiychuk K, Bi H, Farrance CE, Horsey A, Ugulava N, Shoji Y, de la RP, Palmer GA, Rabindran S, Streatfield SJ, Boyers A, Russell M, Mann A, Lambkin R, Oxford JS, Schild GC, Yusibov V (2008) A plant-produced influenza subunit vaccine protects ferrets against virus challenge. Influenza Other Respi Viruses 2:33–40

Mor TS, Moon YS, Palmer KE, Mason HS (2003) Geminivirus vectors for high-level expression of foreign proteins in plant cells. Biotechnol Bioeng 81:430–437

Musiychuk K, Stephenson N, Bi H, Farrance CE, Orozovic G, Brodelius M, Brodelius P, Horsey A, Ugulava N, Shamloul AM, Mett V, Rabindran S, Streatfield SJ, Yusibov V (2007) A launch vector for the production of vaccine antigens in plants. Influenza Other Respi Viruses 1:19–25

Needham PD, Atkinson RG, Morris BAM, Gardner RC, Gleave AP (1998) GUS expression patterns from a tobacco yellow dwarf virus-based episomal vector. Plant Cell Rep 17:631–639

O'Brien GJ, Bryant CJ, Voogd C, Greenberg HB, Gardner RC, Bellamy AR (2000) Rotarvirus VP6 expressed by PVX vectors in Nicotiana benthamiana coats PVX rods and also assembles into virus like particles. Virology 270:444–453

Perez Y, Mozes-Koch R, Akad F, Tanne E, Czosnek H, Sela I (2007) A universal expression/silencing vector in plants. Plant Physiol 145:1251–1263

Pogue GP, Lindbo JA, Garger SJ, Fitmaurice WP (2002) Making an ally from an enemy: plant virology and the agriculture. Annu Rev Phytopathol 40:45–74

Pogue GP, Vojdani F, Palmer KE, Hiatt E, Hume S, Phelps J, Long L, Bohorova N, Kim D, Velasco J, Whaley K, Zeitlin L, Garger SJ, White E, Bai Y, Haydon H, Bratcher B (2010) Production of pharmaceutical-grade recombinant aprotinin and a monoclonal antibody product using plant-based transient expression systems. Plant Biotechnol J 8:638–654

Porta C, Spall VE, Loveland J, Johnson JE, Barker PJ, Lomonossoff GP (1994) Development of cowpea mosaic virus as a high-yielding system for the presentation of foreign peptides. Virology 202:949–955

Ravin NV, Kuprianov VV, Zamchuk LA, Kochetov AV, Dorokhov YL, Atabekov JG, Skryabin KG (2008) High efficient expression of *Escherichia coli* heat-labile enterotoxin B subunit in plants suing *Potato virus X*-based vector. Biochemistry (Moscow) 73:1108–1113

Regnard GL, Halley-Stott RP, Tanzer FL, Hitzeroth II, Rybicki EP (2010) High level protein expression in plants through the use of a novel autonomously replicating geminivirus shuttle vector. Plant Biotechnol J 8:38–46

Rybicki EP (2010) Plant-made vaccines for humans and animals. Plant Biotechnol J 8:620–637

Sablowski RWM, Baulcombe DC, Bevan M (1995) Expression of a flower-specific Myb protein in leaf cells using a viral vector causes ectopic activation of a target promoter. Proc Natl Acad Sci USA 92:6901–6905

Sainsbury F, Lomonossoff GP (2008) Extremely high-level and rapid transient protein production in plants without the use of viral replication. Plant Physiol 148:1212–1218

Sainsbury F, Canizares MC, Lomonossoff GP (2010a) Cowpea mosaic virus: the plant virus-based biotechnology workhorse. Annu Rev Phytopathol 48:437–455

Sainsbury F, Sack M, Stadlmann J, Quendler H, Fischer R, Lomonossoff GP (2010b) Rapid transient production in plants by replicating and non-replicating vectors yields high quality functional anti-HIV antibodies. PLoS One 5:e13976

Sanchez-Navarro J, Miglino R, Ragozzino A, Bol JF (2001) Engineering of *Alfalfa mosaic virus* RNA3 into an expression vector. Arch Virol 146:923–939

Santa Cruz S, Chapman S, Roberts AG, Roberts IM, Prior DAM, Oparka KJ (1996) Assembly and movement of a plant virus carrying a green fluorescent protein overcoat. Proc Natl Acad Sci USA 93:6286–6290

Scholthof HB, Scholthof K-BG (1996) Plant virus gene vectors for transient expression of foreign proteins in plants. Annu Rev Phytopathol 34:299–323

Shen WB, Hohn B (1994) Amplification and expression of the β-glucuronidase gene in maize plants by vectors based on maize streak virus. Plant J 5:227–236

Shen WB, Hohn B (1995) Vectors based on maize streak virus can replicate to high copy numbers in maize plants. J Gen Virol 76:965–969

Skarjinskaia M, Karl J, Aurajo A, Ruby K, Rabindran S, Streatfield SJ, Yusibov V (2008) Production of recombinant proteins in clonal root culture using episomal expression vectors. Biotechnol Bioeng 100:814–819

Takamatsu N, Ishikawa M, Meshi T, Okada Y (1987) Expression of bacterial chloramphenicol acetyltransferase gene in tobacco plants mediated by TMV-RNA. EMBO J 6:307–311

Tamilselvi D, Anand G, Swarup S (2004) A geminivirus AYVV-derived shuttle vector for tobacco BY2 cells. Plant Cell Rep 23:81–90

Taylor KM, Lin T, Porta C, Mosser AG, Giesing HA, Lomonossoff GP, Johnson JE (2000) Influence of three-dimensional structure on the immunogenicity of a peptide expressed on the surface of a plant virus. J Mol Recognit 13:71–82

Timmermans MCP, Das OP, Messing J (1992) *Trans* replication and high copy numbers of wheat dwarf virus vectors in maize cells. Nucleic Acids Res 20:4047–4054

Timmermans MCP, Das OP, Messing J (1994) Geminiviruses and their uses as extrachromosomal vectors. Annu Rev Plant Physiol Plant Mol Biol 45:79–112

Toth RL, Chapman S, Carr F, Santa Cruz S (2001) A novel strategy for the expression of foreign genes from plant virus vectors. FEBS Lett 489:215–219

Turpen TH, Reinl SJ, Charoenvit Y, Hoffman SL, Fallarme V, Grill LK (1995) Malarial epitopes expressed on the surface of recombinant tobacco mosaic virus. Biotechnology (NY) 13:53–57

Ugaki M, Ueda T, Timmermans MC, Vieira J, Elliston KO, Messing J (1991) Replication of a geminivirus derived shuttle vector in maize endosperm cells. Nucleic Acids Res 19:371–377

Uhde K, Fischer R, Commandeur U (2005) Expression of multiple foreign epitopes presented as synthetic antigens on the surface of *Potato virus X* particles. Arch Virol 150:327–340

Urcuqui-Inchima S, Haenni AL, Bernardi F (2001) Potyvirus proteins: a wealth of functions. Virus Res 74:157–175

Usha R, Rohll JB, Spall VE, Shanks M, Maule AJ, Johnson JE, Lomonossoff GP (1993) Expression of an animal virus antigenic site on the surface of a plant virus particle. Virology 197:366–374

van Vloten-Doting L, Bol JF, Cornelissen B (1985) Plant-virus-based vectors for gene transfer will be of limited use because of the high error frequency during viral RNA synthesis. Plant Mol Biol 4:323–326

Varsani A, Williamson AL, Stewart D, Rybicki EP (2006) Transient expression of human papillomavirus type 16L1 protein in *Nicotiana benthamiana* using an infectious tobamovirus vector. Virus Res 120:91–96

Verch T, Yusibov V, Koprowski H (1998) Expression and assembly of a full-length monoclonal antibody in plants using a plant virus vector. J Immunol Methods 220:69–75

Verchot J, Carrington JC (1995) Evidence that the potyvirus P1 proteinase functions in trans as an accessory factor for genome amplification. J Virol 69:567–576

Wang A, Chowda Reddy RN, Chen H (2008) Development of a plant-based vaccine against *Porcine reproductive and respiratory syndrome virus*. J Biotechnol 36S:S232–S233

Whitham SA, Yamamoto ML, Carrington JC (1999) Selectable viruses and altered susceptibility mutants in *Arabidopsis thaliana*. Proc Natl Acad Sci USA 96:772–777

Wigdorovitz A, Pérez DM, Robertson N, Carrillo C, Sadir AM, Morris TJ, Borca MV (1999) Protection of mice against challenges with *Foot and mouth disease virus* (FDMV) by immunization with foliar extracts from plants infected with recombinant tobacco mosaic virus expressing the FDMV structural protein VP1. Vaccine 264:85–91

Zhang X, Mason HS (2006) Bean yellow dwarf virus replicons for high-level transgene expression in transgenic plants and cell cultures. Biotechnol Bioeng 93:271–279

Ziegler A, Cowan GH, Torrance L, Ross HA, Davies HV (2000) Facile assessment of cDNA constructs for expression of functional antibodies in plants using the Potato virus X vector. Mol Breed 6:327–335

第 11 章 转基因植物系统的下游加工：
蛋白质回收和纯化策略

Lisa R. Wilken, Zivko L. Nikolov

摘要 在过去的 5～10 年，植物生产重组蛋白的上游技术取得了显著的成绩，因此利用植物生产重组蛋白成了继哺乳动物、微生物和昆虫细胞培养生产蛋白之后的又一种可选方式。无论是培养方法（户外、温室和生物反应器）方面还是在宿主表达系统（种子、叶片和细胞培养）方面，植物均具有灵活性。植物生产系统的这种多样性为植物生产重组蛋白的多种商业应用准备了条件，但是要确保它的经济可行性必须依赖高水平的表达和可放大规模的生产工艺。最初的植物生物技术研究主要集中在表达策略上，导致目前下游加工方面的进步无法匹配上游生产所取得的成果。然而，大量重组蛋白提取工艺研究推动了以植物系统为基础的研究方法的开发。其他方面的进展还有预处理策略的开发，其目的是提高纯化效率和降低下游从绿色组织匀浆（含有叶绿素、酚醛物质和活性酶等）中纯化的加工成本。虽然在过去的十年取得了许多进步和令人满意的结果，但是仍需要在下游加工方面继续研究并取得技术上的突破，以期充分发挥转基因生物低生产成本的优势。本章描述了基于种子、叶片和生物反应器的植物系统的总体优势和不足，以及重组蛋白回收和纯化的基本策略。

11.1 引　言

在过去的 5～10 年，植物生产重组蛋白的上游技术取得了显著的成果，因此植物生产重组蛋白成了继哺乳动物、微生物和昆虫细胞培养生产蛋白之外的另一种选择。经证实，植物系统可用来生产重组人治疗药物（Gidding et al.，2000；Stöger et al.，2005）、营养保健品（Adkins and Lönnerdal，2004）、抗体（Arntzen et al.，2005；De Muynck et al.，2010；Fischer et al.，2009；Nikolov et al.，2009；Stöger et al.，2002）、工业酶（Hood et al.，2007；Howard et al.，2011）和疫苗抗原（Ling et al.，2010；Sala et al.，2003）等。

1983 年，首批转基因植物问世（Fraley et al.，1983；Zambryski et al.，1983）。早期研究植物生产重组蛋白的重点主要集中在药用蛋白的表达、定位和生物活性上，如α-干扰素（De Zoeten et al.，1989；Edelbaum et al.，1992；Zhu et al.，1994）和抗体（Hiatt et al.，1989；Ma et al.，1994，1995；Vaquero et al.，1999）。1986 年报道了首例由植物表达系统生产的药用蛋白——人生长激素。它是在烟草愈伤组织中以融合蛋白的形式表达的（Barta et al.，1986）。3 年后，首个全长血清单克隆抗体在烟草中获得表达（Hiatt et al.，1989），之后又于 1992 年表达了首个候选疫苗——乙型肝炎病毒表面抗原和首个工业酶——地衣芽孢杆菌α-淀粉酶（*Bacillus licheniformis* α-amylase）（Mason et al.，1992）。几乎所有这些蛋白质都是在烟草中表达的，直到 1994 年才开始利用水稻（Zhu et al.，1994），1998 年开始利用大豆（Zeitlin et al.，1998），2003 年开始利用藻类（Mayfield et al.，2003）生产药用蛋白。在过去的 20 年中，用于生产疫苗、药用蛋白和工业酶的其他表达系统还有油菜、苜蓿、莴苣、浮萍（duckweed）、马铃薯、胡萝卜等的细胞培养系统，以及毛状根培养系统（Daniell et al.，2009a；Franconi et al.，2010；Karg and Kallio，2009；Sharma A K and Sharma M K，2009）。产品和植物生产系统的多样性预示了潜在的应用前景，但是要确保它的经济可行性必须依靠其高表达水平和可扩大规模的生产工艺（Davies，2010）。

植物作为天然产品的来源已经有数千年的历史，因此人们早已掌握了多种从种子和叶片组织中提取食物或饲料产品的方法。但是，通常用于粗分离的方法可能不适合用于需要保留活性的重组蛋白。非转基因植物的处理方法已经应用于转基因植物，并为从重组蛋白中分离天然植物成分的方法提供了基础。植物可以生产出具有完整功能的重组蛋白得到证实的 10 年之后，人们才首次系统地报道了转基因植物的下游加工（提取、纯化）（Evangelista et al.，1998；Hood et al.，1997；Kusnadi et al.，1998），而不再仅仅是对蛋白质性质的描述。2003 年，首次报道了利用转基因植物大规模商业化生产药用蛋白（胰蛋白酶）的实例（Woodard et al.，2003）。

植物生产系统的不足，以 2000 年以前为例，包括：生物药物的开发时间、植物和哺乳动物系统之间糖基化的差异、户外生产和转基因组织加工的监管不确定性，以及表达水平等。如今，其中的许多问题在某些特定的植物系统中已经成功解决。例如，在烟草中使用瞬时表达方法将产品开发时间从之前的 2 年多大幅度地缩短至 14～20 天（Hiatt and Pauly，2006）；通过抑制浮萍属植物特异性修饰，解决了糖基化差异的问题（Cox et al.，2006）；使重组蛋白在水稻中的表达水平达到种子重量的 1%（Zhang et al.，2010），在烟草中达鲜重的 0.15%（Bendandi et al.，2010）。随着这些问题的解决，研究开始移向下游加工环节。有效加工方法的不足已经成为经济有效地进行重组蛋白生产的严重障碍（Conley et al.，2010）。

植物系统一般分为三类：种子系统、叶片系统和生物反应器系统。在接下来的部分，我们将描述每种系统总体的优势和不足，以及重组蛋白回收和纯化的基本策略。

11.1.1　种子系统

与其他生产系统相比，利用种子作物生产疫苗、药用蛋白和工业酶具有优势，因为其生产基础设施完善（Kusnadi et al.，1997；Nikolov and Hammes，2002），蛋白质含量相对较高，并且污染风险低（Ma et al.，2003）。重组蛋白在天然干燥种子贮存器细胞内积累（Nikolov and Hammes，2002），不用考虑蛋白酶和其他酶活性（Fischer et al.，2009），可把生产现场、存贮设备和处理操作分离开来（Boothe et al.，2010）。因为在整个存贮、提取和纯化过程中，内源性蛋白酶抑制剂会保护种子表达的蛋白质（Menkhaus et al.，

2004a）。转基因种子表达的单链抗体能够稳定保存至少 5 个月（Stöger et al.，2000），在室温下可长达 1 年（Ramírez et al.，2001），而且没有明显的活性损失。

水稻和玉米等种子系统是公认安全的（generally regarded as safe，GRAS），只需最简单的加工和纯化就可以用来生产口服疫苗、营养保健品和工业酶（Hood and Howard，2009；Nandi et al.，2002；Yang et al.，2008）。与基于叶片的生产系统相比，种子作物单位表面积的生物质产量往往比较低，但是就户外生产来讲，规模种植的经济性和种子表达蛋白质的稳定性优势胜过生物质产量低的不足（Nikolov and Hammes，2002；Schillberg et al.，2005）。但就规模生产（蛋白质年产量超过 1t）而言，户外生产是唯一可行的方案。最近，多家植物生物技术公司已经获得了美国农业部（USDA）的批准，可在户外种植转基因玉米、水稻、红花和大麦，生产用于科学实验的试剂（人溶菌酶、乳铁蛋白和人血清白蛋白）、疫苗（乙型肝炎病毒表面抗原）和工业酶（纤维素酶）。

11.1.2　叶片系统

植物生产的首例单克隆抗体是在烟草中表达的（Hiatt et al.，1989）。目前，烟草仍然是重组蛋白商业化生产中叶片生产系统的主导（Tremblay et al.，2010；Twyman et al.，2003）。使用叶片组织的优势是生物质产量高，每年具有多个生长周期，而且农业基础设施完善，主要的不足是含水量高、收获生物质的贮存稳定性问题，以及与此相关的重组蛋白的稳定性问题，这使得上游处理和下游加工不能分开操作。叶片表达的蛋白质是在水相环境下合成的，在运输或贮存期间会降解，所以应该在收获后立即加工或进行干燥或冷冻处理，以减少代谢活性。2009 年，Fischer 等报道了使用烟草和苜蓿系统生产治疗性和诊断性抗体的其他优势及不足。

在烟草（本氏烟草）中使用瞬时表达已经取得显著进步，能把生产克量级治疗性产品的时间从 2 年多缩短至 14～20 天（Conley et al.，2010；D'Aoust et al. 2010；Joensuu et al.，2010）。与其他植物系统相比，当需要快速生产大面积流行病疫苗时，利用温室种植的烟草（N. benthamiana）叶片组织的瞬时表达生产系统具备明显的优势（D'Aoust et al.，2010）。瞬时表达减轻了对转基因监管的忧虑，但是目前仅适用于低量蛋白质的生产，如个性化治疗、季节性大流行疫苗，以及其他专业化用途（Fischer et al.，2009；Pogue et al.，2010）。

11.1.3　生物反应器系统

生物反应器系统包括液体培养基系统，如毛状根培养、水生植物、植物细胞培养、苔藓和藻类等。这些封闭系统已经通过相关部门的鉴定，被应用于生产注射性生物药物和其他严格监管的重组蛋白。烟草，主要是本氏烟草，已经被用于生产多种蛋白质，包括人抗狂犬病抗体（Girard et al.，2006）、人生长激素（Xu et al.，2010）和干扰素 α2b（Xu et al.，2007）。其他知名的产品包括：由胡萝卜细胞培养系统生产的胞内产物——葡糖脑苷脂酶（Shaaltiel et al.，2007），由浮萍系统生产的胞内产物——免疫球蛋白 G1（IgG1）（Cox et al.，2006；Nikolov et al.，2009），以及由水稻悬浮细胞培养系统生产的分泌性蛋白——人血清白蛋白（Huang et al.，2005）。从监管的角度看，生物反应器系统具有优势，即因为系统完全封闭，生长条件可控，所以产品产量一致，质量可靠，产品均匀，以及生产速度稳定等（Fischer et al.，2009；Huang et al.，2009）。缺点包括分泌性产品的浓度相对较低（10～250mg/L）（Weathers et al.，2010；Xu et al.，2011），与户外和温室生产相比投资成本较高，与哺乳动物细胞培养一样面临着扩展生产规模受限的问题等。从下游加工的角度来看，分泌性产品的潜在优势是纯化简单、成本低（Doran，2006；Hellwig et al.，2004）。然而，分泌效率可能会受蛋白质大小、疏水性和/或电荷的限制（Fischer et al.，2009）。对于非分泌性蛋白而言，植物细胞匀浆与多叶植物匀浆一样复杂，而且加工要求也类似。因此，与分泌性产品相比，它不能在加工过程中节约成本，与其他异源蛋白表达系统相比，生物反应器生产的胞内重组蛋白不具有商业化优势（Doran，2006）。

11.2　下　游　加　工

　　植物系统的下游加工一般包括产物提取、固液分离、提取预处理和/或状态调节，以及纯化（富集、中间纯化和精制）（图 11-1）。对于种子系统来说，组织分离通常是下游加工的第一步，但是叶片系统中几乎不需要这一步。叶片和种子系统下游加工的前三步包括产物释放、固液分离及预处理和/或状态调节（Lee，1989），统称为初步回收。植物细胞培养和水生植物（如浮萍）生产的胞外蛋白，因为不需要产物释放，所以只有两个回收步骤。从节省加工成本方面来看，这是该系统的一个优势。如果不考虑主要回收步骤的数量和类型，一般蛋白质回收的目的是使产品浓度最大化、减少加工过程损失，以及为纯化准备澄清的进料（图 11-1）。

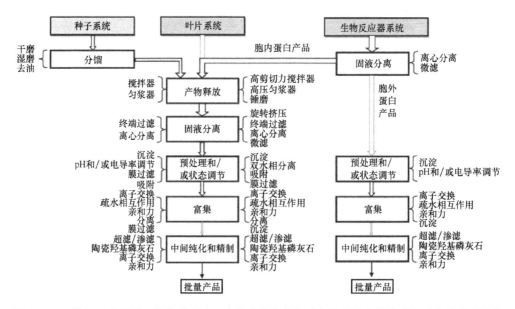

图 11-1　下游加工流程图：从种子系统、叶片系统和生物反应器系统中纯化重组蛋白的单元操作
（彩图请扫封底二维码）

生物反应器系统的下游加工是以获得细胞组织开始的。获得的方法有离心分离和膜过滤，或者从生物反应器器皿中抽出液体培养基。胞内蛋白需要将收获的生物质分解才能释放产物，因此基本的回收步骤与叶片和种子系统是一样的。对于分泌到培养基中的蛋白质，在首次层析之前，通常应将培养基进行浓缩、澄清和状态调节，以获得分泌到培养基中的蛋白质。对于重组蛋白的表达定位于特定细胞器的种子来说，在研磨之前需分级分离，以减少提取量。整粒种子或种子碎片在研磨之后，加水或缓冲液进行抽提。粗提取物通过离心或终端过滤，使之澄清，并从固体沉淀中分离出上清液。然后，通过一个或多个步骤把重组蛋白从澄清的提取液中纯化出来，所用方法包括层析、双向分离、膜过滤和/或沉淀。除了产物释放环节，叶片组织以同样的方式进行加工。而产物释放是在不加提取缓冲液的情况下，通过旋转挤压完成的。除了利用这些通用的加工方案生产出目的蛋白外，还加工出了粗蛋白质提取物或植物组织碎片等形式的蛋白质产品。这些产品直接用作蛋白甜味剂、工业酶和疫苗产品。

11.2.1　分离

萃取之前先通过粉碎进行分级分离可以降低加工过程中的生物量，这样可以使种子表达系统中重组蛋白在组织中的浓度提高 5～10 倍。此外，如果将重组蛋白定位在种子中特定的细胞器或细胞间区，其粉碎采用已经完善的加工方法，如干磨和湿磨，还会获得副产品收益（Moeller et al.，2010；Paraman et al.，2010a，2010b；Zhang et al.，2009a）。

玉米分离中使用干磨分离出富含胚芽、胚乳和麸皮等部分，以用于提取和纯化，或者以部分纯化的形式使用（Moeller et al.，2010；Shepherd et al.，2008a，2008b；Zhang et al.，2009a）。对于可食用疫苗来说，不再要求高纯度。在这种情况下，分离可显著地降低要求剂量的体积（Lamphear et al.，2002；Moeller et al.，2010）。胚芽表达的产品或者含油量高的种子（油菜、红花、大豆）应先去芽再脱脂，从而进一步增加了重组蛋白浓度，减少了因蛋白油乳化导致的损失（Bai and Nikolov，2001），并提高了纯化效率（Zhang et al.，2009a）。胚芽表达的可直接应用的工业酶或口服疫苗也需要脱脂，以减少由于脂肪氧化而导致的酸败。一般情况下，使用己烷等有机溶剂对转基因种子进行脱脂。脱脂温度比非转基因种子的要低。与油体蛋白融合表达的蛋白质是个例外。它不需要脱脂，在水剂提取过程中油体融合蛋白仍需要附着在种子油体表面。将连有重组蛋白的油体用水匀浆提取，然后离心回收油相即可（Boothe et al.，2010）。

湿磨法更适合种子分离。因为与干磨相比，湿磨能够获得更高纯度的副产品（淀粉）和更多重组蛋白的富集。最新研究表明，要想在分离过程中保持重组蛋白的质量和/或活性，就需要对传统的湿磨条件进行改良（Paraman et al.，2010a；Zhang et al.，2009a）。湿磨处理的改变，如改良的快速胚芽法，可以取代传统的分离法，减少由于蛋白水解或者过滤而导致的重组蛋白流失（Paraman et al.，2010a）。

使用转基因玉米生产乙醇的主要问题是，重组提取对乙醇产量的影响，以及用作动物饲料的未发酵的玉米残渣中残留的重组活性蛋白的存在。Paraman 等（2010b）探讨了将重组蛋白的回收工艺融入从玉米提取乙醇的干法提取的可能性。该研究明确指出由内胚表达的大肠杆菌肠毒素亚单位疫苗或者胚乳表达的人胶原蛋白的去芽和提取操作不会对富含淀粉部分产出的乙醇造成不良影响。

尽管还没有人报道有关叶片系统分离的系统性研究，但是只有植物叶片的获取才能满足需要，因为与叶片相比，秆、茎中每单位生物质的重组蛋白表达水平明显偏低。

11.2.2　提取方法

提取需要对植物组织进行匀浆处理，对植物细胞壁进行有效的破坏。这是关键的回收步骤，决定了重组蛋白的提取总量、浓度和纯度，以及纯化过程中需要清除的杂质类型和数量（Hassan et al., 2008; Nikolov et al., 2009）。理想的提取条件则是，可以使重组蛋白的浓度最大化，使提取液中可溶性天然蛋白和其他杂质的含量等最小化。这也是降低纯化成本时需要考虑的重要方面（Azzoni et al., 2002; Menkhaus et al., 2004a; Nikolov and Woodard, 2004）。

通常情况下，人们利用小规模研究对诸如组织破碎技术、颗粒的大小、提取时间、缓冲液的组成成分、植物组织与缓冲液的比例，以及表达部位等因素进行筛选，从而确定最佳的提取条件（Azzoni et al., 2005; Farinas et al., 2005a; Hassan et al., 2008; Menkhaus et al., 2004a; Wilken and Nikolov, 2006; Woodard et al., 2009; Zhang et al., 2010）。而通过降低重组蛋白与植物碎片和细胞器之间的相互作用，降低提取物中的杂质，从而对这些条件进行调节，可以提高重组蛋白的提取量。种子、叶片和生物反应器系统提取方法的汇总（表 11-1）表明，人们通常是使用少量的植物组织（1～20g）对提取条件进行筛选的。理论上讲，应该使用千克级的植物组织进行匀浆和提取。因为获得最大产物释放量所要求的混合模式、剪切率、热量和时间都是由体积（容器大小）决定的，而不可以进行线性扩展。

11.2.2.1　叶片系统

在组织与缓冲液的比例为（1∶1.5）～（1∶1.8）的条件下，利用高剪切力的搅拌器或者高压匀浆器即可完成对浮萍和藻类等高含水量生物质的物理粉碎。含有大量秆、茎纤维的叶片组织，不管之前是否经过锤磨处理，都可以通过螺旋压榨（Bratcher et al., 2005; D'Aoust et al., 2004）生产出含有叶绿素和其他色素的提取物，称为"绿汁"。螺旋压榨用于试验性和规模化的生产，而在实验室中操作，果汁压榨机就足够了。螺旋压榨可以最大程度地减少缓冲剂的使用，因此，使整体提取物体积降至最小。藻类、植物细胞培养和浮萍类小叶片植物因为规格太小，不适合螺旋压榨，一般利用匀浆器进行加工。比较温和的提取方法包括对植物细胞壁进行真空渗入（Turpen et al., 2001）和酶消化（Fischer et al., 1999）。这些方法很诱人，但是在大规模生产中，它们的效率和经济可行性尚未得到论证。

叶片组织需要小心处理，因为在代谢活跃的组织表达的蛋白质及它的提取物不稳定，（De Muynck et al., 2010; Doran, 2006），所以在收获之后应该立即进行加工，或者冷冻或者干燥以备将来进一步处理。叶片组织经研磨、压榨或匀浆后释放出蛋白酶、酚氧化酶和植物酚类物质等额外成分。这些成分能够降解或修饰重组蛋白。通过精准控制提取条件和加入蛋白酶抑制剂、非还原剂和抗螯合剂，能够提高重组蛋白在提取过程中和提取之后的稳定性。用于叶片组织匀浆的提取缓冲液一般都含有缓冲添加剂，如β-2-巯基

表 11-1　种子、叶片和生物反应器系统提取方法的汇总（参考 Wilken and Nikolov，2011）

植物形式	重组蛋白	重组蛋白 pI	应用	产量	方法	组织与缓冲液比例	缓冲液	产品浓度	参考文献
种子									
玉米种子	抑肽酶	10.5	蛋白酶抑制剂	20g	搅拌	1~5	200mmol/L NaCl, pH 3.0	0.7μg/mL	Azzoni 等（2002）
玉米胚芽	抑肽酶	10.5	蛋白酶抑制剂	30g	搅拌	1~5	去离子水, pH 3.0	NR	Zhong 等（2007）
玉米种子（脱脂麦胚）	胶原	8.3~8.9	NR	5g	搅拌	1~5（2倍）	0.1mol/L 磷酸, 0.15mol/L NaCl, pH 1.8	120mg/kg 胚芽组分	Zhang 等（2009b）
玉米粉	IgG（pI>8.0）		NR	50g	搅拌	1~10	150mmol/L NaCl	0.52mg/g（0.052mg/mL）	Lee 和 Forciniti（2010）
玉米种子	IgG（2G12）	8.0	抗 HIV	5g	搅拌	1~4	20mmol/L Na_3PO_4, pH 6.0	>75mg/kg DW	Ramessar 等（2008）
油菜籽	凝乳酶	4.6	工业用酶/食用酶	40g	匀浆	1~10	250mmol/L NaCl	4.2% TSP（47mg/kg）	Van Rooijen 等（2008）
水稻种子	人溶菌酶	10.2	胃肠道感染，配方和细胞培养添加剂	20g	搅拌	1~5	50mmol/L 乙酸钠, 50mmol/L NaCl, pH 4.5	4.4mg/g（3.3mg/g 选定提取条件）	Wilken 和 Nikolov（2006）
水稻种子	人乳铁蛋白	8.2	胃肠道感染，配方和细胞培养添加剂	1g~2kg	搅拌	1~10	0.02mol/L Na_3PO_4, 0.3mol/L NaCl, pH 7.0	6mg/g（4.2mg/g 选定提取条件）	Nandi 等（2005）
水稻种子	转铁蛋白	6.3	规定的细胞培养添加剂，药物载体	NR	搅拌	1~10	25mmol/L Tris-HCl, pH 7.5	NR, 10g/kg 表达水平	Zhang 等（2010）
大豆种子（脱脂面粉）	β-葡糖醛酸酶（GUS）	~5.5	模型蛋白	5g	搅拌	1~20	50mmol/L 柠檬酸盐缓冲液, pH 5.3	NR, 3mg/mL TSP	Robić 等（2006）
叶类作物									
烟草叶片	抑肽酶	10.5	蛋白酶抑制剂	NR	匀浆	NR	NR	约 750mg/kg（温室），约 300mg/kg（大田）	Pogue 等（2010）
烟草叶片	β-葡糖醛酸酶	5.5	模型蛋白	NR	匀浆	1~5	50mmol/L Na_3PO_4, 10mmol/L BME, 1mmol/L EDTA, pH 7.0	NR, 1.4mg/mL TSP	Holler 和 Zhang（2008）

续表

植物形式	重组蛋白	重组蛋白pI	应用	产量	方法	组织与缓冲液比例	缓冲液	产品浓度	参考文献
叶类作物									
烟草叶片	IgG（69例患者）	>8.0	非霍奇金淋巴瘤独特型疫苗	5kg	匀浆	NR	NR	1.5g/kg FW	Bendandi 等（2010）
烟草叶片	IgG	>8.0	WNV 抗体	10g~5kg	匀浆	NR	PBS，1mmol/L EDTA，0.3mg/mL PMSF，10mg/mL 乙酸钠，10μg/mL 亮肽素		Lai 等（2010）
烟草叶片	IgG（H10）	>8.0	细胞黏合素C抗体	250g	匀浆	1~3	PBS，5mmol/L EDTA，蛋白酶抑制剂混合物（1% v/v），pH 7.4		Lombardi 等（2010）
烟草叶片	IgG	>8.0	乙型肝炎表面抗原抗体	10g~600kg	锤磨	NR（湿叶）	150mmol/L PBS，0.56mmol/L 维生素C	22~46mg IgG/kg 生物质量（最少加工量600kg）	Padilla 等（2009）
烟草叶片	IgG（4E10）和 IgG（2G12）	>8.0	HIV 抗体	40~60kg	匀浆和搅拌	1~3	50mmol/L Na3PO4，pH 5.0	0.5%~1.0% TSP	Platis 等（2008）；Platis 和 Labrou（2009）
烟草叶片	IgG（α CCR5）	>8.0	抗 HIV 活性	100~150g	匀浆和旋转挤压	NR	NR	250mg/kg 纯化后质量	Pogue 等（2010）
烟草叶片	IgG（C5-1）	8.4~9.7	诊断结论	NR	匀浆	1~3	20mmol/L Na3PO4，150mmol/L NaCl，2mmol/L 焦亚硫酸钠，pH 5.8	570mg/kg FW	Vézina 等（2009）
生物反应器体系									
胡萝卜悬浮细胞培养	葡糖醛酸酶（细胞内）	7.4	戈舍病	NR	匀浆	NR	20mmol/L Na3PO4，0.1mmol/L EDTA，0.1mmol/L PMSF；1% Triton X-100；20mmol/L 维生素C；0.1mmol/L 二硫苏糖醇，pH 7.2	NR	Shaaltiel 等（2007）

续表

生物反应器体系

植物形式	重组蛋白	重组蛋白 pI	应用	产量	方法	组织与缓冲液比例	缓冲液	产品浓度	参考文献
浮萍叶片	IgG1（CD 30 抗体）	>8.0	非霍奇金淋巴瘤和退行性大细胞淋巴瘤	NR	高剪切力匀浆	1~5	50mmol/L Na$_3$PO$_4$，300mmol/L NaCl，10mmol/L EDTA，pH 7.2	2% TSP	Cox 等（2006）；Nikolзv 等（2009）
浮萍叶片	IgG1（CNTD）	>8.0	NA	50g	高剪切力匀浆	1~8	100mmol/L 乙酸钠，300mmol/L NaCl，10mmol/L EDTA，pH 4.5	50% TSP，pH4.5；10% TSP，pH 7.5	Woodard 等（2009）
烟草悬浮细胞培养	抗狂犬病抗体（细胞内）	>8.0	治疗用人抗犬病毒抗体	1g	锤磨后匀浆	NR	40mmol/L Tris-HCl，20% 丙三醇，2% SDS，4%β-巯基乙醇，蛋白酶抑制剂，pH 8	3~10μg/g FW	Girarc 等（2006）
烟草悬浮细胞培养	抗狂犬病抗体（细胞内）	>8.0	治疗用人抗狂犬病抗体	1.45kg	弗氏细胞压碎器	1~10	20mmol/L Na$_3$PO$_4$，pH 7.2	1g 提取物/至少 4g 原液	Girarc 等（2006）
烟草悬浮细胞培养	抗狂犬病抗体（细胞内）	~5.0	报告用标签	20g	Microson 超声波细胞粉碎机	1~2	0.25mol/L 硼酸，0.25mol/L NaCl，1%咖啡因，1%维生素C，0.1% Triton X-100，1mmol/L DTT，1mmol/L PMSF，1% 蛋白酶混合物，pH 8	10.7mg TSP	Peckham 等（2006）

注：NR. 没有报道；TSP. 总可溶性蛋白

乙醇（β-2-mercaptoethanol，β-ME）、二硫苏糖醇（dithiothreitol，DTT）、聚乙烯吡咯烷酮（polyvinyl polypyrrolidone，PVPP）、抗坏血酸和焦亚硫酸钠等，以用于减少吸附过程的酚醛物质的干扰、酚醛物质与蛋白质的相互作用或者酚醛物质的氧化（Holler et al.，2007；Holler and Zhang，2008；Peckham et al.，2006）。由于植物匀浆中也含有活性蛋白酶，因此往往会在提取缓冲液中加入蛋白酶抑制剂混合物（表 11-1）。对于膜相关蛋白和叶绿体表达的蛋白质来说，需添加去污剂来减少与细胞膜的疏水作用（Boyhan and Daniell，2010；Daniell et al.，2009b；Tran et al.，2009）。

改变提取缓冲液的离子强度和 pH 可以减少重组蛋白和植物基质间的相互作用，使重组蛋白的释放最大化。例如，在缓冲液 pH 3.5 时，要求 300mmol/L 氯化钠浓度，即可从浮萍中提取最大量的重组纤溶酶［等电点（isoelectric point，pI）=6.3］，而在缓冲液 pH 6.5 和 pH 9.0 时，150mmol/L 的氯化钠浓度就足够了。此外，在缓冲液 pH 6.5 和 pH 9.0 时，使用 50mmol/L 的氯化钠可回收高达 75%的纤溶酶，但是在 pH 3.5 时只能提取最大量的 5%（Wilken and Nikolov，未发表）。在 pH 4.5 和 pH 7.5 时，通过匀浆提取浮萍中的免疫球蛋白 G（IgG）（单克隆抗体），如果想从匀浆中释放出最大量的单克隆抗体，则需要至少 300mmol/L 氯化钠。在 pH 4.5 时，二磷酸核酮糖羧化酶/氧合酶（rubisco）和其他浮萍属酸性蛋白的溶解度会降低，从而提高了单克隆抗体的密度（表示为可溶性蛋白总量的百分比），比 pH 7.5 时提高了 5 倍（Woodard et al.，2009）。2008 年，Hassan 等对用恒定离子强度为 0.1mol/L 的缓冲液从转基因烟草中提取 3 种单克隆抗体变异体进行了详细的研究。同时该研究还对研磨方法、pH 和提取温度、添加洗涤剂等因素的作用进行了讨论。他们的研究证实温度和研磨方法对单克隆抗体的提取量影响不显著，而缓冲液的 pH 却是一个关键的变量。如果提取缓冲液的 pH 为 5 和 7，低于单克隆抗体等电点 8~9.5，那么提取量最大；如果 pH 接近等电点，则会因为单克隆抗体的低溶解度而使提取量减少至之前的 1/2。添加洗涤剂（Triton X-100）可以使膜结合单克隆抗体的提取量增加 3 倍，但是不能提高质体或内质网表达的相同抗体的提取量（Hassan et al.，2008）。因此，在缓冲液离子强度恒定的情况下，pH 对质体表达的单克隆抗体的提取具有显著影响。由于过去人们没有注意到 pH 在接近等电点时，纤溶酶和单克隆抗体溶解度都会降低，因此也就想当然地认为最佳的提取条件是由植物基质和重组蛋白性能共同决定的。

11.2.2.2　种子系统

对研磨后的种子，在组织与缓冲液比例为（1∶4）~（1∶20）的条件下，利用低剪切搅拌器进行提取（表 11-1）。尽管对于含油量低的种子最好的提取方法是先干磨再加入水性缓冲液进行低剪切搅拌，但是湿磨法也可用于种子系统和相关的蛋白质提取。利用油体蛋白融合表达技术提取油体，需要把水与组织的比例设定在（1∶12）~（1∶20）（Boothe et al.，2010；Nykiforuk et al.，2006，2011）。使用较低的比例可降低处理过程的体积，但同时也可能会降低提取重组蛋白的百分比。如果把种子研磨成小于 1mm 大小的颗粒从而使扩散限制降至最低，那么，通常 30min 的提取时间足够使溶解蛋白从大豆（Robić et al.，2006，2010）、油菜（Zhang and Glatz，1999）、玉米（Kusnadi et al.，1998）和水稻（Zhang et al.，2010）中溶解出来。在一些情况下，需要添加氯化钠来减少重组蛋白与不溶性成分之间的静电相互作用，从而提高重组蛋白的可溶性。

多位研究人员就颗粒大小、pH 和离子强度对种子中蛋白质提取的影响进行了专门的研究（Azzoni et al.，2002，2005；Bai and Nikolov，2001；Bai et al.，2002；Farinas et al.，2005b；Menkhaus et al.，2004b；Zhang et al.，2005，2010）。对于精选的种子系统来讲，已经从工艺集成和/或成本分析方面优化了提取条件（Azzoni et al.，2002；Kusnadi et al.，1998；Menkhaus et al.，2002，2004b；Nandı et al.，2005；Wilken and Nikolov，2006，2010）。缓冲液 pH 和离子强度对重组蛋白和天然蛋白的提取有很大的影响，而这种影响似乎具有蛋白质特异性，而非种子特异性（Azzoni et al.，2002；Farinas et al.，2005b；Robić et al.，2010；Wilken and Nikolov，2006，2010；Zhong et al.，2007）。在低于重组蛋白等电点的 pH 范围内，增加离子强度可以适当提高提取量（Wilken and Nikolov，2006，2010；Zhong et al.，2007）。在接近或高于蛋白等电点的 pH 范围内，离子强度的变化则不会影响转基因水稻中人乳铁蛋白（Nandi et al.，2005）、转铁蛋白（Zhang et al.，2010）或溶菌酶（Wilken and Nikolov，2010）的提取量，也不会影响转基因大豆中 β-葡糖醛酸酶（Robić et al.，2010）的提取量。在任何情况下，增加离子强度会提高天然蛋白的提取量，从而降低以总可溶性蛋白百分比或比活性的形式表示的重组蛋白纯度（Robić et al.，2010；Wilken and Nikolov，2006）。大多数已经发表的有关种子系统的研究仅仅是通过测量总蛋白量和重组蛋白的浓度来优化提取参数。虽然这两项数据对于下游加工至关重要，但是植酸、酚类物质、脂类物质和还原糖等其他可提取成分的信息对于纯化也非常关键。2005 年，Farinas 等研究了 pH 和离子强度对转基因玉米种子中提取酚类成分、脂类物质和糖分的影响；Robić 等在 2010 年利用转基因大豆做了同样的研究。两项研究得出了相同的结论，即低 pH 和低离子强度的缓冲液可使还原糖、酚类物质和天然蛋白的提取量降至最低；而且与离子强度相比，缓冲液的 pH 对这些化合物有更加显著的影响。除酚类化合物外，植酸的存在也会影响重组蛋白的提取率和纯化效率（Wilken and Nikolov，2010）。因为酸性 pH 可以提高植酸的提取量，而碱性 pH 可以增加酚类物质的提取量，所以没有单一的方法可以控制 pH 和/或离子强度使它们的浓度同时达到最小化。这两种化合物的不良影响及可能的补救措施将在"预处理和调节"部分（11.2.4）予以讨论。

11.2.3　固液分离

对植物提取物和组织匀浆进行固体去除和澄清的常用方法是持续离心和过滤，而且该方法具有灵活性。与其他方法相比，离心分离法应用于叶片和细胞培养匀浆时更灵活些，因为这些组织匀浆中的微粒大小分布范围广、密度不一。种子提取物悬液的固液密度相差较大，可使用卧式螺旋离心机对其进行澄清分离，也可以使用旋转真空过滤机、水平带式真空过滤机和压滤机等设备对其进行终端过滤。悬液较少时还可以使用篮式离心机进行分离。叶片植物经螺旋压榨后获得的"绿汁"可以通过碟片离心机（Bratcher et al.，2005；D'Aoust et al.，2004）或者真空过滤分离。因为藻类、浮萍和植物细胞培养颗粒太小而不适合使用螺旋压榨，所以它们的匀浆一般都是通过离心操作进行分离，之后还要进行深度过滤或者错流微滤。对于产生分泌性产品的植物细胞培养来说，错流微滤是最适合分离细胞生物质的方法。而细胞生物质的分离为填充床式层析准备了澄清的进料流（Hellwig et al.，2004）。如果需要对提取物进行预处理，那么应该在预处理之后进行精细过滤，而不是在固液分离之后进行精细过滤。

11.2.4 预处理和调节

能够使重组蛋白释放量最大化的提取条件也会导致多种天然蛋白和其他植物细胞成分的释放，如核酸、叶绿素、生物碱、酚类物质、多糖和蛋白酶等。这些化合物能够与重组蛋白结合，或者降解重组蛋白，从而降低最终产品的质量和产量。另外一种可能的后果是，这些共提取的成分会污染层析树脂和错流过滤膜，从而降低加工效率。为了抵消这些低效能加工的影响，通常在富集之前进行预处理。预处理的目的是：①减少植物酚类物质对重组蛋白的修饰，或者减少蛋白酶对重组蛋白的降解；②去除杂质使纯化期间的干扰降到最低；③去除天然蛋白从而减少蛋白纯化负担。表 11-2 是经筛选的预处理方法的概况。因为种子系统和叶片系统的构成大不相同，所以预处理的方法往往依据杂质性质等条件而量身定做，如等电点（pI）、疏水性或者电荷。下面将详细讨论每一种生产系统相关的杂质、杂质特性及选择的预处理方法。

11.2.4.1 叶片系统

在几乎所有已报道的纯化过程中，叶片组织匀浆过程至少需要加入一个预处理步骤。匀浆后的叶片提取物往往要比种子提取物更加复杂，而且含有二磷酸核酮糖羧化酶、酚类化合物、蛋白酶，以及叶绿素中提取的色素等，给下游加工带来困难（Barros et al.，2011；Woodard et al.，2009；Yu et al.，2008）。

人们已知包括苯丙烷类和黄酮类的酚类化合物会污染层析树脂，并且能够通过多种机制结合蛋白、灭活蛋白和修饰蛋白（Loomis，1974）。正如烟草、浮萍和水稻提取物中的酚类物质的高效液相色谱法（HPLC）曲线图所示，匀浆过程中释放的酚类物质数量随植物种类而变化（图 11-2）。色谱图显示提取 pH 对浮萍提取物中的酚类物质的数量和类型几乎没有影响，但是对烟草提取物有显著影响。

叶片组织是由活性细胞构成的，而活性细胞中含有新陈代谢活动所需的各种酶，因此叶片组织中含有大量的水溶性蛋白。叶绿体中的酶，二磷酸核酮糖羧化酶，可以达到叶片总氮含量的 50%，是世界上最丰富的蛋白质（Spreitzer and Salvucci，2002）。二磷酸核酮糖羧化酶的普遍性和明确的特性使得去除这种蛋白质相当容易——仅需把 pH 设定在 5 或者以下，就可以通过等电点沉淀将其去除。在植物系统生产重组蛋白的过程中，蛋白水解酶相当难缠，因为它会使蛋白质在翻译后或回收过程中降解（Benchabane et al.，2009）。一般来说，植物提取物中重组蛋白的稳定性可以通过实验利用分析工具获得，如 Western blot、活性检测及高效液相色谱法（HPLC）。提取物中蛋白酶的活性可通过酶谱进行检测。2009 年，Benchabane 等对用于评价重组蛋白稳定性、检测蛋白水解问题和选择相关蛋白酶抑制剂的方案进行了很好的总结。植物系统中，蛋白酶的变异性和多样性为蛋白酶的去除带来了困难。因此，需要通过控制贮存和加工温度、选择合适的提取条件，以及加入抑制剂的提取缓冲液来抑制蛋白酶。另外一个保护重组蛋白的方法是蛋白酶抑制剂与重组蛋白的共表达。

很多方法可以用来去除不利于重组蛋白纯化或者影响重组蛋白质量和产量的植物杂

表 11-2　去除植物提取物中杂质的预处理方法

预处理方法	试剂	可能去除的成分	以植物系统应用为例	参考文献
沉淀	硫酸铵	蛋白质、细胞碎片、酚类物质、色素	烟草叶片，烟草悬浮细胞培养（细胞内产物），水稻悬浮细胞（细胞外产物）	Huang 等（2005）、Lai 等（2010）、Peckham 等（2006）
	氯化钠	蛋白质、细胞碎片、酚类物质、色素	烟草细胞培养（细胞内产物和细胞外产物）	Xu 等（2007，2010）
	酸/碱	蛋白质、细胞碎片、酚类物质、色素（绿色组织）	烟草叶片，浮萍叶片，油菜籽，水稻种子，油菜种子，豌豆	Bendandi 等（2010）、Cox 等（2006）、Garger 等（2000）、Menkhaus 等（2004b）、Pogue 等（2010）、Van Rooijen 等（2008）、Vézina 等（2009）、Wilken 和 Nikolov（2010）、Woodard 等（2009）、Zaman 等（1999）
分离	双水相（PEG 和磷酸钾）	酚类物质和生物碱	烟草叶片，马铃薯叶片	Miller 等（2004）、Platis 和 Labrou（2006，2009）、Ross 和 Zhang（2010）
电荷中和	TRIS	无	水稻种子	Wilken 和 Nikolov（2010）
吸附	疏水性树脂	酚类物质、色素	浮萍叶片	Barros 等（2011）、Woodard 等（2009）
	阴离子型树脂	酚酸和核酸	浮萍叶片	Barros 等（2011）、Woodard 等（2009）
	亲水性聚合物（PVPP）	酚类物质、色素	浮萍叶片，烟草叶片	Barros 等（2011）、Holler 和 Zhang（2008）
过滤	聚合膜（浓缩）	小分子量蛋白（细胞内产物）	烟草悬浮细胞（细胞内产物）	Girard 等（2006）
	聚合膜（渗滤）	小分子质量蛋白、盐类、糖类	烟草叶片，玉米种子	Pogue 等（2010）、Zhang 等（2009b）

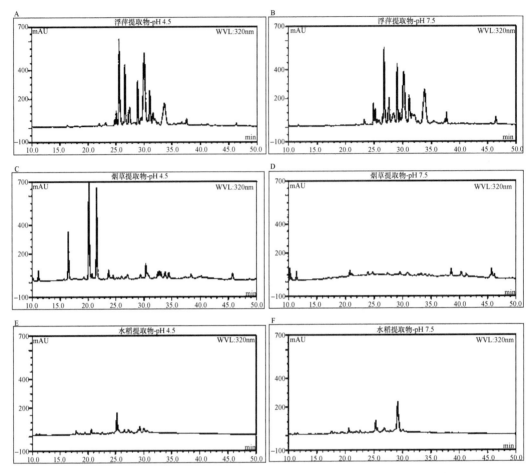

图 11-2　反相高效液相层析法层析图显示不同植物在 320nm 处的吸光度
A、B. 浮萍提取物；C、D. 烟草提取物；E、F. 水稻提取物，左面板 pH 4.5，右面板 pH 7.5

质。常用于预处理的提取方法有沉淀、双水相分离、吸附法和膜过滤（表 11-2）。沉淀是蛋白质粗分离最常用而且相当廉价的方法。这种方法也能去除其他杂质，如聚合物、细胞碎片、酚醛物质和色素。一般情况下，通过加入硫酸铵（Huang et al.，2005；Lai et al.，2010；Peckham et al.，2006）、高浓度的氯化钠（Xu et al.，2007，2010）、聚合电解质（Menkhaus et al.，2002），或者调节酸或碱的 pH（Bendandi et al.，2010；Cox et al.，2006；Garger et al.，2000；Pogue et al.，2010；Vézina et al.，2009；Woodard et al.，2009；Zaman et al.，1999）进行沉淀。如果把匀浆时的 pH 降低到 5 或以下，就可以对二磷酸核酮糖羧化酶进行沉淀。而 pH 小于 5 时其他未沉淀的天然叶片蛋白一经酸化，往往也会随核酮糖二磷酸羧化酶一起沉淀（Pirie，1987）。这种被称为"等电点沉淀法"的方法可以使浮萍匀浆中单克隆抗体纯度翻倍，并将叶绿素去除（Woodard et al.，2009）。使用低浓度的硫酸铵（25%～30%）也可以沉淀提取物中的核酮糖二磷酸羧化酶，以及细胞碎片、酚醛物质和色素（Lai et al.，2010；Peckham et al.，2006）。

　　经证实，在层析富集之前，双水相分离法可以有效地去除烟草提取物中的酚醛物质、生物碱和天然蛋白（Platis et al.，2008；Platis and Labrou，2006，2009；Ross and Zhang，

2010）。对分离澄清后的转基因烟草（Platis et al.，2008）和玉米提取物（Ramessar et al.，2008）进行双水相分离，可以开发出生成两种单克隆抗体的非蛋白 A 的纯化方法。经过对双水相系统的工艺条件［聚乙二醇（PEG）和磷酸盐的密度，pH］进行精心筛选，可以使未澄清烟草提取物中的两种抗 HIV 单克隆抗体的纯度翻倍（Platis and Labrou，2009）。这与之前澄清后的烟草提取物中的纯化水平不相上下。这种可以把离心和过滤两个步骤去掉的灵活性，使得双水相分离法相比其他方法独具优势。双水相分离法的其他优点还有成本较低、易于扩大规模等（Platis and Labrou，2009）。

对于蛋白 A 这样昂贵的亲和树脂来说，色谱富集之前去除酚醛物质尤其重要。现在人们可以采用吸附法作为预处理方法去除酚醛物质。各种吸附方法包括在批处理模式或填充床中使用疏水性树脂、阴离子树脂和亲水聚合物来结合酚醛物质，使酚醛物质与重组蛋白之间的相互作用最小化。使用聚乙烯吡咯烷酮（PVPP）分离并去除单宁酸的方法是源于果汁行业使用的技术。这种方法对于处理含极少量单宁化合物的植物提取物和匀浆来说，没有什么效果（Barros et al.，2011）。疏水性阴离子交换树脂已被有效地应用于去除酚醛物质和植物色素。根据经验，可以用疏水性树脂 Amberlite XAD-4 从转基因甘蔗汁中去除非酚类颜色化合物（美拉德反应产物）（图 11-3）。

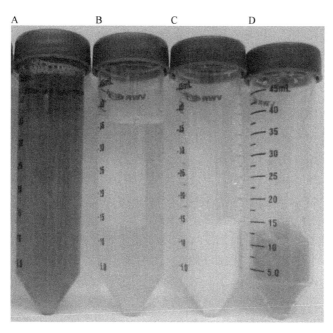

图 11-3　经 XAD-4 预处理的甘蔗汁（彩图请扫封底二维码）
A. 甘蔗汁；B. 经 XAD-4 处理后的甘蔗汁；C. 处理前的 XAD-4 树脂；D. 处理后的 XAD-4 树脂

通过确定提取物中酚醛化合物的数量和类型，可以量身定做出去除酚醛化合物的有效方案。2011 年，Barros 等利用反相高效液相色谱法（RP-HPLC）确定了转基因浮萍提取物中的酚醛物质类型，并在蛋白 A 色谱富集之前使用廉价吸附树脂去除酚醛物质。结果发现，通过延长蛋白 A 树脂的寿命（循环次数）可以抵消预处理环节使用 Amberlite XAD-4 和 IRA-402 所增加的成本。

11.2.4.2　种子系统

种子提取物中的水相必定没有生物碱和叶绿素，但是肯定有少量的植酸、油脂和植物凝集素，因此可能会干扰蛋白质纯化（Farinas et al.，2005a；Stöger et al.，2002；Wilken and Nikolov，2006）。正如图 11-2 E、F 所示，与叶片提取物相比，种子提取物中含有少量的酚醛物质（主要是阿魏酸和香豆酸）。虽然种子提取没有叶片组织提取那么复杂，但是提取出的蛋白质、植酸和油脂可能会对重组蛋白的产量和纯化效率造成不利影响。种子提取物的预处理并非总是必需的，往往被状态调节步骤所取代。调节的目的是使澄清后的种子提取物匹配接下来的纯化步骤。适用于所有蛋白质生产平台的传统状态调节方法包括调节提取 pH、离子强度、缓冲剂成分，以及通过错流过滤的减容。

使用传统水性缓冲液提取的蛋白质种类主要为水溶性白蛋白和盐溶性球蛋白。种子蛋白因总蛋白含量和蛋白溶解度的不同而异。例如，糙米的蛋白质总含量大约为 8%，主要由谷蛋白构成，而谷蛋白用普通的提取缓冲液提取不出来。玉米含有 11% 的蛋白质，其等电点和分子质量与水稻蛋白类似，也就是说为从玉米中纯化重组蛋白而研发的纯化方法也适用于水稻（Menkhaus et al.，2004a）。与油菜、玉米和水稻相比，大豆的总蛋白含量最高（40%），而且它的主要成分是球蛋白和白蛋白。因此，与其他种子系统相比，大豆重组蛋白的提取物中，可溶性蛋白的总量也更多。玉米、水稻和大豆蛋白本身是酸性的，因此低 pH 缓冲液的提取使提取物中天然蛋白的总量最小（Farinas et al.，2005a；Robic et al.，2010；Wilken and Nikolov，2006）。如果最理想的重组蛋白提取需要高 pH 的提取，那么增加一个酸性 pH 的沉淀步骤即可大幅度地减轻纯化负担。油菜蛋白由球蛋白组成，因此比玉米和水稻蛋白的碱性强（Menkhaus et al.，2004a）。

植酸，一种肌醇磷酸酯，在 pH 高于 1.0 的水溶液中是一个带负电荷的分子（Costello et al.，1976）。因为植酸会与蛋白质形成二元复合物和三元复合物，并且通过改变等电点和蛋白溶解度（Wolf and Sathe，1998）干扰蛋白质的提取（Hussain and Bushuk，1992），所以在下游加工过程中一定要考虑到种子提取物中植酸的存在。pH、阳离子浓度和电荷与蛋白性质决定了复合物的类型，以及蛋白质和植酸相互作用的程度（Cheryan，1980）。总的来讲，二元复合物是在 pH 为酸性时形成的，而三元复合物是在 pH 为中性时形成的（Selle et al.，2000）。在很宽的 pH 范围内，碱性蛋白能够和植酸形成二元复合物，并且干扰蛋白纯化（Wilken and Nikolov，2006，2010）。另一种更常见的现象是带有二价阳离子的不溶性肌醇六磷酸酯盐的形成。它在 pH 由酸性向中性调节过程中沉淀（Wilken and Nikolov，2010）。减少植酸含量或者植酸干扰的方法包括：在植酸溶解性不高的条件下进行转基因种子提取；添加阳离子来中和负电荷；或者使用植酸酶水解植酸（Wilken and Nikolov，2010）。

11.2.5　纯化

在预处理和状态调节之后，植物重组蛋白的纯化通常采用为现有生物制药产品而开发的方法（Chen，2008；Menkhaus et al.，2004a；Nikolov and Woodard，2004）。因为色谱树脂已经被开发，并且为纯化微生物和细胞培养系统生产的蛋白质而得到优化，所以需要解决的问题是对负载条件和树脂再生方法的调整。根据我们的经验及表 11-3 中汇总

表 11-3　重组蛋白的状态调节、预处理和纯化方法（参考 Wilken and Nikolov, 2011）

植物系统	重组蛋白	重组蛋白 pI	固液分离，状态调节和预处理	富集	中间纯化/精制	纯度	产量	参考文献
种子								
玉米种子	抑肽酶	10.5	·终端过滤 ·调整 pH 7.8 ·终端过滤	胰蛋白酶的亲和性	IMAC-Cu	79%	49%	Azzoni 等（2002）
玉米胚芽	抑肽酶	10.5	·离心分离 ·终端过滤	弱阳离子交换层析（CM-琼脂糖）	HIC（苯基-琼脂糖）	75%	34%	Zhong 等（2007）
玉米种子	胶原蛋白	8.3~8.9	·离心分离 ·透析 ·终端过滤	强阳离子交换层析（SP-琼脂糖 FF）	凝胶过滤（聚丙烯酰胺葡聚糖 200 HR）	>70%	60%	Zhang 等（2009b）
玉米种子	IgG	>8.0	·离心分离 ·终端过滤（两步）	PEG/PO$_4$ 分离（10%/15%），11% NaCl	PEG/PO$_4$ 分离（9%/11%）PEG/PO$_4$ 分离（8.2%/14.8%）界面沉淀	72%	49%	Lee 和 Forciniti（2010）
玉米种子	IgG	>8.0	·离心分离 ·终端过滤	强阳离子交换层析（SP-琼脂糖 FF）	IMAC-Zn	90%	50%~60%	Ramessar 等（2008）
油菜籽	凝乳酶	4.6	·离心分离 ·pH 2 酸化 ·调节 pH 5.6 ·离心分离 ·水稀释降低电导率	弱阴离子交换层析（DEAE）	HIC（丁基-琼脂糖）	NR	NR	Van Roojen 等（2008）
水稻种子	人类乳铁蛋白	8.2	·离心分离或沉淀 ·终端过滤	强阳离子交换层析（SP-琼脂糖 FF）	UF/DF	93%	68%	Nandi 等（2005）
水稻种子	运铁蛋白	6.3	·离心分离	弱阴离子交换层析（DEAE）	无	>95%	60%	Zhang 等（2010）
水稻种子	人类溶菌酶	10.2	·离心分离和终端过滤 ·用 1mol/L NaOH 调节 pH 至 4.5~6 ·终端过滤	强阳离子交换层析（SP-琼脂糖 FF）	无	95%	90%	Wilken 和 Nikolov（2006）

续表

植物系统	重组蛋白	重组蛋白 pI	固液分离，状态调节和预处理	富集	中间纯化/精制	纯度	产量	参考文献
水稻种子	人溶菌酶	10.2	•离心分离和终端过滤 •用 1mol/L TRIS 和 1mol/L NaOH 或 pH 至 4.5 的沉淀物调整 pH 至 4.5~6（提取物 pH 10）	强阳离子交换层析（SP-琼脂糖 FF）	无	98%	97%	Wilken 和 Nikolov (2010)
大豆种子	β-葡糖醛酸酶	5.5	•离心分离 •终端过滤	弱阴离子交换层析（DEAE）	HIC（苯基-琼脂糖）	NR	110%	Robi 等 (2006)
叶类作物								
烟草叶片	抑肽酶	10.5	•酸化 •离心分离 •终端过滤 •超滤	阳离子交换树脂	反相层析，UF/DF	>99%	约 50%	Pogue 等 (2010)
烟草叶片	β-葡糖醛酸酶	5.5	•添加 2%（m/V）预糊化 PVPP •离心分离 •终端过滤	聚电解质沉淀（800mg PEI/g 蛋白质）	HIC（苯基-琼脂糖），陶瓷羟基磷灰石，浓缩	高纯度	40%	Holler 和 Zhang (2008)
烟草叶片	流感病毒样颗粒（H5-VLP）	4.8~6.1	•离心过滤 •澄清（物理和化学处理）	阳离子交换树脂	亲和力，错流过滤，配制	高纯度	NR	D'Aoust 等 (2010)
烟草叶片	IgG（69 例患者）	>8.0	•pH 5.1 以下沉淀 •过滤	蛋白 A	阴离子交换树脂（膜吸附）	>90%	>50%	Bendandi 等 (2010)
烟草叶片	IgG	>8.0	•终端过滤 •离心分离 •25%硫酸铵沉淀 •离心分离	50%硫酸铵沉淀	蛋白 A（MabSelect），弱阴离子交换（DEAE），流通模式	>95%	50%	Lai 等 (2010)

续表

植物系统	重组蛋白	重组蛋白 pI	固液分离，状态调节和预处理	富集	中间纯化/精制	纯度	产量	参考文献
烟草叶片	IgG	>8.0	·离心分离 ·调至 pH 7.5 ·离心分离 ·终端过滤	蛋白 A	强阳离子交换（Source 30 S），缓冲交换	99%	7%	Lombardi 等（2010）
烟草叶片	IgG（4E10） IgG（2G12）	>8.0	·离心分离 ·终端过滤 ·PEG/磷酸盐两相区分 ·透析	强阳离子交换（SP 琼脂糖 FF）	IMAC-Zn	96% 97%	36% 63%	Platis 等（2008）
烟草叶片	IgG	>8.0	·离心分离或终端过滤 ·高速离心分离	蛋白 A（流线型）EBA	尺寸排阻（交联葡聚糖 G-25），无菌过滤	95%	44%	Padilla 等（2009）
烟草叶片	IgG（α 8.4~9.7 CCR5）		·卧式螺旋挤压 ·酸化 ·终端过滤	蛋白 A	多离子交换，UF/DF	97%	NR	Pogue 等（2010）
烟草叶片	IgG（C5-1）约 8.0		·pH 4.8 沉淀 ·离心分离 ·调至 pH 8 ·离心分离 ·终端过滤 ·浓缩（100kDa 错流过滤）	蛋白 G	无	>90%	NR	Vézina 等（2009）

生物反应器系统

| 胡萝卜细胞悬浮液 | 葡糖脑苷酶（细胞内） | 7.4 | ·高速离心分离法 | 强阳离子交换（Macro-prep High S） | HIC（苯基），强阳离子交换 | 高纯度 | NR | Shaaltiel 等（2007） |

续表

植物系统	重组蛋白	重组蛋白 pI	固液分离，状态调节和预处理	富集	中间纯化/精制	纯度	产量	参考文献
浮萍	IgG1 (CD30 抗体)	>8.0	·酸化 ·离心分离 ·pH 4.5 沉淀 ·调至 pH 7.2 ·终端过滤	蛋白 A (Mab Select SuRe)	陶瓷羟基磷灰石	>90%	NR	Cox 等 (2006)
水稻细胞悬浮液	HSA (细胞外)	4.7~5.0	·40%硫酸铵沉淀 ·离心分离 ·透析	弱阴离子交换 (DEAE-琼脂糖)	透析和浓缩	>95%	50%	Huang 等 (2005)
烟草细胞悬浮液	GFP 融合蛋白 (细胞内)	5.0	·离心分离 ·终端过滤 ·30%硫酸铵沉淀 ·离心分离 ·终端过滤	HIC (苯基-琼脂糖)	强阴离子交换 (Q-琼脂糖)	>80%	>70%	Peckham 等 (2006)
烟草细胞悬浮液	人抗狂犬病抗体 (细胞内)	>8.0	·玻璃纤维过滤 ·30kDa 膜浓缩	Hi Trap 蛋白 G 柱	无	>95%	25%	Girard 等 (2006)
烟草细胞悬浮液	人生长激素 (细胞内)	约 5.0	·过滤 ·2mol/L NaCl 沉淀 ·离心分离	HIC (苯基-琼脂糖)	UF 浓缩	>85%	NR	Xu 等 (2010)
烟草细胞悬浮液	干扰素 α2b (细胞外)	约 5.8	·过滤 ·2mol/L NaCl 沉淀 ·离心分离	HIC (苯基-琼脂糖)	UF 浓缩	>85%	>60%	Xu 等 (2007)

注：NR. 没有报道；UF/DF. 超滤微滤；HIC. 疏水作用层析法

的数据显示，对澄清后的提取物进行足够的预处理是把之前成熟的纯化程序和树脂再生程序应用到植物系统的最好方法。

植物重组蛋白的纯化主要采用吸附层析法，因为该方法具有优良的分辨能力，以及层析树脂的有效性和多样性。树脂的选择取决于重组蛋白的性质，如电荷、疏水性和生物特异性等。所以，基于重组蛋白的独有特性，相较于植物杂质的性质而言，选择树脂；通过提高结合能力和/或产品纯度而提高纯化效率。一旦确定了树脂的功能（离子交换、亲和力、疏水性），就可以筛选颗粒大小、表面积、配体密度和树脂骨架，结合吸附条件，如调整 pH 和离子强度等相关条件，获得最佳纯化效果。

通常情况下，层析法的第一步是富集，目的是聚集重组蛋白并去除原料中影响蛋白质产量、质量和/或纯化效率的杂质（Holler and Zhang，2008；Menkhaus and Glatz，2005；Platis et al.，2008；Woodard et al.，2009）。表 11-3 中总结的纯化方法和所选树脂的功能表明，植物提取物中对重组蛋白的首次富集主要是通过亲和层析色谱法和阴离子交换吸附树脂完成的。蛋白 A 或蛋白 G 亲和树脂一般用于实验室规模、中试规模和生产规模中免疫球蛋白 G（IgG）的富集和纯化。其他蛋白特异性和标签特异性亲和树脂（固定化金属离子亲和层析、胰蛋白酶、环氧氯丙烷赖氨酸、谷胱甘肽等）可以纯化用于其特征鉴定和初期临床试验的重组蛋白（Kimple and Sondek，2001）。大多数的亲和树脂非常昂贵，而且需要对植物提取物进行预处理以除去其中污染树脂和影响分辨率的杂质。在生物技术领域，离子交换树脂占有举足轻重的地位，而且是植物蛋白提取常用的富集方法。阴离子交换吸附法可以富集酸性蛋白，如 β-葡糖醛酸酶、凝乳酶、人血清白蛋白和转铁蛋白；阳离子交换可以富集碱性蛋白，如抑肽酶、胶原蛋白、人溶菌酶和人乳铁蛋白等（表 11-3）。离子交换步骤之后，往往还要用疏水型树脂，因为重组蛋白洗脱用的是高离子强度的缓冲液，从而与随后的疏水作用层析（hydrophobic interaction chromatography，HIC）兼容。与亲和性树脂和离子交换树脂相比，疏水作用层析（HIC）的回收量相对较低，除非提取物的预处理需要使用高盐浓度，一般不作为富集方法使用（Peckham et al.，2006；Xu et al.，2011，2007）。人们已经提出了一些新的纯化方法，其中包括融合蛋白（如弹性蛋白样多肽和疏水蛋白），以及蛋白体形成的诱导（Conley et al.，2011）。下面将举例讨论更多用于叶片和种子组织蛋白纯化的传统层析法和非层析法。

11.2.5.1　叶片系统

1. 层析法

从哺乳动物细胞培养和酵母中得到的蛋白产品的纯化需要富集，以快速去除蛋白酶而保护产品的完整性。叶片提取也同样如此，而且除了蛋白酶，还需要从叶片提取物中尽早去除叶绿素和酚醛物质。因此，且不论蛋白质平台和原料来源如何，工艺开发科学家竭尽全力要筛选出不但能够抵抗再生化学品而且可以连续多个循环保持其容量和选择性的廉价树脂。因此，离子交换树脂因其坚固耐用、成本低且有多家可靠的树脂生产商（Tosoh Bioscience、GE Healthcare、Bio-Rad、Pall、Merck KGaA）供货而成为最理想的选择。把叶片粗提取物直接与阴离子交换树脂结合是不可取的，因为核酮糖二磷酸羧化酶、核酸和酚酸也会与阴离子配基结合，从而降低重组蛋白与树脂的结合能力。未对叶片粗提取物进行预处理就使用阴离子交换柱，会导致不可逆的柱污染和柱堵塞（Holler and Zhang，2008）。

阳离子交换剂通常更适合于对碱性蛋白的直接富集，因为核酸和酚醛物质不会优先选择与阳离子树脂结合。在很多情况下，通过对离子强度和 pH 的简单调整就可以获得足够的蛋白质结合能力、浓度和部分纯化（D'Aoust et al.，2010；Pogue et al.，2010；Shaaltiel et al.，2007）。澄清的烟草匀浆经双水相分离的预处理后，再利用强阳离子交换树脂就可以有效富集和纯化重组抗 HIV 免疫球蛋白 G（Platis et al.，2008；Platis and Labrou，2009）。尽管利用亲和树脂（蛋白 G 或蛋白 A）富集和纯化免疫球蛋白 G 分子时纯化效果很好，但还是应该通过加强预处理来延长蛋白 A 树脂的寿命。预处理方法有酸沉淀或盐沉淀法（Bendandi et al.，2010；Cox et al.，2006；Pogue et al.，2010；Vézina et al.，2009）、疏水性离子交换树脂 Amberlite IRA-402 吸附法（Barros et al.，2011；Woodard et al.，2009）和双水相分离法（Platis and Labrou，2006）。

进一步对从富集柱中洗脱的蛋白质进行纯化，有多种矩阵方法可用，如疏水作用层析（HIC）、固定化金属亲和层析（IMAC）、离子交换和陶瓷羟基磷灰石（表 11-3）。接下来，根据重组蛋白和残留杂质的性能选择纯化措施（中间纯化或精制）。如果层析富集后仍然有杂质（如 DNA 和内毒素），那么接下来的纯化步骤应该通过在流动模式中使残余杂质被吸附来完成（Bendandi et al.，2010；Lai et al.，2010）。

2. 非层析富集方法

由于烟草杂质会污染树脂，因此无法在阴离子交换柱上直接捕获酸性蛋白β-葡糖醛酸酶，Holler 和 Zhang 于 2008 年选择阴离子聚电解质沉淀（聚乙烯亚胺）作为富集方法。β-葡糖醛酸酶沉淀的同时去除了大量的烟草杂质，浓缩了重组蛋白，并为随后进行的疏水层析（苯基琼脂糖凝胶）纯化过程提供了适合的浓缩馏分。2006 年，Werner 等提出了另一种有趣的非层析方法。该方法是根据蛋白 A 设计的，即蛋白 A 工程病毒粒子原位富集植物表达的单克隆抗体。蛋白 A 配体被连接到萝卜脉明病毒核心蛋白的 C 端，从而在烟草叶片生成表面陈列蛋白 A 的杆状纳米病毒颗粒。病毒颗粒中高表面密度的蛋白 A 使得每克颗粒可以结合 2g 单克隆抗体。结合单克隆抗体的病毒纳米颗粒可通过离心回收，单克隆抗体通过使用 pH 2.5 的甘氨酸缓冲液而被释放。释放的单克隆抗体再通过 15%的聚乙二醇（PEG）沉淀，从而获得高度纯化的免疫球蛋白 G。

11.2.5.2 种子系统

1. 层析法

正如上文所述，水溶性种子提取物不含生物碱、叶绿素色素和核酸，但是可能含有少量的酚酸和植酸。使用离子交换吸附法富集碱性和酸性蛋白是常用并有效的第一步。通过改变层析条件（pH、离子强度和滞留时间）来完成所需重组蛋白的结合和纯化。例如，水溶性水稻提取物中的水稻蛋白本身是酸性的（等电点<5），仅使用一个阳离子交换柱就可以完成碱性重组蛋白（等电点>8）的纯化，而且纯度超过 90%（Nandi et al.，2005；Wilken and Nikolov，2010）。从表 11-4 中可以看出提取和吸附的 pH 对水稻中重组人溶菌酶结合能力和纯度的影响。数据清晰地说明了 pH 的变化是如何影响提取物成分，以及通过强阳离子交换树脂改变重组溶菌酶和水稻蛋白之间相互作用的。就溶菌酶的结合能力（43mg/mL）而言，pH 为 4.5 时的提取和吸附是最有利的，并可获得相对较高的溶菌酶纯度。但是要获得更高的纯度，最佳的方法则是用氨丁三醇缓冲液进行 pH 调节，在 pH 为 4.5 时提取，pH 为 6 时吸附。

表 11-4　使用阳离子交换吸附法纯化人溶菌酶

萃取 pH	pH 调节	吸附 pH	结合的溶菌酶/mg	溶菌酶纯度/%
4.5	无	4.5	43	89
6	无	6	24	50
4.5	磷酸盐缓冲剂	6	8.6	95
4.5	TRIS 缓冲剂	6	25	98
10	乙酸	4.5	36	84
10	乙酸达到 pH 4.5，然后加 NaOH 达到 pH 6	6	26	95

对于等电点近似于多数天然种子蛋白的重组蛋白，其纯化可能需要不同的方法或者中间纯化步骤。酸性蛋白可以使用阴离子交换层析富集，但是要获得更高纯度的蛋白质，一般需要额外的纯化步骤，如疏水作用层析（HIC）（Robić et al.，2006；Van Rooijen et al.，2008）。Zhang 等于 2010 年就可以仅仅通过弱阴离子交换吸附法纯化弱酸性重组人转铁蛋白（等电点＞6.3），并且获得了高于 90% 的蛋白纯度。选择的方法之所以可行，是因为转铁蛋白的表达水平高（10g/kg），而且当 pH 为 7.5 时，与溶解的水稻蛋白相比，二乙氨基乙醇（DEAE）阴离子交换树脂对转铁蛋白的吸附较弱。转铁蛋白和二乙氨基乙醇之间较弱的相互作用使得在天然蛋白之前用低离子强度缓冲液（40mmol/L 氯化钠）洗脱吸附的转铁蛋白成为可能。在树脂再生期间，利用高盐缓冲液洗脱酸性和结合力更强的水稻蛋白。

2. 非层析富集方法

首批应用于种子的非层析方法之一是通过离心对油体蛋白介导的融合蛋白进行富集和纯化（Van Rooijen and Motoney，1995）。自 1999 年以来，该项技术通过多种实验得以进一步的发展。例如，把靶蛋白的配体直接与油体蛋白融合，通过提取和纯化油体来富集重组蛋白（Boothe et al.，2010）。一个采用该方法的实例是：在油体蛋白-蛋白 A 油包体（oleosin-protein A oil body）上富集抗体，然后再通过酸性洗脱从纯化后的油包体中释放出该抗体。油体蛋白介导富集的另一种形式是，把抗油体蛋白配体与重组蛋白相融合（如抗油体蛋白 scFv）。在这种情况下，可以利用酸或者尿素从油包体中释放出抗油体蛋白 scFv 融合蛋白。当然这要取决于特定融合蛋白的稳定性。之后，融合伴侣可以通过化学裂解（如 scFv-ApoA1 融合时的酸裂解）或者酶裂解从重组蛋白中移去（Boothe et al.，2010；Nykiforuk et al.，2011），随后采用标准的吸附层析法纯化释放出重组蛋白。

另外几种是最近研发的纯化重组蛋白的方法，或者完全避开吸附层析，或者在非层析富集之后使用传统的中间纯化和精细层析。2010 年，Lee 和 Forciniti 对从转基因玉米提取物中回收和纯化非糖基化单克隆抗体的唯一方法——双水相（聚乙二醇/盐）分离的应用进行了探索。通过控制双水相系统的构成、pH 和离子强度，可以采用三段法纯化抗体。前两个阶段包括典型的双水相分离，目的是增加下相（盐溶液）中重组蛋白的浓度。第三个阶段包括单克隆抗体在两相界面的沉淀，这样可以获得 10 倍的纯度。总的来说，这个三段法获得了纯度为 72%的单克隆抗体，占全部产量的 49%。

2010 年，Aspelund 和 Glatz 论证了使用错流过滤对低 pH 玉米提取物中重组胶原蛋白进行的纯化操作。利用截留分子质量（MWCO）为 100kDa 的膜对 pH 3.1 的玉米胚乳提取物进行膜渗滤，可获得纯度为 89%的胶原蛋白。利用 pH 2.1 的氯化钠沉淀胚乳提取物中的蛋白质，可进一步提高胶原蛋白的纯度。对重悬沉淀物进行膜渗滤可以获得纯度为 99%、产量为 87%的胶原蛋白。胚乳蛋白有利的筛分系数和胶原蛋白的独特性能（高分子质量和低 pH 稳定性）使得这种廉价的纯化工艺得以开发。

11.3　工 艺 经 济

利用植物生产重组蛋白的成本包括上游生产成本和下游生产成本。上游生产成本即在开放的田野、温室或者封闭容器（生物反应器）中生产转基因植物生物质的各项相关费用。上游生产成本和下游加工成本都取决于可提取重组蛋白的浓度、加工总量和生产规模。而下游加工成本又受提取物的复杂性、所需的产品纯度和重组蛋白的预期用途等的影响；这些影响因素转而又决定了工艺流程的设计，以及与动态药品生产管理规范（cGMP）相关的成本。下游加工费用与纯化阶段的数量和类型呈正比，因为纯化的类型直接影响着产品的总体产量、试剂使用和劳力要求（Nikolov and Hammes，2002）。上、下游加工的成本分布主要取决于产品的最终用途；生物药用蛋白成本最高，要求的纯度也最高，而工业用蛋白则恰恰相反。上游生产成本取决于表达水平、纯化量和年产量。从种子作物中获取高纯度蛋白（>95%）所需的上游生产成本占到总生产成本的 5%～10%（Evangelista et al.，1998；Mison and Curling，2000；Nandi et al.，2005；Nikolov and Hammes，2002）。如果在温室中利用叶片组织生产同样纯度和年产量的蛋白质，上游成本将可能高达总生产成本的 25%（未发表的估计）。2010 年，Pogue 等对烟草中瞬时表达的抑肽酶生产成本（美元/g 产品）进行了比对，结果发现在温室的生产成本比开放田野高 5 倍。虽然可以获得的、有关植物细胞培养系统的成本数据最少，但可以预测的是，与温室和开放田野种植的转基因植物相比，细胞培养系统的成本会高得多。

为了说明 3 种生物质生产成本在上、下游的分配，我们假设这样一个案例：分别在①大田种植的烟草，②温室种植的烟草，③烟草细胞培养中表达 1g/kg 鲜重的单克隆抗体，然后利用 SuperPro Designer 模拟软件（Intellgen Inc.）对这 3 种生产方式进行分析。假设的成本数字概括见表 11-5。植物提取和细胞游离匀浆两个下游加工过程都包括 3 个层析步骤，获得了相同的容积量和产品产量，因此成本接近。但是，由于生物反应器相关的成本、消耗品（培养基、缓冲液、清洗剂等）、与生物反应器操作、质量保障和质量控制（quality assurance and quality control，QA/QC）及清洁验证相关的劳动力成本等，生物反应器生产单克隆抗体的上游直接成本（60 美元/g）要远远高于其他两种植物生产系统。开放田野生产单克隆抗体的上游成本大约占整个生产成本的 3%，一个微不足道的比例；而温室成本也仅为总成本的 19%，相比下游加工成本仍然低得多。生物反应器生产重组蛋白的成本分配（上游占 43%，下游占 57%）与哺乳动物细胞培养系统的成本分配相似（Sommerfeld and Strube，2005）。我们估计，开放田野生物质生产系统的资金投入小于细胞培养设备投入的 5%；而温室投入大概是细胞培养投入的 25%。资金投入规模会因为设备大小、地理位置、所需封闭水平和植物生长控制等因素而有所变化（Spök and Karner，2008）。该假设研究阐明了开放田野和温室生物质生产系统具有明显的成本优势。

表 11-5　一种治疗性重组蛋白直接制造成本[a]的分解表

生物质 生产方法	上游生产成本 /（美元/g）	下游生产成本 /（美元/g）	直接生产总成本 /（美元/g）	上游生产成本 /%	下游生产成本 /%
大田	2.5	80	83	3	97
温室	19	79	98	19	81
生物反应器	60	78	138	43	57

a 直接成本包括试剂、耗材、操作劳动力、监督、QC/QA 和实验室管理，公用事业和废物处理

除了讨论的治疗性蛋白生产的案例，人们在转基因植物中还生产出了多种用途的重组蛋白，如特种酶、细胞培养基成分、试剂及工业和食品蛋白等。依据纯化要求、生产规模和最终应用，这些产品的加工成本在上、下游的分配各有不同。例如，工业酶和口服疫苗的下游成本不超过总生产成本的 50%，因为下游加工过程使用的是膜过滤和蛋白沉淀等廉价的富集和回收方法（Arntzen et al.，2006；Nikolov and Hammes，2002）。

选出最佳植物生产系统的决策过程是复杂的，需要对案例逐个分析。从下游加工的角度来看，应该采用多种评估标准来选择匹配产品特性、降低整体制造成本的最佳系统（Nikolov and Hammes，2002）。除了考虑蛋白表达水平和稳定性，也应该考虑以下标准：生物质产量和贮存稳定性、可使用的现有纯化工具、生物质处理成本和副产品收益（如生物质和淀粉酶转为能量）。商业驱动应考虑资本投资、生产规模和成本、上市速度及监管要求（Nikolov and Hammes，2002；Spök and Karner，2008）。

11.4　结　　论

随着转基因植物技术的日益成熟，对植物生物技术研究和开发的兴趣正逐渐转向开发和认识下游加工方法。这一现象不足为怪，因为这是哺乳动物和昆虫细胞培养等成熟生产平台自然演变的结果。此外，对下游加工成本占全部制造成本相当大比例这一点的认识促使公司、个人、国家和联邦政府机构对下游加工环节的研究及开发进行投资。

本章讨论的下游加工策略清晰地表明对种子作物中重组蛋白的回收和纯化要比新陈代谢活跃的叶片系统简单，因为叶片系统中含有大量潜在的有害杂质。种子提取物更简单、更稳定的性质使得人们不需要对提取物进行预处理就可以层析富集。再加上开放田野种植种子作物的良好经济性，诸如水稻、玉米和红花等转基因系统就都成了低成本进行蛋白生产的最佳备选品种。但是，种子发育时间长，而且公众反对使用食品和饲料作物，都阻碍了种子产品的进一步商业化。瞬时表达有利用叶片组织生产流行性疾病和季

节性流感疫苗的优势，因为发育期很短，只有 4～6 周。这是其他蛋白质生产平台所无法做到的（D'Aoust et al.，2010）。尽管已经取得了诸多进步和积极的发展，但是在下游加工方面仍需更多的研究和技术突破，以便人们可以使用到更低生产成本的转基因生物质。2010 年，Wilken 和 Nikolov 概括了未来促进植物系统过程开发和重组蛋白生产的方向。

致谢　感谢美国德州农工大学乔治亚·巴罗斯女士和 Caliber 生物治疗公司的苏珊·伍达德博士为本章引用未发表的色谱图所提供的支持与帮助。

参 考 文 献

Adkins YB, Lönnerdal B (2004) Proteins and peptides. In: Neeser JR, German BJ (eds) Biotechnology for performance foods, functional foods, and nutraceuticals. Marcel Dekker, Inc., New York

Arntzen C, Plotkin S, Dodet B (2005) Plant-derived vaccines and antibodies: potential and limitations. Vaccine 23(15):1753–1756

Arntzen C, Mahoney R, Elliott A, Holtz B, Krattiger A, Lee CK, Slater S (2006) Plant-derived vaccines: cost of production. The Biodesign Institute at Arizona State University, Tempe

Aspelund MT, Glatz CE (2010) Purification of recombinant plant-made proteins from corn extracts by ultrafiltration. J Membr Sci 353(1–2):103–110

Azzoni AR, Kusnadi AR, Miranda EA, Nikolov ZL (2002) Recombinant aprotinin produced transgenic corn seed: extraction and purification studies. Biotechnol Bioeng 80(3):268–276

Azzoni AR, Farinas CS, Miranda EA (2005) Transgenic corn seed for recombinant protein production: relevant aspects on the aqueous extraction of native components. J Sci Food Agric 85(4):609–614

Bai Y, Nikolov ZL (2001) Effect of processing on the recovery of recombinant β-glucuronidase (rGUS) from transgenic canola. Biotechnol Prog 17(1):168–174

Bai Y, Nikolov ZL, Glatz CE (2002) Aqueous extraction of β-glucuronidase from transgenic canola: kinetics and microstructure. Biotechnol Prog 18(6):1301–1305

Barros GOF, Woodard SL, Nikolov ZL (2011) Phenolics removal from transgenic *Lemna minor* extracts expressing mAb and impact on mAb production cost. Biotechnol Prog 27(2):410–418

Barta A, Sommergruber K, Thompson D, Hartmuth K, Matzke MA, Matzke AJM (1986) The expression of a nopaline synthase: human growth hormone chimaeric gene in transformed tobacco and sunflower callus tissue. Plant Mol Biol 6(5):347–357

Benchabane M, Rivard D, Girard C, Michaud D (2009) Companion protease inhibitors to protect recombinant proteins in transgenic plant extracts. In: Faye L, Gomord V (eds) Recombinant proteins from plants. Humana Press, New York

Bendandi M, Marillonnet S, Kandzia R, Thieme F, Nickstadt A, Herz S, Fröde R, Inogés S, Lòpez-Dìaz de Cerio A, Soria E, Villanueva H, Vancanneyt G, McCormick A, Tusé D, Lenz J, Butler-Ransohoff J-E, Klimyuk V, Gleba Y (2010) Rapid, high-yield production in plants of individualized idiotype vaccines for non-Hodgkin's lymphoma. Ann Oncol. doi:10.1093/annonc/mdq1256

Boothe J, Nykiforuk C, Shen Y, Zaplachinski S, Szarka S, Kuhlman P, Murray E, Morck D, Moloney MM (2010) Seed-based expression systems for plant molecular farming. Plant Biotechnol J 8(5):588–606

Boyhan D, Daniell H (2010) Low-cost production of proinsulin in tobacco and lettuce chloroplasts for injectable or oral delivery of functional insulin and C-peptide. Plant Biotechnol J 9(5):585–598

Bratcher B, Garger SJ, Holtz RB, McCulloch MJ (2005) Flexible processing apparatus for isolating and purifying viruses, soluble proteins, and peptides from plant sources. US Patent 6,906,172

Chen Q (2008) Expression and purification of pharmaceutical proteins in plants. Biol Eng 2(4):291–321

Cheryan M (1980) Phytic acid interactions in food systems. Crit Rev Food Sci Nutr 13(4):297–335

Conley AJ, Zhu H, Le LC, Jevnikar AM, Lee BH, Brandle JE, Menassa R (2010) Recombinant protein production in a variety of Nicotiana hosts: a comparative analysis. Plant Biotechnol J 9(4):434–444

Conley AJ, Joensuu JJ, Richman A, Menassa R (2011) Protein body-inducing fusions for high-level production and purification of recombinant proteins in plants. Plant Biotechnol J 9(4):419–433

Costello AJ, Glonek T, Myers TC (1976) 31P nuclear magnetic resonance-pH titrations of myo-inositol hexaphosphate. Carbohydr Res 46:159–171

Cox KM, Sterling JD, Regan JT, Gasdaska JR, Frantz KK, Peele CG, Black A, Passmore D, Moldovan-Loomis C, Srinivasan M, Cuison S, Cardarelli PM, Dickey LF (2006) Glycan optimization of a human monoclonal antibody in the aquatic plant *Lemna minor*. Nat Biotechnol 24(12):1591–1597

D'Aoust M-A, Lerouge P, Busse U, Bilodeau P, Trepanier S, Faye L, Vezina L-P (2004) Efficient and reliable production of pharmaceuticals in alfalfa. In: Fisher R, Schillberg S (eds) Molecular farming. Wiley-VCH, Weinheim

D'Aoust MA, Couture MMJ, Charland N, Trepanier S, Landry N, Ors F, Vezina LP (2010) The production of hemagglutinin-based virus-like particles in plants: a rapid, efficient and safe response to pandemic influenza. Plant Biotechnol J 8(5):607–619

Daniell H, Singh ND, Mason H, Streatfield SJ (2009a) Plant-made vaccine antigens and biopharmaceuticals. Trends Plant Sci 14(12):669–679

Daniell H, Ruiz G, Denes B, Sandberg L, Langridge W (2009b) Optimization of codon composition and regulatory elements for expression of human insulin like growth factor-1 in transgenic chloroplasts and evaluation of structural identity and function. BMC Biotechnol 9:23–39

Davies HM (2010) Review article: commercialization of whole-plant systems for biomanufacturing of protein products: evolution and prospects. Plant Biotechnol J 8(8):845–861

De Muynck B, Navarre C, Boutry M (2010) Production of antibodies in plants: status after twenty years. Plant Biotechnol J 8(5):529–563

De Zoeten GA, Penswick JR, Horisberger MA, Ahl P, Schultze M, Hohn T (1989) The expression, localization, and effect of a human interferon in plants. Virology 172(1):213–222

Doran PM (2006) Foreign protein degradation and instability in plants and plant tissue cultures. Trends Biotechnol 24(9):426–432

Edelbaum O, Stein D, Holland N, Gafni Y, Livneh O, Novick D, Rubinstein M, Sela I (1992) Expression of active human interferon-β in transgenic plants. J Interferon Res 12(6):449–453

Evangelista RL, Kusnadi AR, Howard JA, Nikolov ZL (1998) Process and economic evaluation of the extraction and purification of recombinant β-glucuronidase from transgenic corn. Biotechnol Prog 14(4):607–614

Farinas CS, Leite A, Miranda EA (2005a) Aqueous extraction of maize endosperm: insights for recombinant protein hosts based on downstream processing. Process Biochem 40(10):3327–3336

Farinas CS, Leite A, Miranda EA (2005b) Aqueous extraction of recombinant human proinsulin from transgenic maize endosperm. Biotechnol Prog 21(5):1466–1471

Fischer R, Liao YC, Drossard J (1999) Affinity-purification of a TMV-specific recombinant full-size antibody from a transgenic tobacco suspension culture. J Immunol Methods 226(1–2):1–10

Fischer R, Schillberg S, Twyman RM (2009) Molecular farming of antibodies in plants. In: Kirakosyan A, Kaufman PB (eds) Recent advances in plant biotechnology. Springer, New York

Fraley RT, Rogers SG, Horsch RB, Sanders PR, Flick JS, Adams SP, Bittner ML, Brand LA, Fink CL, Fry JS, Galluppi GR, Goldberg SB, Hoffmann NL, Woo SC (1983) Expression of bacterial genes in plant cells. Proc Natl Acad Sci USA 80(15):4803–4807

Franconi R, Demurtas OC, Massa S (2010) Plant-derived vaccines and other therapeutics produced in contained systems. Expert Rev Vaccines 9(8):877–892

Garger SJ, Holtz B, McCulloch MJ, Turpen TH (2000) Process for isolating and purifying viruses, soluble proteins and peptides from plant sources. US Patent 6,037,456

Giddings G, Allison G, Brooks D, Carter A (2000) Transgenic plants as factories for biopharmaceuticals. Nat Biotechnol 18(11):1151–1155

Girard LS, Fabis MJ, Bastin M, Courtois D, Pétiard V, Koprowski H (2006) Expression of a human anti-rabies virus monoclonal antibody in tobacco cell culture. Biochem Biophys Res Commun 345(2):602–607

Hassan S, Van Dolleweerd CJ, Ioakeimidis F, Keshavarz-Moore E, Ma JKC (2008) Considerations for extraction of monoclonal antibodies targeted to different subcellular compartments in transgenic tobacco plants. Plant Biotechnol J 6(7):733–748

Hellwig S, Drossard J, Twyman RM, Fischer R (2004) Plant cell cultures for the production of recombinant proteins. Nat Biotechnol 22(11):1415–1422

Hiatt A, Pauly M (2006) Monoclonal antibodies from plants: a new speed record. Proc Natl Acad Sci USA 103(40):14645–14646

Hiatt A, Cafferkey R, Bowdish K (1989) Production of antibodies in transgenic plants. Nature 342(6245):76–78

Holler C, Zhang C (2008) Purification of an acidic recombinant protein from transgenic tobacco. Biotechnol Bioeng 99(4):902–909

Holler C, Vaughan D, Zhang C (2007) Polyethyleneimine precipitation versus anion exchange chromatography in fractionating recombinant β-glucuronidase from transgenic tobacco extract. J Chromatogr A 1142(1):98–105

Hood EE, Howard JA (2009) Over-expression of novel proteins in maize. In: Kriz AL, Larkins BA (eds) Molecular genetic approaches to maize improvement. Springer, Berlin

Hood EE, Witcher DR, Maddock S, Meyer T, Baszczynski C, Bailey M, Flynn P, Register J, Marshall L, Bond D, Kulisek E, Kusnadi A, Evangelista R, Nikolov Z, Wooge C, Mehigh RJ, Hernan R, Kappel WK, Ritland D, Ping Li C, Howard JA (1997) Commercial production of avidin from transgenic maize: characterization of transformant, production, processing, extraction and purification. Mol Breed 3(4):291–306

Hood EE, Love R, Lane J, Bray J, Clough R, Pappu K, Drees C, Hood KR, Yoon S, Ahmad A, Howard JA (2007) Subcellular targeting is a key condition for high-level accumulation of cellulase protein in transgenic maize seed. Plant Biotechnol J 5(6):709–719

Howard JA, Nikolov ZL, Hood EE (2011) Enzyme production systems for biomass conversion. In: Hood EE, Nelson P, Powell R (eds) Plant biomass conversion. John Wiley & Sons Inc., Ames

Huang L-F, Liu Y-K, Lu C-A, Hsieh S-L, Yu S-M (2005) Production of human serum albumin by sugar starvation induced promoter and rice cell culture. Transgenic Res 14(5):569–581

Huang T-K, Plesha MA, Falk BW, Dandekar AM, McDonald KA (2009) Bioreactor strategies for improving production yield and functionality of a recombinant human protein in transgenic tobacco cell cultures. Biotechnol Bioeng 102(2):508–520

Hussain A, Bushuk W (1992) Interference of phytic acid with extraction of proteins from grain legumes and wheat with acetic acid. J Agric Food Chem 40(10):1938–1942

Joensuu JJ, Conley AJ, Lienemann M, Brandle JE, Linder MB, Menassa R (2010) Hydrophobin fusions for high-level transient protein expression and purification in *Nicotiana benthamiana*. Plant Physiol 152(2):622–633

Karg SR, Kallio PT (2009) The production of biopharmaceuticals in plant systems. Biotechnol Adv 27(6):879–894

Kimple ME, Sondek J (2001) Overview of affinity tags for protein purification. Curr Protoc Protein Sci 36(suppl):9.9.1–9.9.19

Kusnadi AR, Nikolov ZL, Howard JA (1997) Production of recombinant proteins in transgenic plants: practical considerations. Biotechnol Bioeng 56(5):473–484

Kusnadi AR, Evangelista RL, Hood EE, Howard JA, Nikolov ZL (1998) Processing of transgenic corn seed and its effect on the recovery of recombinant β-glucuronidase. Biotechnol Bioeng 60(1):44–52

Lai H, Engle M, Fuchs A, Keller T, Johnson S, Gorlatov S, Diamond MS, Chen Q (2010) Monoclonal antibody produced in plants efficiently treats West Nile virus infection in mice. Proc Natl Acad Sci USA 107(6):2419–2424

Lamphear BJ, Streatfield SJ, Jilka JM, Brooks CA, Barker DK, Turner DD, Delaney DE, Garcia M, Wiggins B, Woodard SL, Hood EE, Tizard IR, Lawhorn B, Howard JA (2002) Delivery of subunit vaccines in maize seed. J Control Release 85(1–3):169–180

Lee S-M (1989) The primary stages of protein recovery. J Biotechnol 11(2–3):103–117

Lee JW, Forciniti D (2010) Purification of human antibodies from transgenic corn using aqueous two-phase systems. Biotechnol Prog 26(1):159–167

Ling HY, Pelosi A, Walmsley AM (2010) Current status of plant-made vaccines for veterinary purposes. Expert Rev Vaccines 9(8):971–982

Lombardi R, Villani M, Di Carli M, Brunetti P, Benvenuto E, Donini M (2010) Optimisation of the purification process of a tumour-targeting antibody produced in N. benthamiana using vacuum-agroinfiltration. Transgenic Res 19(6):1083–1097

Loomis WD (1974) Overcoming problems of phenolics and quinones in the isolation of plant enyzmes and organelles. Methods Enzymol 31:528–544

Ma JKC, Lehner T, Stabila P, Fux CI, Hiatt A (1994) Assembly of monoclonal antibodies with IgG1 and IgA heavy chain domains in transgenic tobacco plants. Eur J Immunol 24(1):131–138

Ma JKC, Hiatt A, Hein M, Vine ND, Wang F, Stabila P, Vandolleweerd C, Mostov K, Lehner T (1995) Generation and assembly of secretory antibodies in plants. Science 268(5211):716–719

Ma JKC, Drake PMW, Christou P (2003) The production of recombinant pharmaceutical proteins in plants. Nat Rev Genet 4(10):794–805

Mason HS, Lam DMK, Arntzen CJ (1992) Expression of hepatitis B surface antigen in transgenic plants. Proc Natl Acad Sci USA 89(24):11745–11749

Mayfield SP, Franklin SE, Lerner RA (2003) Expression and assembly of a fully active antibody in algae. Proc Natl Acad Sci USA 100(2):438–442

Menkhaus TJ, Glatz CE (2005) Antibody capture from corn endosperm extracts by packed bed and expanded bed adsorption. Biotechnol Prog 21(2):473–485

Menkhaus TJ, Eriksson SU, Whitson PB, Glatz CE (2002) Host selection as a downstream strategy: polyelectrolyte precipitation of β-glucuronidase from plant extracts. Biotechnol Bioeng 77(2):148–154

Menkhaus TJ, Bai Y, Zhang CM, Nikolov ZL, Glatz CE (2004a) Considerations for the recovery of recombinant proteins from plants. Biotechnol Prog 20(4):1001–1014

Menkhaus TJ, Pate C, Krech A, Glatz CE (2004b) Recombinant protein purification from pea. Biotechnol Bioeng 86(1):108–114

Miller KD, Gao J, Hooker BS (2004) Initial clarification by aqueous two-phase partitioning of leaf extracts from Solanum tuberosum plants expressing recombinant therapeutic proteins. Bioprocess J 3(2):47–51

Mison D, Curling J (2000) The industrial production costs of recombinant therapeutic proteins expressed in transgenic corn. Biopharm 13(5):48–54

Moeller L, Taylor-Vokes R, Fox S, Gan Q, Johnson L, Wang K (2010) Wet-milling transgenic maize seed for fraction enrichment of recombinant subunit vaccine. Biotechnol Prog 26(2):458–465

Nandi S, Suzuki YA, Huang JM, Yalda D, Pham P, Wu LY, Bartley G, Huang N, Lonnerdal B (2002) Expression of human lactoferrin in transgenic rice grains for the application in infant formula. Plant Sci 163(4):713–722

Nandi S, Yalda D, Lu S, Nikolov Z, Misaki R, Fujiyama K, Huang N (2005) Process development and economic evaluation of recombinant human lactoferrin expressed in rice grain. Transgenic Res 14(3):237–249

Nikolov ZL, Hammes D (2002) Production of recombinant proteins from transgenic crops. In: Hood EE, Howard JA (eds) Plant as factories for protein production. Kluwer Academic Publishers, Dordrecht

Nikolov ZL, Woodard SL (2004) Downstream processing of recombinant proteins from transgenic feedstock. Curr Opin Biotechnol 15(5):479–486

Nikolov ZL, Regan JT, Dickey LF, Woodard SL (2009) Purification of antibodies from transgenic plants. In: Gottschalk U (ed) Process scale purification of antibodies. Wiley, Hoboken

Nykiforuk CL, Boothe JG, Murray EW, Keon RG, Goren HJ, Markley NA, Moloney MM (2006) Transgenic expression and recovery of biologically active recombinant human insulin from *Arabidopsis thaliana* seeds. Plant Biotechnol J 4(1):77–85

Nykiforuk CL, Shen Y, Murray EW, Boothe JG, Busseuil D, Rhéaume E, Tardif J-C, Reid A, Moloney MM (2011) Expression and recovery of biologically active recombinant Apolipoprotein AI$_{Milano}$ from transgenic safflower (*Carthamus tinctorius*) seeds. Plant Biotechnol J 9(2):250–263

Padilla S, Valdés R, Gómez L, Geada D, Ferro W, Mendoza O, García C, Milá L, Pasín L, Issac Y, Gavilán D, González T, Sosa R, Leyva A, Sánchez J, LaO M, Calvo Y, Sánchez R, Fernández E, Brito J (2009) Assessment of a plantibody HB-01 purification strategy at different scales. Chromatographia 70(11):1673–1678

Paraman I, Fox SR, Aspelund MT, Glatz CE, Johnson LA (2010a) Recovering corn germ enriched in recombinant protein by wet-fractionation. Bioresour Technol 101(1):239–244

Paraman I, Moeller L, Scott MP, Wang K, Glatz CE, Johnson LA (2010b) Utilizing protein-lean coproducts from corn containing recombinant pharmaceutical proteins for ethanol production. J Agric Food Chem 58(19):10419–10425

Peckham GD, Bugos RC, Su WW (2006) Purification of GFP fusion proteins from transgenic plant cell cultures. Protein Expr Purif 49(2):183–189

Pirie NW (1987) Leaf protein and its by-products in human and animal nutrition, 2nd edn. Cambridge University Press, Cambridge

Platis D, Labrou NE (2006) Development of an aqueous two-phase partitioning system for fractionating therapeutic proteins from tobacco extract. J Chromatogr A 1128(1–2):114–124

Platis D, Labrou NE (2009) Application of a PEG/salt aqueous two-phase partition system for the recovery of monoclonal antibodies from unclarified transgenic tobacco extract. Biotechnol J 4(9):1320–1327

Platis D, Drossard J, Fischer R, Ma JKC, Labrou NE (2008) New downstream processing strategy for the purification of monoclonal antibodies from transgenic tobacco plants. J Chromatogr A 1211(1–2):80–89

Pogue GP, Vojdani F, Palmer KE, Hiatt E, Hume S, Phelps J, Long L, Bohorova N, Kim D, Pauly M, Velasco J, Whaley K, Zeitlin L, Garger SJ, White E, Bai Y, Haydon H, Bratcher B (2010) Production of pharmaceutical-grade recombinant aprotinin and a monoclonal antibody product using plant-based transient expression systems. Plant Biotechnol J 8(5):638–654

Ramessar K, Rademacher T, Sack M, Stadlmann J, Platis D, Stiegler G, Labrou N, Altmann F, Ma J, Stoger E, Capell T, Christou P (2008) Cost-effective production of a vaginal protein microbicide to prevent HIV transmission. Proc Natl Acad Sci USA 105(10):3727–3732

Ramírez N, Oramas P, Ayala M, Rodríguez M, Pérez M, Gavilondo J (2001) Expression and long-term stability of a recombinant single-chain Fv antibody fragment in transgenic *Nicotiana tabacum* seeds. Biotechnol Lett 23(1):47–49

Robic G, Farinas CS, Rech EL, Miranda EA (2010) Transgenic soybean seed as protein expression system: aqueous extraction of recombinant beta glucuronidase. Appl Biochem Biotechnol 160(4):1157–1167

Robić G, Farinas CS, Rech EL, Bueno SMA, Miranda EA (2006) Downstream process engineering evaluation of transgenic soybean seeds as host for recombinant protein production. Biochem Eng J 32(1):7–12

Robić G, Farinas C, Rech E, Miranda E (2010) Transgenic soybean seed as protein expression system: aqueous extraction of recombinant β-glucuronidase. Appl Biochem Biotechnol 160(4):1157–1167

Ross KC, Zhang C (2010) Separation of recombinant β-glucuronidase from transgenic tobacco by aqueous two-phase extraction. Biochem Eng J 49(3):343–350

Sala F, Manuela Rigano M, Barbante A, Basso B, Walmsley AM, Castiglione S (2003) Vaccine antigen production in transgenic plants: strategies, gene constructs and perspectives. Vaccine 21(7–8):803–808

Schillberg S, Twyman RM, Fischer R (2005) Opportunities for recombinant antigen and antibody expression in transgenic plants – technology assessment. Vaccine 23(15):1764–1769

Selle PH, Ravindran V, Caldwell A, Bryden WL (2000) Phytate and phytase: consequences for protein utilisation. Nutr Res Rev 13(02):255–278

Shaaltiel Y, Bartfeld D, Hashmueli S, Baum G, Brill-Almon E, Galili G, Dym O, Boldin-Adamsky SA, Silman I, Sussman JL, Futerman AH, Aviezer D (2007) Production of glucocerebrosidase with terminal mannose glycans for enzyme replacement therapy of Gaucher's disease using a plant cell system. Plant Biotechnol J 5(5):579–590

Sharma AK, Sharma MK (2009) Plants as bioreactors: recent developments and emerging opportunities. Biotechnol Adv 27(6):811–832

Shepherd CT, Vignaux N, Peterson JM, Johnson LA, Scott MP (2008a) Green fluorescent protein as a tissue marker in transgenic maize seed. Cereal Chem 85(2):188–195

Shepherd CT, Vignaux N, Peterson JM, Scott MP, Johnson LA (2008b) Dry-milling and fractionation of transgenic maize seed tissues with green fluorescent protein as a tissue marker. Cereal Chem 85(2):196–201

Sommerfeld S, Strube J (2005) Challenges in biotechnology production–generic processes and process optimization for monoclonal antibodies. Chem Eng Process 44(10):1123–1137

Spök A, Karner S (2008) Plant molecular farming: opportunities and challenges. European Commission: The Institute for Prospective Technological Studies, Seville

Spreitzer RJ, Salvucci ME (2002) RUBISCO: structure, regulatory interactions, and possibilities for a better enzyme. Annu Rev Plant Biol 53(1):449–475

Stöger E, Vaquero C, Torres E, Sack M, Nicholson L, Drossard J, Williams S, Keen D, Perrin Y, Christou P, Fischer R (2000) Cereal crops as viable production and storage systems for pharmaceutical scFv antibodies. Plant Mol Biol 42(4):583–590

Stöger E, Sack M, Perrin Y, Vaquero C, Torres E, Twyman RM, Christou P, Fischer R (2002) Practical considerations for pharmaceutical antibody production in different crop systems. Mol Breed 9(3):149–158

Stöger E, Ma JKC, Fischer R, Christou P (2005) Sowing the seeds of success: pharmaceutical proteins from plants. Curr Opin Biotechnol 16(2):167–173

Tran M, Zhou B, Pettersson PL, Gonzalez MJ, Mayfield SP (2009) Synthesis and assembly of a full-length human monoclonal antibody in algal chloroplasts. Biotechnol Bioeng 104(4):663–673

Tremblay R, Wang D, Jevnikar AM, Ma S (2010) Tobacco, a highy efficient green bioreactor for production of therapeutic proteins. Biotechnol Adv 28(2):214–221

Turpen TT, Garger SJ, McCulloch MJ, Cameron TI, Samonek-Potter ML, Holtz RB (2001) Method for recovering proteins from the interstitial fluid of plant tissues. US Patent 6,284,875

Twyman RM, Stoger E, Schillberg S, Christou P, Fischer R (2003) Molecular farming in plants: host systems and expression technology. Trends Biotechnol 21(12):570–578

Van Rooijen GJH, Motoney MM (1995) Plant seed oil-bodies as carriers for foreign proteins. Nat Biotechnol 13(1):72–77

Van Rooijen G, Glenn KR, Shen Y, Boothe J (2008) Commercial production of chymosin in plants. US Patent 7,390,936

Vaquero C, Sack M, Chandler J, Drossard J, Schuster F, Monecke M, Schillberg S, Fischer R (1999) Transient expression of a tumor-specific single-chain fragment and a chimeric antibody in tobacco leaves. Proc Natl Acad Sci USA 96(20):11128–11133

Vézina L-P, Faye L, Lerouge P, D'Aoust M-A, Marquet-Blouin E, Burel C, Lavoie P-O, Bardor M, Gomord V (2009) Transient co-expression for fast and high-yield production of antibodies with human-like N-glycans in plants. Plant Biotechnol J 7(5):442–455

Weathers PJ, Towler MJ, Xu JF (2010) Bench to batch: advances in plant cell culture for producing useful products. Appl Microbiol Biotechnol 85(5):1339–1351

Werner S, Marillonnet S, Hause G, Klimyuk V, Gleba Y (2006) Immunoabsorbent nanoparticles based on a tobamovirus displaying protein A. Proc Natl Acad Sci USA 103(47):17678–17683

Wilken LR, Nikolov ZL (2006) Factors influencing recombinant human lysozyme extraction and cation exchange adsorption. Biotechnol Prog 22(3):745–752

Wilken LR, Nikolov ZL (2010) Evaluation of alternatives for human lysozyme purification from transgenic rice: impact of phytic acid and buffer. Biotechnol Prog 26(5):1303–1311

Wilken LR, Nikolov ZL (2011) Recovery and purification of plant-made recombinant proteins. Biotech Adv doi:10.1016/j.biotechadv.2011.07.020

Wolf WJ, Sathe SK (1998) Ultracentrifugal and polyacrylamide gel electrophoretic studies of extractability and stability of almond meal proteins. J Sci Food Agric 78(4):511–521

Woodard SL, Mayor JM, Bailey MR, Barker DK, Love RT, Lane JR, Delaney DE, McComas-Wagner JM, Mallubhotla HD, Hood EE, Dangott LJ, Tichy SE, Howard JA (2003) Maize (*Zea mays*)-derived bovine trypsin: characterization of the first large-scale, commercial protein product from transgenic plants. Biotechnol Appl Biochem 38(2):123–130

Woodard SL, Wilken LR, Barros GOF, White SG, Nikolov ZL (2009) Evaluation of monoclonal antibody and phenolic extraction from transgenic *Lemna* for purification process development. Biotechnol Bioeng 104(3):562–571

Xu JF, Tan L, Goodrum KJ, Kieliszewski MJ (2007) High-yields and extended serum half-life of human interferon alpha 2b expressed in tobacco cells as arabinogalactan-protein fusions. Biotechnol Bioeng 97(5):997–1008

Xu J, Okada S, Tan L, Goodrum K, Kopchick J, Kieliszewski M (2010) Human growth hormone expressed in tobacco cells as an arabinogalactan-protein fusion glycoprotein has a prolonged serum life. Transgenic Res 19(5):849–867

Xu J, Ge X, Dolan MC (2011) Towards high-yield production of pharmaceutical proteins with plant cell suspension cultures. Biotechnol Adv 29(3):278–299

Yang LJ, Wakasa Y, Takaiwa F (2008) Biopharming to increase bioactive peptides in rice seed. J AOAC Int 91(4):957–964

Yu D, McLean MD, Hall JC, Ghosh R (2008) Purification of a human immunoglobulin G1 monoclonal antibody from transgenic tobacco using membrane chromatographic processes. J Chromatogr A 1187(1–2):128–137

Zaman F, Kusnadi AR, Glatz CE (1999) Strategies for recombinant protein recovery from canola by precipitation. Biotechnol Prog 15(3):488–492

Zambryski P, Joos H, Genetello C, Leemans J, Vanmontagu M, Schell J (1983) Ti-Plasmid vector for the introduction of DNA into plant-cells without alteration of their normal regeneration capacity. EMBO J 2(12):2143–2150

Zeitlin L, Olmsted SS, Moench TR, Co MS, Martinell BJ, Paradkar VM, Russell DR, Queen C, Cone RA, Whaley KJ (1998) A humanized monoclonal antibody produced in transgenic plants for immunoprotection of the vagina against genital herpes. Nat Biotechnol 16(13):1361–1364

Zhang CM, Glatz CE (1999) Process engineering strategy for recombinant protein recovery from canola by cation exchange chromatography. Biotechnol Prog 15(1):12–18

Zhang C, Lillie R, Cotter J, Vaughan D (2005) Lysozyme purification from tobacco extract by polyelectrolyte precipitation. J Chromatogr A 1069(1):107–112

Zhang C, Glatz CE, Fox SR, Johnson LA (2009a) Fractionation of transgenic corn seed by dry and wet milling to recover recombinant collagen-related proteins. Biotechnol Prog 25(5):1396–1401

Zhang C, Baez J, Pappu KM, Glatz CE (2009b) Purification and characterization of a transgenic corn grain-derived recombinant collagen type I alpha 1. Biotechnol Prog 25(6):1660–1668

Zhang D, Nandi S, Bryan P, Pettit S, Nguyen D, Santos MA, Huang N (2010) Expression, purification, and characterization of recombinant human transferrin from rice (*Oryza sativa* L.). Protein Expr Purif 74(1):69–79

Zhong Q, Xu L, Zhang C, Glatz C (2007) Purification of recombinant aprotinin from transgenic corn germ fraction using ion exchange and hydrophobic interaction chromatography. Appl Microbiol Biotechnol 76(3):607–613

Zhu Z, Hughes KW, Huang L, Sun B, Liu C, Li Y (1994) Expression of human α-interferon cDNA in transgenic rice plants. Plant Cell Tiss Org 36(2):197–204

第 12 章　转基因植物分子药田的生物安全

**Didier Breyer, Adinda De Schrijver, Martine Goossens,
Katia Pauwels, Philippe Herman**

摘要　尽管利用转基因植物大规模生产药用或工业用重组化合物，即植物分子药田，给人们带来了种种希望，但是人们必须对该领域取得的任何进步进行彻底的、人类健康和环境方面的风险评估。食物和饲料链被意外污染后可能产生的影响，或者说外源基因在环境中传播可能带来的影响，尤其是涉及户外种植的主要食物或饲料作物时，强调了在基因修饰农作物的安全评估中认真对待一些重要问题的必要性。这些问题包括生产平台的选择、限制或约束措施的执行，以及其他相关管理策略的采用等。本章就目前风险评估方法和原则的适用性进行了探讨，概述了与环境和健康风险评估相关的一些重要问题，进一步详述了限制植物分子药田对环境和人类健康产生潜在不良影响的综合监管策略。

12.1　引　言

植物分子药田（plant molecular farming，PMF）因其能够低成本、大规模地生产药用或工业用化合物而令人们对未来充满憧憬。利用植物作为生产平台的优势还有：扩产快速、原料存贮方便、在下游加工过程中感染人类或动物病原体的可能性更小。在全球范围内，植物分子药田已经能够开发数千种重组生物技术产品。其中某些产品预期将很快走向市场（参见实例 Basaran and Rodriguez-Cerezo，2008；Ahmad et al.，2010）。

目前，与其他转基因（genetically modified，GM）植物一样，所有用于生产药用或工业用化合物的基因工程植物在应用之前都必须接受全面的健康和环境风险方面的评估。大多数国家支持转基因农业植物的风险评估。当前，风险评估使用的还是评估第一代转基因植物时的程序和政策（参见实例 Spök et al.，2008；Breyer et al.，2009）。

在欧盟（the European Union，EU），用于户外种植转基因农业植物的风险评估法规是转基因生物（genetically modified organism，GMO）环境释放指令 2001/18/EC（EC 2001）。如果转基因产品是药，还要依据药品法规（EC）No 726/2004（EC 2004），并协同欧洲药品管理局（European Medicines Agency，EMA，即前 EMEA）对产品的安全和使用进行评估。将转基因农业植物的残留生物质作为食物或饲料，或者转基因农业植物或其衍生品当作食物或饲料，都需要遵守转基因食品和饲料法规 No 1829/2003 中的相关条款（EC 2003）。这样，在风险评估中，欧洲食品安全局（European Food Safety Authority，EFSA）与各成员国密切合作，并扮演着主角。在这 3 个监管框架下，要实现商业化就必须获得欧盟层面的授权，包括所有的成员国和欧盟委员会的授权（图 12-1）。

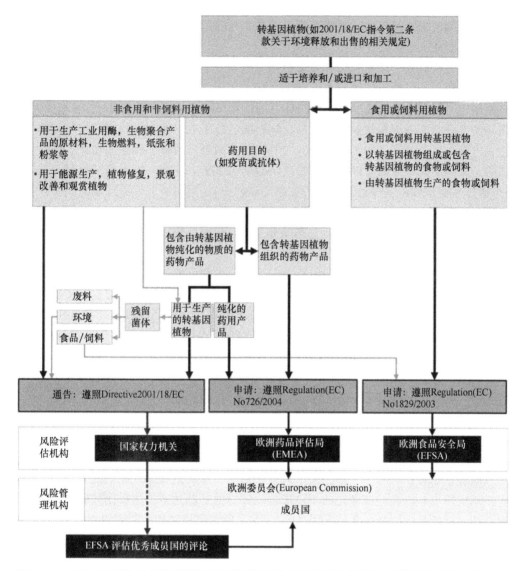

图 12-1　某转基因植物的各种预期用途及其所适用的相关欧盟法律图解（彩图请扫封底二维码）

该流程图同时概括了相关的科技风险评估机构，以及负责风险管理和授权决策的监管机构

　　如果生产活动涉及转基因微生物，并且需要在严格防护下进行（如在温室或者实验室中），则必须遵守指令 2009/41/EC（EC 2009）。至于封闭使用由各特定欧盟成员国监督管理。必须注意的是，在大多数成员国内，该监管框架下的活动范围已经拓展到转基因生物（GMO）中，因此，也涵盖了转基因农业植物的封闭使用。

　　在美国，管理生物技术产品的组织机构也监督转基因农业植物的风险评估。美国农业部动植物卫生检验局（Animal and Plant Health Inspection Service，APHIS）负责管理转基因植物实验。如果最终产品为药物，则由美国食品和药物管理局（FDA）负责对其药理和安全性实施管理。应该注意的是，自 2003 年起，美国农业部动植物卫生检验局（APHIS）对于种植转基因植物生产药用或工业用化合物的监管要求已经有所加强。动植物卫生检验局要求这些转基因生物必须通过更具约束力的"许可"程序，其中包括具体的约束措施和监督执行程序（联邦注册公告 Federal Register Notice 2003；国家档案与文件署 NARA 2005）（图 12-1）。

目前，已经有数个国家和国际监管机构对植物分子药田风险评估相关的一些具体问题进行了讨论，并且制定出了相关的指导、标准和程序。欧盟就植物分子药田相关的具体方面制定了关于非食用或非饲料目的转基因植物风险评估指导性文件（EFSA，2009）。该指导性文件就转基因植物和相关食品、饲料的风险评估对欧洲食品安全局制定的一般性指导方针做出了补充（EFSA，2006，2010）。美国当局颁布了涵盖植物分子药田风险评估的、具体的指导原则（FDA，2002；USDA，2008）。这些文件明确了处理有关防护（关于诸如实验室或温室等设施，或者在移动过程中）、限制（关于田野试验区）和环境等问题时所需要认真考虑的各个方面。加拿大食品检验局（Canadian Food Inspection Agency，CFIA）也增补了几条法规、条款和条件，以解决使用转基因农业植物的相关环境、人类和牲畜健康的问题（CFIA，2004a）。

很多项目也研究了植物分子药田相关的安全问题和可能的风险限制机制，如欧盟资助的 Pharma-Planta 项目（http://www.pharma-planta.org/）；此外，有数篇科学文献报道和评论也对这些问题进行了相关研究（Commandeur et al.，2003；Mascia and Flavell，2004；Lienard et al.，2007；Murphy，2007；Sparrow et al.，2007；Wolt et al.，2007；Spok and Karner，2008；Breyer et al.，2009；Sparrow and Twyman，2009；Obembe et al.，2010）。

12.2 生物安全和风险评估方法

"生物安全"并没有一个通用的或者国际公认的定义。但是，为了本章论述的需要，我们把"生物安全"定义为与使用转基因农业植物有关的人类健康安全和环境安全。它是与风险评估过程相对应的一种结果。风险评估的目标就是要逐一地识别和评估转基因植物对承受环境和人类健康潜在的不良影响。评估的基础是多步法和比较研究法。通过这些方法，把转基因植物与非转基因（non-GM）的对照植物相比较来识别差异，因为，长期以来，这些对照植物的应用对人类、动物及环境是安全的。原则上，人们按照下列步骤实施风险评估（SCBD，2000；EC，2001；EFSA，2010）。

（1）问题界定，包括危害鉴定。该步骤考虑受体和供体生物的生物特性、基因修饰、最终的转基因植物、预期用途、潜在的承受环境，以及这些因素之间的相互作用。该步骤还考虑了转基因和其非转基因对照植物之间的差异，并确定了可能导致危害的相关差异。从而，在随后的步骤中对这些危害进行评估，以确定它们对人体健康和环境潜在的不利影响（Codex[国际食品法典委员会]，2003；EFSA，2009）。问题界定也包括了鉴定转基因植物与人体健康或环境间相互作用的暴露途径及其相应的暴露级别。问题界定的目标是，根据现有政策设定保护目标，明确说明风险评估的基本假设（环境和范围）。

（2）危害描述。在这一步，确定相关健康或环境危害的等级（定性和/或定量），从而对上一个步骤鉴定出的每一种危害的潜在后果（倘若危害真的发生）进行评估。

（3）暴露评估。该步骤旨在对每一种已被确定和描述的危害暴露（发生的可能性）进行评估（定性，如果可能则定量）。

（4）风险描述。该步骤结合每一种风险的后果等级及其发生的可能性，评估每一种危害带来的风险。该步骤也可对不确定领域进行识别。

（5）风险管理策略鉴定。这一步的目的是，在考虑不确定领域的同时，降低上一步已鉴定的风险（大多数情况下，通过最小化不利影响发生的可能性来减少风险）。

（6）风险的综合评价和总结。这一步是结合提议的风险管理策略，对转基因植物的综合风险进行评价。如果应用此类策略，那么这些策略的可靠性和功效也需要进行评估。这样，也能够评估出这些策略失败带来的影响（EFSA，2009）。风险评估最终将得出结论，判定转基因植物对健康或环境的综合影响是否可以被接受。

12.3　转基因农业植物风险评估需要考虑的要素

上面描述的风险评估方法似乎很恰当、很可靠，可适用于大多数植物分子药田应用的评估（Peterson and Arntzen，2004；EFSA，2009）。然而，我们下面要重点讨论的是，在对转基因农业植物进行安全评价时，一些需要特别关注的、风险评估相关的具体问题（Spök，2007；Rehbinder et al.，2009）。

第一，比较法原则的适用性可能会受到挑战。因为，当涉及较少或者没有安全使用记录的植物，或者涉及不熟悉环境的植物时，很难找到恰当的非转基因参照物。而且，如果为了获得预期性能和/或生物约束，在转基因农业植物中同时进行大量、多种转基因修饰，那么比较法也不适用。因为，这可能会引起转基因植物原有的新陈代谢和成分发生相当大的预期或非预期的变化，从而使比较分析变得更加困难（EFSA，2009）。

第二，在对转基因农业植物进行危险评估时，需要认真考虑所生成化合物的生物活性。尤其是评估药用植物时，必须考虑生物活性。因为它们是专门用来生产通常在浓度较低的情况下便会对人类和动物产生影响的物质。所以，少量的药用化合物便足以给误食转基因农业植物或产品的人或动物带来伤害（Shama and Peterson，2008a）。鉴于无意识口服这种特点，将主要对急性暴露和/或短期暴露的影响进行评估（EFSA，2009）。另外一个需要关注的问题是，无法预期目前开发中的、植物生产的大多数药用产品被摄入后具有怎样的药理活性，或者人们期望一经误服这些药用产品，这些产品就会迅速降解成无害的肽或者氨基酸（Goldstein and Thomas，2004）。

第三，对转基因农业植物的风险评估还需要考虑到这些转基因农业植物、植物各器官或者它们的产品无意间进入食物或饲料链的可能。因为正是这种可能会使得消费者和牲畜接触到潜在的毒性化合物。而此种可能的出现在很大程度上是由生产平台的具体情况导致的（参照12.4.1部分）。人类或牲畜的误服可能是由于转基因农业植物产品和食物或饲料产品发生了无意混合，或者是由于基因漂移使分子药田植物的外源基因转移到了非转基因作物而引起的。在美国的 Prodigene 事件中，人类食用的传统大豆无意中和用于生产胰岛素的转基因玉米种子发生了杂交。该事件明示了因疏忽而对食物/饲料链造成污染的潜在风险。尤其是在户外大面积种植药用或工业用作物时更不可对这种风险掉以轻心（Fox，2003）。

除口服的可能性外，研究者还需要考虑到从事生产、加工转基因农业植物人员可能的皮肤、眼睛和吸入性接触（Wolt et al.，2007；EFSA，2009）。就农业植物来讲，职业中毒和过敏的风险不仅与药剂或工业产品有关，还与植物本身有关（如烟草，素以产生毒素闻名）。

第四，户外种植转基因农业植物时，风险评估需要描述潜在的环境影响。一方面包括转基因植物合成的生物活性重组化合物对环境中动物（如哺乳动物、鸟类、昆虫）或微生物的影响（Shama and Peterson，2008b），另一方面是转基因农业植物持久性和侵袭性改变后引发的问题。但必须指出的是，由于基因漂移的存在，环境中共存的野生近缘种可能会捕获并且表达外源基因，从而导致类似的影响。

第五，同样重要的是，根据药品生产管理规范（EC，2006；WHO，2003），残留生物质的最终使用必须经过谨慎的评估和备案。如果把此类材料作为废弃物处理，需采用合理措施以确保材料不会进入食物或饲料链或者释放到环境中。如果，像一些公司所提议的那样，将残留的生物质用于环境（如作为肥料），或者当作食物或饲料来使用（如使用转基因马铃薯块茎生产淀粉），那么这种使用方法必须进行风险评估，因为这种种用法有可能对环境和食物/饲料安全造成新的风险。

12.4　风险评估和风险管理的相互影响

风险鉴定之后，就要实施相应的保护措施，从而把发生不良影响的可能性降至最低。就转基因农业植物而言，需要考虑的一个重要问题是在传统食物或饲料中何种程度的意外混入是可以接受的。在大多数国家，如加拿大和欧盟，没有确切的界限，美国则有严格的要求。种植用于生产药物或工业化合物的植物（未被批准用于食物和饲料的）必须避开食物系统，必须执行零容忍标准（USDA，2006）。这样，可以依据作为保护目标而设定的污染等级来设想多种（并行不悖的）风险管理方案。

其中某些管理方案的实施显然属于决策者的权限范围，例如，涉及使用食品/饲料农作物时彻底禁止耕种（Union of Concerned Scientist，2006；Murphy，2007），根据食品和饲料法规对转基因农业植物和产品实施强制性售前许可（Backer and Vogt，2005），或者对非转基因产品中分子药田产品的存在水平采用临界值限制。将无论是偶然因素导致的还是因技术而不可避免地造成的分子药田产品的存在保持在足够低的水平，从而使风险最小化（Moschini，2006；Spok，2007）。

其他管理策略则是直接在风险评估时消除鉴别出的危害和/或暴露，其中包括：植物宿主的选择，物理防护和/或生物约束策略的应用，或者大范围监控系统的启用。下面将对这些策略进行描述。

12.4.1　宿主植物的特性

生产重组化合物的宿主植物的选择具有多种关键含义。一方面，生产策略需要遵从技术性因素，例如，所需的表达水平、纯化工艺或者最终产品的质量（参见实例 Vancanneyt et al.，2009）。另一方面，从生物安全的角度来看，选择宿主植物应该考虑暴露的可能性及其暴露对环境或食物/饲料链造成的影响。由于生产过程的各个环节都具有潜在的影响，包括种植、收获、运输、加工、纯化、包装、贮存和处理，因此在对宿主进行选择时应以个案为基础。表 12-1 概括了不同类别宿主潜在的主要优势和劣势（Breyer et al.，2009）。

表 12-1　　植物分子药田宿主系统概览

	食品/饲料植物	非食品/非饲料植物	非农作物植物	培养的植物细胞
例子	玉米、水稻、马铃薯、大豆、油菜、香蕉、番茄	烟草	浮萍、苔藓、拟南芥、微藻	番茄、烟草、胡萝卜、水稻
主要优势	·遗传学、生物学知识丰富 ·耕作方法多 ·大多数情况下，高效的转化程序 ·安全使用的记录 ·可用于组织特异性表达	·不属于食品/饲料链 ·在某些情况下，遗传学生物学知识丰富 ·耕作方法多 ·某些情况下，转化率高	·不属于食品/饲料链 ·其中某些植物在封闭环境下 ·易于种植	·不属于食品/饲料链 ·在封闭系统中繁殖 ·某些情况下，产品回收和纯化更简单 ·更易于保持质量标准
主要劣势	·属于食品/饲料链 ·具有风险，基因会转移到杂交亲和作物及野生近缘种	·某些情况下，会产生天然毒素 ·对安全造成影响	·某些情况下，缺乏基因学和生物学知识 ·往往缺乏繁殖经验	·技术缺陷（规模化……） ·维持植物细胞培养的成本相对较高

利用食品/饲料农作物作为药品或工业化合物的生产平台是一个颇具争议的问题。如表 12-1 所示，有多个论点支持植物分子药田中使用食品/饲料农作物（Streatfield et al.，2003；Hennegan et al.，2005；Sparrow et al.，2007；Ramessar et al.，2008）。但是，正如之前所述，人们也担心一旦出现疏忽，此类转基因农作物便会进入食物/饲料链，造成风险。

显然，似乎选择非食品或非饲料农作物，甚至是非农作物植物用于分子药田，才会在限制或约束方面占据优势。使用此类植物也的确可以降低掺入食品/饲料链的可能。加拿大权威机构明确推荐使用非食品/非饲料作物物种生产药品（CFIA，2004b）。所荐作物中，烟草是一种非常有效的生产系统。目前，许多从烟草中生产的药物产品正在进行生产检验。人们也把单子叶植物浮萍属（Lemna）[浮萍（duckweed）]、拟南芥（Arabidopsis）、微藻类（microalgae）或者苔藓类（moss）等非农作物植物作为生产平台进行了测试。在封闭设备中，这些物种种植简单，并且具有许多生物安全方面的优势。然而，因为缺乏相关的遗传学和生物学知识，缺乏安全使用的记录，以及种植的经验有限，在某些情况下很难利用非食品、非饲料或非农作物植物，也很难进行风险评估（Murphy，2007；Sparrow et al.，2007）。

利用转基因植物的细胞培养生产重组化合物甚至可以使植物分子药田更具安全性（Plasson et al.，2009）。从生物安全角度来看，其主要优点在于，生物反应器中细胞培养能够在封闭条件下进行，避免了环境中基因漂移相关的风险，而且减少了对食品和饲料链的潜在污染。在某些情况下，重组化合物甚至能够直接被分泌到培养基内，从而使产品的回收和纯化更加简单，进一步减少了细胞残骸造成的产品污染。在过去的几年，虽然细胞培养技术的采用已经取得了进展，但是，目前该策略仍然局限于少数几个典型的植物细胞系（表 12-1），要成为大规模使用的常规策略仍需改进。

12.4.2　防护和约束措施

目前，有数种物理防护或生物约束的方法可用于限制植物分子药田对食品/饲料链的污染或对环境的影响。但是，采用何种方法则取决于个案的具体情况，取决于是否可以减少风险评估过程中确定的危害和/或暴露，并且/或者取决于是否考虑到充满种种不确定因素的各个领域。同时，人们还应该考虑到这些方法的效果水平不同，许多方法并行不悖，而且需要明白几乎没有哪种方法能够完全保护环境，或者说保证食品/饲料链完全不受污染。

12.4.2.1 物理性防护

对转基因农业植物进行物理防护是帮助其避免污染环境或污染食品/饲料链的首选策略。马铃薯、烟草及苜蓿、莴苣和菠菜等绿叶作物都可以在封闭设施中种植，如塑料大棚、温室、人工培养箱，或者如矿井这样大规模的地下设施。植物悬浮细胞系、毛状根、微藻、浮萍（Lemnaceae）或者苔藓培养，也可以如药物或工业化合物在封闭的系统中生产一样，在封闭的系统中进行（Franconi et al.，2010）。

如果露天培养，可以采用局部物理防护。例如，通过对花进行摘除或者套袋从而阻止花粉扩散。此外，还可以利用空间隔离的办法使基因漂移最小化，阻止转基因农业植物的基因流入杂交亲种或者野生近缘种。这包括如下不同的方法：在转基因农业作物和用于食品、饲料或种子生产的同种作物之间设置最小隔离区（"缓冲区"）；在转基因农业植物周围种植一圈非转基因"诱集（trap）"植物，俘获转基因农业植物散发的花粉；在既无杂交亲和性食品/饲料作物，也无野生近缘种的地理区域种植转基因农业植物；在土地用于种植食品或者饲料作物之前，将转基因作物限定在特定的种植季节，错开食品/饲料作物的种植期（FDA，2002；Howard and Hood，2007）。

另外一种策略是错时防护。错开转基因农业植物和食品/饲料作物种植及收割的时间，以确保花期相异，从而降低花粉传播的可能性（Spök，2007）。但是这一策略在实践中很难实施，因为影响植物花期的环境因素很难控制。

12.4.2.2 生物约束

生物性约束策略以许多不同的原则为基础（Daniell，2002；Dunwell and Ford，2005；De Maagd and Boutilier，2009；Ahmad et al.，2010；Hüsken et al.，2010）。目前，各种新技术仍处于不断地开发和探索之中[例如，Transcontainer 项目（http://www.transcontainer.org/UK/）]。重要的是，大家需要意识到接下来要描述的大部分生物防护机制还远未能应用于商业化生产。

质体转化是将外源基因插入植物叶绿体基因组，而不是插入植物核基因组。鉴于质体和其基因组的母体遗传，在生物安全层面，该策略更加有利于防止花粉形式的外源基因传播给其他物种（Ruf et al.，2007；Verma and Daniell，2007；Meyers et al.，2010）。然而，叶绿体基因工程只在几种主要作物物种上获得成功，因而不能在任何情况下都保证完全地约束。

雄性不育是另一种阻止通过花粉传播造成基因漂移的对策。该策略可以通过各种方式实现（例如，抑制花粉形成或者消灭参与雄花发育的细胞）。但是，除了 Barstar/Barnase 系统，至今这些方法的功效还没有经过广泛的测试（Kobayashi et al.，2006）。

其他处于开发阶段的生物性约束策略还有：单性生殖（通过种子无性繁殖）；闭花受

精（开花前完成自花受精）；基因组不亲和（把外源基因插入到多倍体植物的基因组上，该多倍体植物与野生近缘种杂交不亲和）；利用位点特异性重组系统从花粉中清除外源基因（Moon and Stewart，2010）；转基因削弱技术，把具有竞争劣势的外源基因导入杂交或野生植物内（Greesel and Valverde，2009）；或者引发营养缺陷（植物不能合成正常生长所需要的特定有机化合物）。然而，其中有些机制的性质比较复杂，而且控制这些机制的许多基因仍需确认或鉴定。

目前，不育种子生产（也称为"终结者"技术）是防止通过种子扩散外源基因的唯一策略（Hills et al.，2007）。当初，出于种子公司对种子的品质保护而提出了这个原创概念，其中包括种子致死基因的诱导型表达。但是，人们也期望利用这项策略来培育不育植物系。然而，因为已出版的、关于这种方法的资料非常有限，所以它的可靠性尚需得到证实，特别是在大田试验中。

上述提到的所有约束策略几乎都是通过针对开花、花粉产生量、结实、生殖或者数者相结合来限制外源基因的传播，而引发营养缺陷是唯一针对营养繁殖的策略。

12.4.2.3　靶向表达和暂时性约束

将药用或工业用化合物的生产限制在植物的几个特定机体结构内，如根部、叶片、果实或可食结构，或亚细胞区室，就可以减少与这些化合物的意外接触。事实上，在种子中表达一直以来也都被认为是一种非常有前景的策略（Lau and Sun，2009）。此类靶向表达一般可以通过利用组织特异性启动子获得。从生物安全角度来看，在植物体特定结构中进行的生产可以使产物有效地回收，从而限制了分子药田化合物的环境暴露。

人们还可以采用暂时性约束策略，如收获后诱导表达。在这种情况下，分子药田化合物根本不是在田间的植物中生产，而只能是在植物材料收获后，经化学或环境触发，进行外源基因的表达，从而形成化合物（Corrado and Karali，2009）。

瞬时表达系统是又一种形式的暂时约束策略，应用于封闭环境中。瞬时表达系统在各公司的应用越来越广泛，使疫苗或其他产品的生产速度更快，表达水平更高。瞬时表达系统包括农杆菌侵染法和病毒感染法（Komarova et al.，2010；Pogue et al.，2010）。从生物安全的角度看，这些技术的优势就在于：外源基因只在植物细胞中短暂存在，而不会遗传给下一代。

12.4.3　其他风险管理措施

鉴于以防护或约束导向的风险管理措施并不能够提供完全保障，从而抵御基因漂移和阻止转基因农业植物与食品/饲料链的混杂，所以在具体分析的基础上还需要采取其他的风险管理措施。

措施之一是贯彻落实由适当生产规程支持的生产管理系统（Spök et al.，2008）。生产规程的目的即是保持批次间的高质量，并且防止各个生产阶段植物产品带来的污染。而这样的管理系统则是创建在生产规程的基础之上或者是对生产规程的补充。可减轻对食品/饲料链潜在污染的监管措施包括：清洗设备和存贮设施，使用专用设备和专用工具，严格控制活性材料的存放和处置，明确标注用于收获的容器（标明非用于食品或饲料）。如果是在田间生产分子药田植物或其他转基因植物，那么就要制定恰当的检验计划，监控生产现场（参见实例 EC，2001）。

此外，通过落实上市后的管理措施来检验防护策略和约束策略的有效性，并且/或者在转基因植物同食品或饲料意外混合时对植物进行检测和鉴定。从这个角度来讲，建议使用分子工具。例如，使用特异性 DNA 序列标签标注转基因农业植物。这样，根本不需要可读框，就可以直接检查出食品和饲料中是否含转基因成分（EFSA，2009；Alderborn et al.，2010）。另外一种策略是引入形态遗传标记。通过标记可以使转基因植物与其相应的食品或饲料参照植物间的区别一目了然。此策略也可用于帮助鉴定和追踪转基因农业植物（FDA，2002；Commandeur et al.，2003）。但需要强调的是，此类措施意味着要在植物基因组中添加新的外源基因，而这使得转基因生物的风险评估变得更加复杂。

12.5　观察和结论

在过去的几年里，基于植物的表达系统逐渐成为生产医疗和工业产品的强大工具。除了解决好技术上的问题，植物分子药田的成功还依赖于恰当地处理好技术相关的生物安全问题。

一直以来，转基因农业植物的规模化种植都面临着管理者和公众的强力阻挠。在过去的十年中，转基因作物对食物/饲料链造成过几次意外的污染。这使得人们对于在植物分子药田使用主要食物/饲料链作生产媒介的策略产生了质疑。作为对这些关切的回应，研究者对相应的替代策略进行了深入的开发。这些策略包括非食物、非饲料作物或细胞培养、实施物理防护和/或生物防护、采用严格的管理措施等。

我们的研究已经证明，该领域的任何发展都应该将依照确定的保护目标而形成的个案风险预先评估的结果考虑在内。任何情况下，只有相关原则指导下的、恰当的监管框架到位，才能成功地对生物风险进行鉴定和评估。

参 考 文 献

Ahmad A, Pereira EO, Conley AJ, Richman AS, Menassa R (2010) Green biofactories: recombinant protein production in plants. Recent Pat Biotechnol 4(3):242–259

Alderborn A, Sundström J, Soeria-Atmadja D, Sandberg M, Andersson HC, Hammerling U (2010) Genetically modified plants for non-food or non-feed purposes: straightforward screening for their appearance in food and feed. Food Chem Toxicol 48(2):453–464

Basaran P, Rodríguez-Cerezo E (2008) Plant molecular farming: opportunities and challenges. Crit Rev Biotechnol 28(3):153–172

Becker G, Vogt D (2005) Regulation of plant-based pharmaceuticals. CRS report for congress. Order Code RS21418, March 8

Breyer D, Goossens M, Herman P, Sneyers M (2009) Biosafety considerations associated with molecular farming in genetically modified plants. J Med Plant Res 3(11):825–838

CFIA (2004a) Directive 94–08. Assessment criteria for determining environmental safety of plants with novel traits. http://www.inspection.gc.ca/english/plaveg/bio/dir/dir9408e.shtml. Accessed 28 Feb 2011

CFIA (2004b) Directive Dir2000-07: conducting confined research field trials of plant with novel traits in Canada. http://www.inspection.gc.ca/english/plaveg/bio/dir/dir0007e.shtml. Accessed 28 Feb 2011

Codex (2003) Codex Alimentarius Commission 2003 (ALINORM 03/34A). Guideline for the conduct of food safety assessment of foods derived from recombinant DNA plants. Annex on the assessment of possible allergenicity, Rome, Italy. Codex Alimentarius Commission, Yokohama

Commandeur U, Twyman RM, Fischer R (2003) The biosafety of molecular farming in plants. AgBiotechNet 5:1–9

Corrado G, Karali M (2009) Inducible gene expression systems and plant biotechnology. Biotechnol Adv 27:733–743

Daniell H (2002) Molecular strategies for gene containment in transgenic corps. Nat Biotechnol 20:581–586

de Maagd RA, Boutilier K (2009) Efficacy of strategies for biological containment of transgenic crops. Plant Research International B.V., Wageningen

Dunwell JM, Ford CS (2005) Technologies for biological containment of GM and non-GM crops. Defra contract CPEC 47. Final report. http://www.gmo-safety.eu/pdf/biosafenet/Defra_2005.pdf. Accessed 28 Feb 2011

EC (2001) Council Directive 2001/18/EC of 12 March 2001 on the deliberate release into the environment of genetically modified organisms and repealing Council Directive 90/220/EEC. Off J Eur Union L106:1–38

EC (2003) Regulation (EC) No 1829/2003 of the European Parliament and of the Council of 22 September 2003 on genetically modified food and feed. Off J Eur Union L268:1–23

EC (2004) Regulation (EC) No 726/2004 of the European Parliament and of the Council of 31 March 2004 laying down Community procedures for the authorisation and supervision of medicinal products for human and veterinary use and establishing a European Medicines Agency. Off J Eur Union L136:1–33

EC (2006) Commission Regulation (EC) No 2023/2006 of 22 December 2006 on good manufacturing practice for materials and articles intended to come into contact with food. Off J Eur Union L384:75–78

EC (2009) Directive 2009/41/EC of the European Parliament and of the Council of 6 May 2009 on the contained use of genetically modified micro-organisms. Off J Eur Union L125:75–97

EFSA (2006) Guidance document of the scientific panel on genetically modified organisms for the risk assessment of genetically modified plants and derived food and feed. EFSA J 99:1–100

EFSA (2009) EFSA scientific panel on Genetically Modified Organisms (GMO); Scientific opinion on guidance for the risk assessment of genetically modified plants used for non-food or non-feed purposes, on request of EFSA. EFSA Journal 1164. [42 pp.]. Available online http://www.efsa.europa.eu

EFSA (2010) EFSA scientific panel on Genetically Modified Organisms (GMO); guidance on the environmental risk assessment of genetically modified plants. EFSA Journal 8(11):1879. [111 pp.]. doi:10.2903/j.efsa.2010.1879. Available online http://www.efsa.europa.eu/efsajournal.htm

FDA (2002) Draft guidance for industry. Drugs, biologics, and medical devices derived from bioengineered plants for use in humans and animals. http://www.fda.gov/downloads/Drugs/GuidanceComplianceRegulatoryInformation/Guidances/ucm124811.pdf. Accessed 28 Feb 2011

Federal Register Notice (2003) 68 FR 11337–11340. http://www.aphis.usda.gov/brs/pdf/7cfr.pdf. Accessed 28 Feb 2011

Fox JL (2003) Puzzling industry response to prodigene fiasco. Nat Biotechnol 21:3–4

Franconi R, Costantina O, Demurtas OC, Massa S (2010) Plant-derived vaccines and other therapeutics produced in contained systems. Expert Rev Vaccines 9(8):877–892

Goldstein DA, Thomas JA (2004) Biopharmaceuticals derived from genetically modified plants. QJM 97:705–716

Gressel J, Valverde BE (2009) A strategy to provide long-term control of weedy rice while mitigating herbicide resistance transgene flow, and its potential use for other crops with related weeds. Pest Manag Sci 65:723–731

Hennegan K, Yang DC, Nguyen D, Wu LY, Goding J, Huang JM, Guo FL, Huang N, Watkins S (2005) Improvement of human lysozyme expression in transgenic rice grain by combining wheat (*Triticum aestivum*) puroindoline b and rice (*Oryza sativa*) Gt1 promoters and signal peptides. Transgenic Res 14:583–592

Hills MJ, Hall L, Arnison PG, Good AG (2007) Genetic use restriction technologies (GURTs): strategies to impede transgene movement. Trends Plant Sci 12:177–183

Howard JA, Hood EE (2007) Methods for growing nonfood products in transgenic plants. Crop Sci 47:1255–1262

Hüsken A, Prescher S, Schiemann J (2010) Evaluating biological containment strategies for pollen-mediated gene flow. Environ Biosafety Res. doi:10.1051/ebr/2010009

Kobayashi K, Munemura I, Hinata K, Yamamura S (2006) Bisexual sterility conferred by the differential expression of barnase and barstar: a simple and efficient method of transgene containment. Plant Cell Rep 25:1347–1354

Komarova TV, Baschieri S, Donini M, Marusic C, Benvenuto E, Dorokhov YL (2010) Transient expression systems for plant-derived biopharmaceuticals. Expert Rev Vaccines 9(8):859–876

Lau OS, Sun SS (2009) Plant seeds as bioreactors for recombinant protein production. Biotechnol Adv 27(6):1015–1022

Liénard D, Sourrouille C, Gomord V, Faye L (2007) Pharming and transgenic plants. Biotechnol Annu Rev 13:115–147

Mascia PN, Flavell RB (2004) Safe and acceptable strategies for producing foreign molecules in plants. Curr Opin Plant Biol 7:189–195

Meyers B, Zaltsman A, Lacroix B, Kozlovsky SV, Krichevsky A (2010) Nuclear and plastid genetic engineering of plants: comparison of opportunities and challenges. Biotechnol Adv 28:747–756. doi:10.1016/j.biotechadv.2010.05.022

Moon HS, Li Y, Stewart CN Jr (2010) Keeping the genie in the bottle: transgene biocontainment by excision in pollen. Trends Biotechnol 28(1):3–8

Moschini G (2006) Pharmaceutical and industrial traits in genetically modified crops: co-existence with conventional agriculture. Working paper 06-WP 429. Center for Agricultural and Rural Development

Murphy DJ (2007) Improving containment strategies in biopharming. Plant Biotechnol J 5:555–569

NARA (2005) Introductions of plants genetically engineered to produce industrial compounds. Fed Regist USA 70(85):23009–23011

Obembe OO, Popoola JO, Leelavathi S, Reddy SV (2010) Advances in plant molecular farming. Biotechnol Adv. doi:10.1016/j.biotechadv.2010.11.004

Peterson RKD, Arntzen CJ (2004) On risk and plant-based biopharmaceuticals. Trends Biotechnol 22:64–66

Plasson C, Michel R, Lienard D, Saint-Jore-Dupas C, Sourrouille C, de March GG, Gomord V (2009) Production of recombinant proteins in suspension-cultured plant cells. Methods Mol Biol 483:145–161

Pogue GP, Vojdani F, Palmer KE, Hiatt E et al (2010) Production of pharmaceutical-grade recombinant aprotinin and a monoclonal antibody product using plant-based transient expression systems. Plant Biotechnol J 8(5):638–654

Ramessar K, Sabalza M, Capell T, Christou P (2008) Maize plants: an ideal production platform for effective and safe molecular pharming. Plant Sci 174:409–419

Rehbinder E, Engelhard M, Hagen K, Jørgensen RB, Pardo Avellaneda R, Schnieke A, Thiele F (2009) Pharming. Promises and risks of biopharmaceuticals derived from genetically modified plants and animals. Ethics of science and technology assessment, Vol 35. Springer, p 334. ISBN: 978-3-540-85792-1

Ruf S, Karcher D, Bock R (2007) Determining the transgene containment level provided by chloroplast transformation. Proc Natl Acad Sci USA 104(17):6998–7002

SCBD (2000) Secretariat of the convention on biological diversity. Cartagena protocol on biosafety to the convention on biological diversity: text and annexes. Secretariat of the Convention on Biological Diversity, Montreal

Shama LM, Peterson RKD (2008a) Assessing risks of plant-based pharmaceuticals: I. Human dietary exposure. Hum Ecol Risk Assess 14:179–193

Shama LM, Peterson RKD (2008b) Assessing risks of plant-based pharmaceuticals: II. Non-target organism exposure. Hum Ecol Risk Assess 14:194–204

Sparrow PA, Twyman RM (2009) Biosafety, risk assessment and regulation of plant-made pharmaceuticals. Methods Mol Biol 483:341–353

Sparrow PA, Irwin JA, Dale PJ, Twyman RM, Ma JK (2007) Pharma-Planta: road testing the developing regulatory guidelines for plant-made pharmaceuticals. Transgenic Res 16(2):147–161

Spök A (2007) Molecular farming on the rise – GMO regulators still walking a tightrope. Trends Biotechnol 25:74–82

Spök A, Karner S (2008) Plant molecular farming: opportunities and challenges. European commission, joint research centre, institute for prospective technological studies

Spök A, Twyman RM, Fischer R, Ma JKC, Sparrow PAC (2008) Evolution of a regulatory framework for pharmaceuticals derived from genetically modified plants. Trends Biotechnol 646:1–12

Streatfield SJ, Lane JR, Brooks CA, Barker DK, Poage ML, Mayor JM, Lamphear BJ, Drees CF, Jilka JM, Hood EE, Howard JA (2003) Corn as a production system for human and animal vaccines. Vaccine 21:812–815

Union of Concerned Scientists (2006) UCS position paper: pharmaceutical and industrial crops. UCS. http://www.ucsusa.org/food_and_environment/genetic_engineering/ucs-position-paper. html. Accessed 28 Feb 2011

USDA (2006) Permitting genetically engineered plants that produce pharmaceutical compounds. BRS factsheet. http://www.aphis.usda.gov/publications/biotechnology/content/printable_version/ BRS_FS_pharmaceutical_02-06.pdf. Accessed 28 Feb 2011

USDA (2008) Guidance for APHIS permits for field testing or movement of organisms intended for pharmaceutical or industrial use. http://www.aphis.usda.gov/brs/pdf/Pharma_Guidance. pdf. Accessed 28 Feb 2011

Vancanneyt G, Dubald M, Schröder W, Peters J, Botterman J (2009) A case study for plant-made pharmaceuticals comparing different plant expression and production systems. Methods Mol Biol 483:209–221

Verma D, Daniell H (2007) Chloroplast vector systems for biotechnology applications. Plant Physiol 145:1129–1143

WHO (2003) WHO guidelines on good agricultural and collection practices (GACP) for medicinal plants. http://whqlibdoc.who.int/publications/2003/9241546271.pdf. Accessed 28 Feb 2011

Wolt JD, Karaman S, Wang K (2007) Risk assessment for plant-made pharmaceuticals. CAB Rev Perspect Agric Vet Sci Nutr Nat Resour 2(12):1–9

索　引

致　　谢

感谢石家庄四药有限公司及河北省大容量注射剂工程技术研究中心为本书的出版给予的大力支持。

石家庄四药有限公司已发展成为科、工、贸于一体的大型综合制药企业，形成了以生产大输液为主导，兼顾片剂、胶囊剂等多种剂型的新型产业发展格局。主导产品大输液拥有二十余条具有国际先进水平的生产线，生产规模、技术水平、品牌影响力、经济效益居国内同行第一位，跻身河北省医药工业排头兵、中国制药企业百强企业、中国制药出口品牌十强企业行列。河北省大容量注射剂工程技术研究中心以开发大容量注射液新产品、新技术为主，将具有广泛应用前景的科研成果进行系统化、配套化和标准化开发，形成了一批具有自主知识产权的可显著提高企业竞争力的核心技术和品牌产品。河北省大容量注射剂工程技术研究中心为国内规模较大、设施完备、技术水平较高的大容量注射剂科研体系与技术服务机构，是国内大容量注射剂领域极具专业特色的公共试验平台。